LES EAUX THERMALES

DE

WILDBAD.

PRIX

pour l'Allemagne : { 3 Thalers de Prusse.
{ 4 fl. 48 kr. d'empire.

pour la France :   12 Francs.

pour l'Angleterre :   12 shillings.

WILDBAD.

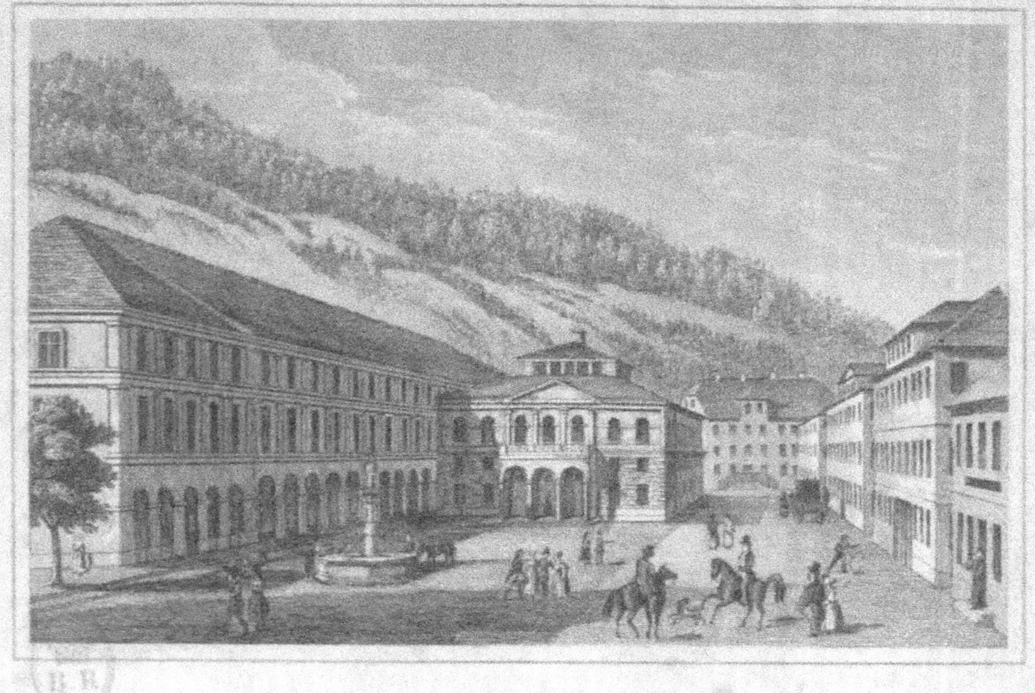

Le Palais royal et la maison des Bains
DE WILDBAD
d'après le nouveau plan.

WILDBAD,

DANS LE ROYAUME DE WURTEMBERG

ET

SES EAUX THERMALES.

TRAITÉ TOPOGRAPHIQUE ET MÉDICAL

PAR

LE PROFESSEUR **F. HEIM,** D. M.

MEMBRE DE PLUSIEURS SOCIÉTÉS DES SCIENCES MÉDICALES ET PHYSIQUES ETC.

Traduit du Manuscrit allemand

PAR

LE PROFESSEUR **J. M. GÉRARD,**

BACHELIER ÈS LETTRES ET EN DROIT, ANCIEN MEMBRE DE L'UNIVERSITÉ

DE FRANCE.

ORNÉ DE CINQ GRAVURES ET D'UNE CARTE DES ENVIRONS DE
WILDBAD.

STUTTGART,

AU COMPTOIR LITTÉRAIRE.

PARIS,   LONDRES,

chez BROCKHAUS et AVENARIUS,   chez JOHN MURRAY,

Rue Richelieu, 60.   50, Albemarle Street, Piccadilly.

1839.

Curentur dubii medicis majoribus aegri;
Scilicet et morbis et debilitate carebis;
Et luctum et curam effugies, et tempora vitae
Longa tibi post haec fato meliore dabuntur.

JUVÉNAL.

Où l'art est en défaut, là brille leur vertu.
Quand le corps est malade et l'esprit abattu,
La douleur, le chagrin dans leurs ondes se noie,
La santé reparaît, et ramène la joie

AVANT-PROPOS.

Il n'y a peut-être pas dans toute l'Allemagne d'eaux minérales, pour peu qu'elles jouissent d'une certaine réputation, sur lesquelles on ait moins écrit que sur nos sources thermales de Wildbad, dont la vertu si supérieure était déjà connue dans les temps les plus reculés. A peine trouve-t-on dans les trois derniers siècles une demi-douzaine d'ouvrages écrits par des médecins, et d'ailleurs très insignifiants, qui rendent compte de cet établissement. Dans le siècle où nous vivons, l'ouvrage publié en 1811 par Mr. le docteur KERNER, qui ne laisse rien à désirer sous le rapport de la topographie, était encore le seul qui existât sur nos sources chaudes, lorsque Mr. le docteur FRICKER fit paraître au printemps de 1837 son traité sur les eaux de Wildbad, qui, sous le point de vue médical, est d'une utilité très pratique, et qui devait remédier à un besoin urgent senti par les baigneurs allemands qui avaient choisi notre établissement pour point de réunion, et servir en quelque sorte de supplément à l'ouvrage de son devancier; mais ce traité n'était point destiné à figurer dans le commerce des libraires.

La publication d'un troisième ouvrage qui réunît le double but dont il vient d'être question, semblait donc être en quelque sorte réclamée par les circonstances. Cet ouvrage devait surtout prendre à tâche de remplir une grande lacune, vivement sentie jusqu'à ce jour; il devait, à mon avis, contenir sur nos sources des indications pour et contre certains groupes et quelques formes de maladies; or, ce n'est point par un vain étalage de leurs effets merveilleux, mais par l'exposé des *faits*, par des *pièces à l'appui*, que les maladies aient été guéries ou non, que ce but pouvait être atteint; et cela devenait d'autant plus nécessaire que, depuis un petit nombre d'années, le nom de Wildbad commence à résonner au loin, et que ses thermes semblent devoir acquérir une réputation européenne, qu'il est de leur intérêt de justifier. Voilà pourquoi on fait paraître cet ouvrage dans une langue qui, de nos jours, est la propriété des classes éclairées de tous les pays.

D'un autre côté, le baigneur avait besoin d'un Manuel qui le guidât en tout point, pendant la durée de la saison, dans ses heures de calme comme dans ses moments de souffrances, qui lui indiquât quels pourraient être pour lui dans notre Bain les motifs d'espérance ou les sujets de crainte, et qui, à défaut de confiance, lui présentât des exemples dont tel ou tel, analogue avec sa propre situation, pût relever son espoir, et lui faire attendre pour lui-même, sans crainte d'être déçu, une solution non moins heureuse.

C'est au lecteur à prononcer si j'ai atteint le but que je m'étais proposé dans mon ouvrage. Je me borne à offrir ici l'expression de ma gratitude à ceux de mes collégues qui m'ont secondé dans mon travail en me fournissant des preuves sur l'éminente vertu médicatrice de nos sources thermales, preuves qu'ils ont acquises par leur expérience ; je fais en particulier mes remercîments empressés à **Mr.** le docteur FRICKER, médecin-inspecteur de ces eaux, qui a bien voulu mettre à ma disposition tous les matériaux dont il est dépositaire. Mais c'est surtout à **Wildbad** même, qui, dans ces dernières saisons, a rendu des services réels à ma santé affaiblie, et m'a procuré l'occasion de faire des observations nombreuses et de recueillir de riches expériences, c'est à

Wildbad, dis-je, que je dois une vive reconnaissance, dont je cherche à m'acquitter
par la publication de ce traité. Puisse mon
travail me procurer la satisfaction d'avoir
contribué à sa gloire et à sa prospérité!

Ludwigsburg le premier de Mars 1839.

HEIM,

Docteur en médecine.

TABLE DES MATIÈRES.

I.

ESQUISSE TOPOGRAPHIQUE

DE

WILDBAD.

CHAPITRE I.

SITUATION DE WILDBAD.

Si l'on trouve, dans le grand-duché de Bade, sur la pente fortement inclinée du versant occidental de la Forêt-Noire, une foule de sources minérales, dont celle de Baden-Baden réclame à juste titre le premier rang : on rencontre de même sur le versant opposé, moins escarpé mais plus étendu, et au pied de cette même chaîne de montagnes, dans le royaume de Wurtemberg, un nombre non moins considérable de bains dont la célébrité remonte aux temps les plus reculés. Et pour n'en citer ici qu'un seul, mais le premier de tous, portez-vous vers l'extrémité septentrionale de cette partie de la Forêt-Noire qui appartient au Wurtemberg, là même où l'Enz, par ses flots bruyants et sa pente rapide, répand la vie dans toute la contrée, pour ralentir bientôt son cours et promener des eaux plus paisibles, vous trouverez, à peu de pas de cette petite rivière, dans une vallée profonde, quoique haute en proportion, *la source des eaux thermales de Wildbad.*

Cette vallée, à la fois romantique et sauvage, au fond de laquelle se trouve la ville de *Wildbad*, baignée par les eaux de l'Enz qui y coule du Sud au Nord, est enfermée entre deux chaînes continues de montagnes dont le prolongement s'étend du Sud-Ouest au Nord-Est. Elles s'élèvent l'une et l'autre de 12 à 1500 pieds au-dessus de la vallée, qui, en certains endroits, se rétrécit considérablement; et, par une succession fréquente de saillies et d'enfoncements, qui forcent le cours de l'Enz à faire de nombreuses sinuosités, de même que par les teintes sombres que les montagnes les plus reculées

projettent sur ce tableau nuancé de toutes les
espèces de verdure, elles présentent à l'œil un
aspect des plus riants. Vous voyez de part et
d'autre les plus beaux arbres à feuilles acicu-
laires, car les chênes et les hêtres deviennent
de plus en plus rares au bas de la montagne; à
la rive droite de l'Enz, ce sont les pins des
forêts (*Pinus sylvestris*), à la rive gauche, les
pins cultivés, parfois aussi les sapins rouges,
qui dominent. Au haut de la montagne, à la
rive droite de l'Enz, il y a un plateau, de peu
d'étendue, il est vrai, le terrain s'inclinant brusquement vers une autre vallée formée par la
petite Enz, qui, après un cours de 4 lieues seulement, se jette dans la *grande*, au-dessous de
Kalmbach. Il n'en est pas de même à la rive
gauche: on rencontre, sur le sommet des hauteurs, de vastes plaines s'étendant au Sud-Ouest
vers le *wilden See* (lac sauvage), et au Nord-
Ouest vers Dobel, dans la direction de la vallée
de l'Ayach.

La crête de ces montagnes étant entièrement
couverte de forêts, ce serait peine perdue que
de gravir, pour jouir de la vue, une des hauteurs
avoisinantes de Wildbad; car plus on monte,

plus on s'enfonce dans l'épaisseur des bois. Comme elles s'élèvent à l'Est et à l'Ouest, et qu'elles se rapprochent d'autant plus que leur pente est plus rapide, il s'ensuit qu'au fond de la vallée le soleil paraît plus tard et disparaît plus tôt. La faible échappée de ciel qu'on aperçoit de Wildbad, et qui est passée en proverbe dans le pays, ne permet à l'astre du jour de lancer, à son passage, qu'un regard furtif dans cette riante vallée, mais ce regard est d'autant plus pénétrant. Comme elle n'est ouverte que de deux côtés, et conséquemment accessible seulement au vent du Sud-Ouest et à celui du Nord, en partie aussi à celui de l'Est, qui toutefois ne peut pénétrer en droite ligne dans cette gorge, on y est exposé sans cesse à de violents courants d'air. Mais c'est précisément à ces courants d'air, joints à la pente rapide de l'Enz, au grand nombre de sources d'eau vive qui s'échappent de toutes parts des flancs de la montagne, et aux parfums balsamiques que répand une quantité prodigieuse d'arbres sauvages, qu'il faut attribuer l'air pur et salubre qu'on y respire, et dont l'influence bénigne se fait sentir d'abord à l'habitant des plaines ; il a rendu, à lui seul, à plus d'un malade les forces et la santé.

On ne rencontre pas la moindre flaque d'eau dans le voisinage de Wildbad, et conséquemment aucun marais stagnant. Quant aux miasmes produits par le sol marécageux de quelques milliers d'arpents d'étendue qui environnent le *wilden See*, et non loin duquel l'Enz, à une certaine hauteur, prend sa source, ils sont déjà à trop de distance des Bains, et le lac d'où ils s'élèvent est lui-même trop près du sommet de la montagne, pour que la vallée, placée beaucoup plus bas, puisse en ressentir l'influence; toujours est-il certain que Wildbad est tout-à-fait à l'abri de ces exhalaisons méphitiques.

Wildbad se trouve sous le 48° 45′ 5″ de latitude Nord et sous le 26° 13′ 5″ de longitude Est de l'île de Ferro, à 11 lieues de Stuttgart (situé lui-même sous le 48° 52′ 30″ de latitude et le 26° 50′ 5″ de longitude), à 9 lieues de Baden-Baden et de Carlsruhe; la petite ville de Calw, célèbre par son industrie, n'en est qu'à 4 lieues de distance. Le voisinage des hautes montagnes qui entourent la vallée, rend l'atmosphère en général rude et froide, surtout le soir et le

8

matin; mais, en revanche, dans les beaux jours
d'été, la chaleur concentrée dans cet espace
étroit, devient sur le midi d'une intensité fatigante. On voit souvent de la neige dans les
anfractuosités et les ravins de ces montagnes
depuis le mois de novembre jusqu'à la fin du
mois d'avril; tandis que, dans la vallée même,
où elle tombe d'ordinaire en moins grande
quantité, parce quelle se dépose presque toute
sur les forêts voisines, elle ne résiste pas long-
temps à l'ardeur du soleil. Il est inutile d'ajouter qu'elle ne séjourne jamais dans la proximité
des eaux thermales, ni dans les lieux par où
elles s'écoulent. La température de Wildbad
est variable et inconstante; la cause en est dans
l'action du vent du Sud-Ouest, qui, venant de la
vallée de la Murg et des gorges derrière lesquelles se trouve le *wilde See* aux sombres alentours,
chasse souvent les orages et les averses sur la
vallée, sans qu'on puisse en pressentir l'approche, tant l'horizon est borné. Mais les nuages se dissipent aussi vite qu'ils s'étaient formés, et les chemins de sable, redevenus secs
l'instant d'après, n'opposent pas le moindre inconvénient aux pas des promeneurs. L'automne

est la plus belle saison de cette vallée; l'air alors est entièrement pur et salubre; et sans les flocons de neige qui se balancent aux sommités voisines, on ne s'apercevrait point de la présence des brouillards dans les vallées environnantes de la Murg et de la Nagold.

Considéré sous le point de vue géologique, le pays est remarquable par l'absence totale de toute matière calcaire; et c'est à quoi il faut attribuer la limpidité extraordinaire de l'eau froide, dont d'innombrables sources jaillissent des flancs des montagnes. Toute la chaîne repose sur une base de granit. Cette pierre forme de grands blocs dans le lit de l'Enz, placés horizontalement sur les bords de cette rivière, dans l'allée, où elle se présente en masses épaisses; on la retrouve encore, en remontant plus haut vers la vallée supérieure de l'Enz; elle s'y rapproche de plus en plus de la nature du porphyre, et passe des teintes les plus foncées au rouge couleur de sang; partout elle offre les formes les plus bizarres et le mélange le plus varié; elle est en communication immédiate, d'un côté avec le granit de la vallée de l'Alb et de la Murg, de l'autre avec celui qu'on rencontre

dans la vallée de la Nagold aux environs de Liebenzell. Les blocs de granit destinés à servir
de piédestal au monument qu'on se propose d'éri-
ger en l'honneur de Schiller à Stuttgart, ont
été extraits l'été dernier (1838) dans le voisinage de la *Kaelbermuhle*, à $1\frac{1}{2}$ lieue au-dessus
de Wildbad. Ce granit offre une sorte de mo-
saïque où entre du quartz d'un blanc grisâtre,
du feldspath jaunâtre tirant sur le blanc, quelquefois déjà en efflorescence, et du mica, dont
le coloris varie depuis le blanc argenté jusqu'à
la couleur de bronze, ou bien du rose au brun
le plus foncé; mais le quartz y domine. Il s'y
mêle peu-à-peu un grès grisâtre, qui repousse
de plus en plus les trois autres ingrédients, au
point qu'ils finissent par n'être plus que des
parties accessoires, et que le tout ne ressemble
plus qu'à du quartz mêlé de schiste et de mica,
à grains fins.

La vallée de l'Enz a été formée par suite
d'une violente secousse que la terre y a éprou-
vée; la preuve évidente en est que tout y a été
bouleversé, jusqu'au granit; que, partout où la
culture n'a pas amélioré le sol, la vallée entière
n'est recouverte que d'une mince couche de terru

maigre; que, d'un autre côté, le flanc des montagnes qui s'élèvent à droite et à gauche de l'Enz, n'est garni que d'un grès rouge à gros grains, que l'on trouve même, en grandes masses irrégulières, sur les plus hautes sommités, où aucune force humaine n'aurait pu le transporter: il y sert de couche à différentes sortes de mousse, aux broussailles, aux sapins et aux pins même, ou bien il se présente à nu sur le penchant des hauteurs, d'où il roule de temps en temps dans la vallée, entraîné par les torrents qui descendent de la montagne. C'est ici le lieu de parler entre autres de ce fameux rocher, long de 42 pieds et large de 18, qui se trouve sur la droite de la chaîne de montagnes; les traditions populaires lui donnent le nom de *Riesenstein* (pierre du géant), et le font passer pour la pierre sépulcrale d'un géant colossal; on y voit gravés les chiffres des années 1500 et 1600, ainsi que les noms de plusieurs personnages considérables. Les blocs et les éclats de rochers dont plus d'une place est comme jonchée, offrent à l'oeil un aspect assez peu agréable. Du reste, ce grès qu'on extrait par grandes masses, soit dans la forêt, soit dans la vallée, fournit une excellente pierre de construction, qui n'a d'autre défaut que d'être un peu rebelle au ciseau ; ce défaut, si toutefois c'en était un, provient d'une absence totale de chaux et d'un mélange de silice et d'oxide de fer, qui le mettent à même de résister à toutes les intempéries de l'air. On voit un exemple frappant de la ténacité de ce grès dans les pierres qui ont servi à la construction de la cathédrale de Strasbourg. Plus les montagnes granitiques primitives s'éloignent de la contrée de Wildbad pour se rapprocher des vallées de la Murg, du Rhin et du Nèkre dans le pays de Bade, ou bien pour s'étendre au Sud-Est et Nord-Est dans le royaume de Wurtemberg, plus le granit diminue pour faire place au grès rouge ou bigarré, qui devient de plus en plus dominant.

On ne trouve dans les montagnes de la vallée de l'Enz ni mines, ni cavernes, ni éboulements de terre, ni restes d'aminaux fossiles ou autres pétrifications. On a remarqué vers le sommet de la montagne quelques places isolées où la neige fond presque aussitôt qu'elle est tombée ; on pourrait en conclure faussement qu'il doit se trouver là, ou dans le voisinage, quelque source d'eau chaude; mais les recherches qui ont été faites à l'aide du thermomètre ont démontré que, plus on pénétrait avant dans le sol, plus la température devenait froide. Néanmoins en 1824, en creusant aux environs de Herrenalb dans la vallée du Gaïs, située tout près de là, on en découvrit une qui était comblée; elle fournissait de l'eau en abondance et d'une température très élevée; mais les grandes eaux, survenues bientôt après, la firent disparaître de rechef, et depuis lors on n'a plus fait de nouvelles recherches.

L'Enz (¹), dans le voisinage de Wildbad, est un torrent déjà assez considérable; la fonte subite des neiges, des pluies continues, de fortes ondées, la grossissent quelquefois au point qu'elle porte partout la dévastation. On n'oubliera pas de sitôt les dégâts qu'elle fit lors de la grande inondation des 26 et 30 octobre 1824, qui, avec

(¹) Il est remarquable que, des cinquante peuplades environ réunies sous le sceptre du roi SUÉVUS, une seule, composée de cultivateurs, les *Buriens*, se soit établie dans le pays qu'occupe aujourd'hui le Wurtemberg; TACITE leur donne le nom de *Ansibarii*, paysans de l'Enz, Liv. 13. Telle est l'erreur historique rapportée par CRUSIUS, auteur d'ailleurs digne de foi.

14

celle de 1498, dont crusius fait mention dans
sa *Chronique de Souabe*, est peut-être la plus
forte dans la vallée de l'Enz dont on ait conservé
le souvenir. Le cours de l'Enz est de quatre
lieues, à partir de la *Gumbelscheuer*, où se
trouve sa principale source, jusqu'à Wildbad;
car les ruisseaux de *Rothwasser*, *Poppelbach*,
Kaltenbach et *Durrenz*, qui viennent de plus
loin, se dessèchent quelquefois. Ses principaux
affluents sont, à droite, le *Rohrbaechle*, le
Dietersbaechle, le *Muhlbach*, le *Rollwasser*;
à gauche, le *Kaëlberbach*, qui est aussi le seul.
Malgré cela, on aurait peine à concevoir que
cette rivière puisse porter et charrier les plus
grands et les plus lourds trains du plus beau
bois destiné pour la Hollande, si sa pente rapide qui, depuis le *Enzkloesterle* jusqu'à Wildbad, c'est-à-dire dans un espace de $2\frac{1}{2}$ lieues,
est de 467 pieds, et, dans les 3 lieues qui séparent Wilbad de Neuenburg, de 370; si, plus que
tout cela, les moyens que l'on emploie pour res-
serrer la masse de l'eau et en grossir le volume,
ne rendaient la chose sensible.

A l'aide de digues qui, de distance en distance, traversent l'Enz en direction oblique, et

d'écluses derrière lesquelles l'eau s'amasse en
plus grande quantité, les flotteurs de cette contrée s'entendent parfaitement à faire descendre
la rivière, d'abscisse en abscisse, aux plus
grands radeaux de sapins que l'on expédie pour
la Hollande. Ce commerce, lucratif pour l'Etat,
nourrit un grand nombre de pauvres familles
des environs de Wildbad, et enrichit quelques
spéculateurs entreprenants ou des sociétés entières de marchands. Le bois se façonne dans
la forêt, on le transporte ensuite jusqu'à la
pente de la montagne sur des espèces de traî-
neaux tirés par les hommes, et là, sans autre
secours que de grands canaux en bois, on l'abandonne à son propre poids; il en arrive ainsi au
printemps des milliers de cordes dans les fabriques de Pforzheim, ville du grand-duché de
Bade, et surtout dans le voisinage de la capitale
de notre pays. Le flottage du bois en bûches
se fait de la même manière que celui des trains
de troncs d'arbres, qui ont souvent plusieurs
centaines de pieds de longueur; il est assez
prompt, et, ce qui est une chose essentielle, le
bois ne court aucun risque, attendu que le vol
d'une seule bûche est rigoureusement puni. On

voit quelquefois, pour ainsi dire, des montagnes
entières de bois flotté arrêtées derrière les digues, où elles n'attendent, pour continuer leur
voyage, qu'un plus grand volume d'eau et l'ouverture des écluses; ce moment arrivé, elles
roulent avec un fracas prolongé, en se heurtant
violemment contre les rochers qui hérissent de
tous côtés le lit de la rivière, resté presque à sec;
on dirait une mêlée générale et un combat à ou-
trance, jusqu'à ce qu'elles soient arrivées à une
nouvelle barrière qui les retient toutes. Tant
que dure le flottage, l'Enz prend une teinte
brunâtre, assez semblable à celle de la lessive.
Ces deux modes de transport offrent à l'observateur étranger un spectacle auquel il attache
ses regards avec complaisance.

Un autre genre d'industrie pour les habitants de cette contrée, c'est la fabrication du
charbon; on le transporte en quantité prodigieuse à Calw, et Mr. le Dr. GRANVILLE, qui
vit un jour un de ces grands tas dans cette ville,
eut peine à revenir de sa surprise; on en appro-
visionne aussi les marchés des villes avoisinantes, ou on le conduit plus loin encore. A cette
branche d'industrie se rattache la préparation

de la potasse, de l'acide pyroligneux, et du gou-
dron que l'on expédie pour la Hollande. On a
renoncé à la fabrication du sel d'oseille que l'on
tirait de *l'oxalide oseille* (*oxalis acetosella*),
si commune dans ces forêts.

Une foule de petits canaux creusés à dessein
sont destinés à recevoir l'eau des sources qui
descendent des montagnes, ainsi que celle de
l'Enz; elle sert à arroser les prairies qui tapis-
sent la vallée, et fait que, même dans les jours
les plus chauds de l'été, elles sont couvertes
d'une riante verdure et émaillées de fleurs.
Depuis le pied des hauteurs jusqu'à la lisière
des bois, l'oeil rencontre rarement l'ondula-
tion d'un champ de blé, plus rarement encore la
fleur d'un arbre fruitier; la pente est trop rapide
et le terrain trop sablonneux, pour que le sol
puisse produire autre chose que quelques plantes potagères et des pommes de terre; aussi
n'est-il guère cultivé (le plus souvent en forme
de terrasses) que dans le voisinage des habitations, et ce travail, qui demande des peines infi-
nies, exige toujours la main de l'homme. Cependant, depuis quelques années, on a essayé avec
succès de cultiver dans la vallée des fruits à noyau.

Dans toute l'étendue de la vallée, dont la longueur est de près de quatre lieues, on rencontre de grandes cabanes construites de planches; elles s'élèvent du sein de la verdure diversement nuancée des savoureuses prairies, et servent, en guise de granges, à recevoir le foin. Elles doivent leur origine au dernier grand incendie qui désola Wildbad en 1742. L'Enz, d'une activité si prodigieuse sur ce tapis verdoyant et toujours fleuri, sert encore à mettre en jeu les roues d'une fabrique et de plusieurs moulins et scieries. Pour compléter le cadre du tableau de cette vie toute d'ardeur et de mouvement, joignez-y le retentissement de la hache du bûcheron sur les hauteurs d'alentour, le bois roulant dans les précipices avec un fracas qui imite le tonnerre, ou le carillon que font les clochettes des troupeaux de chèvres paissant dans la forêt. En résumé, si cette contrée ne porte point le caractère de la fertilité et de l'opulence, on y trouve l'empreinte du luxe de la végétation des Alpes et le spectacle de l'industrie; l'harmonie des parties contribue à l'harmonie du tout: et le voyageur, frappé et saisi à la vue de ce bel ensemble, promène alternativement ses regards satisfaits sur la rivière et la vallée, sur les prairies et les forêts des montagnes, sur les fermes isolées et les hameaux d'alentour; entouré d'une atmosphère pure et sereine, il croit dans son extase contempler un de ces charmants paysages de la Suisse.

CHAPITRE II.

LA VILLE DE WILDBAD.

Le baigneur qui veut se rendre en voiture à Wildbad, ne peut y arriver que par deux routes, qui suivent la direction de la vallée. Comme elles sont à son niveau, ou que du moins elles ne s'élèvent qu'à une hauteur insignifiante, on ne découvre pas la ville de loin, et le voyageur est agréablement surpris de se voir tout-à-coup au but de ses voeux, où il espère recouvrer la santé. Depuis que la nouvelle route qui

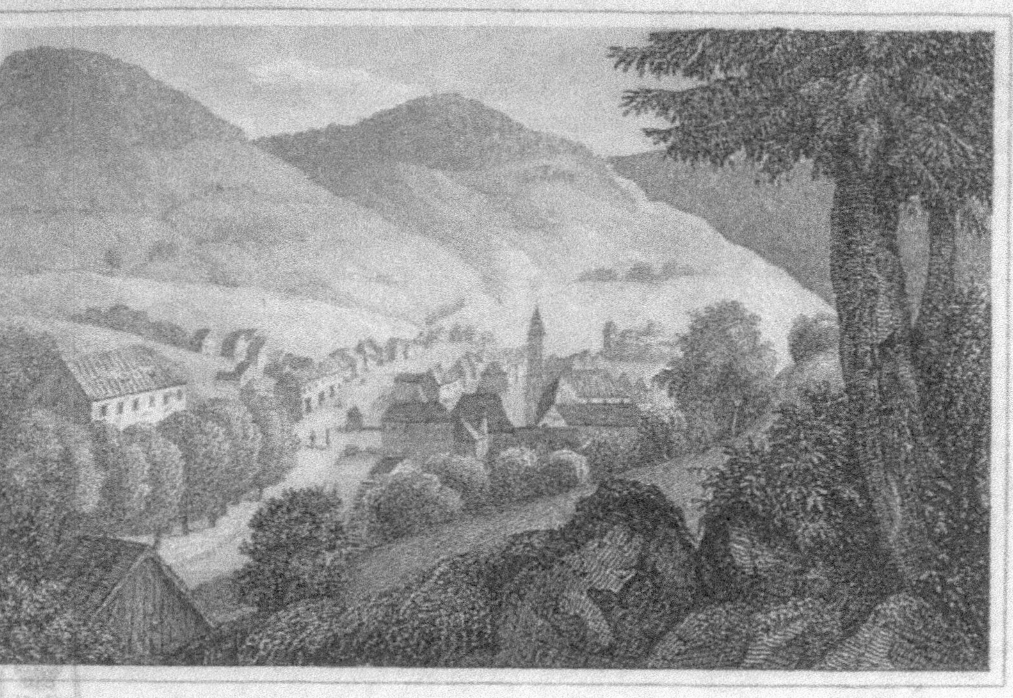

WILDBAD
vu du coté du Sud.

conduit de Freudenstadt par la vallée supérieure de l'Enz, est achevée, on en fait un usage fréquent, surtout pour venir de l'Alsace en passant le Kniebis, et de la Haute-Souabe. On y a l'avantage de jouir de l'aspect de la belle vallée avec ses prairies tapissées d'une riche verdure: puis, en approchant de la ville, de voir devant soi la grande allée dans toute sa longueur; et enfin de se trouver tout-à-coup dans le voisinage des Bains et des principaux hôtels. On éprouve une tout autre impression quand on arrive par la route opposée, en remontant le cours de l'Enz. A partir de Kalmbach, qui n'est qu'à une petite demi-lieue de Wildbad, la route s'élève, et se prolonge à travers une riante forêt, où les baigneurs se plaisent à chercher, surtout dans le temps des grandes chaleurs, une ombre hospitalière et rafraîchissante. Au sortir du bois, l'oeil découvre sur la gauche, où la forêt se replie, quelques champs cultivés; tandis que, sur la droite, il continue de planer sur la vallée aux riantes prairies, et sur l'Enz aux nombreux détours.

Quand on a dépassé la grande papeterie, située à la rive droite de l'Enz, et si justement célèbre par l'excellence de son économie et l'activité qu'on y déploie, l'aspect de Wildbad ne tarde pas à frapper vos regards. Mais avant que d'entrer dans la ville, le voyageur est encore le jouet d'une illusion: il croit passer par une porte, et passe — *à côté*. Ce qu'il a devant les yeux n'est que le cadre du portail de la tour d'une vieille église dont on ne fait plus usage depuis le grand incendie de 1742, et qui tombe de plus en plus en ruines. Wildbad avait, il est vrai, deux portes autrefois, une porte supérieure et une porte inférieure; cette dernière séparait la petite ville du faubourg, qui était beaucoup plus considérable. Quand on suit cette route, on a à traverser la ville dans toute sa longueur. Une rue belle et droite, qui devrait, à la vérité, être plus large, et dont les maisons, pour répondre au besoin toujours croissant, s'agrandissent et s'embellissent chaque année, conduit les arrivants sur la place du marché, où l'on trouve réuni tout ce que Wildbad offre de remarquable; vous y voyez la nouvelle église de belle architecture, la célèbre fontaine avec ses douze jets surmontée de la statue du roi Ferdinand, l'édifice royal, les maisons de bains et les principaux hôtels.

Un fait historique qui n'est pas sans intérêt, c'est que, il y a un peu plus de trois siècles, l'empereur CHARLES QUINT, ayant pris posession du Wurtemberg, et confié l'administration de ce pays à l'archiduc son frère, plus tard le roi FERDINAND, auquel Wildbad est redevable à plus d'un égard, et qui, en 1524, fit placer sa propre statue sur la fontaine de la place du marché, dicta les premiers règlements relatifs aux Bains de cette ville lors de la grande diète convoquée à Augsbourg en 1530. Il renouvela et maintint les franchises de Wildbad, dont voici les principales: défense fut faite aux baigneurs, sous peine de mort, de s'injurier ou de se porter à des voies de fait les uns envers les autres; tous ceux qui avaient commis un homicide involontaire devaient, en vertu des lettres de franchise délivrées par l'empereur, trouver un asile inviolable à Wildbad pendant une année entière. De semblables lettres de franchise émanées de l'empereur MAXIMILIEN I, périrent dans l'incendie de 1525.

Si, par un jour clair et serein, vous entrez dans cette vallée, profonde en apparence, et entourée d'une si brillante ceinture de montagnes, il est impossible que vous n'éprouviez point une impression agréable. Mais quelque basse que la vallée paraisse être, comparée aux hauteurs qui l'enferment, elle ne laisse pas d'avoir une élévation assez considérable. Le niveau de l'Enz, qui se trouve à environ dix pieds au-dessous de la grande route, s'élève de 1335 pieds au-dessus du niveau de la mer. Wildbad est donc absolument à la même hauteur que Aalen et la grande carrière qu'on voit sur la hauteur de Niedernau, et, à peu de chose près, aussi élevé que Neuffen, Pfullingen, Einsiedel, Sindelfingen, Soulz sur le Nékre, et le pied des ruines du château de Loewenstein, ou que les villes de Dillingen, Dinkelsbühl, Noerdlingen, en Bavière. De toutes les villes avoisinantes, il n'y en a que deux qui soient situées plus haut: Altensteig et Freudenstadt. La première est divisée en ville-haute et ville-basse; l'une s'élève de 1598 pieds, l'autre de 1381 et est de niveau avec la Nagold. Freudenstadt a une hauteur de 2251 à 2280 pieds. Calw ne compte que 1047 pieds, Neuenburg 961, Pforzheim 761, Gernsbach 482.

L'Enz partage Wildbad en deux parties presque égales, et voilà pourquoi la majeure partie de la ville est unie. Vu le peu d'espace, qui ne permet aucun embellissement de quelque importance, comme de nouvelles rues un peu larges, les maisons s'appuient des deux côtés contre la montagne. Le nombre des habitations est de 279, celui des autres bâtiments attenants de 115. Le chiffre des assurances contre l'incendie s'élève à 598,875 florins. Grâce à l'affluence croissante des baigneurs, et au besoin toujours plus vivement senti d'établissements plus commodes et d'un extérieur plus décent, Wildbad s'est considérablement embelli depuis une vingtaine d'années. Autrefois aucune maison n'était ravalée; on en trouve aujourd'hui des rangées entières qui sont très proprement crépies. La plupart des maisons de la rue principale ont été reconstruites après l'incendie du mois de Juillet 1742; elles sont bâties régulièrement et en ligne droite; les plus basses ont été, depuis une couple d'années, rehaussées d'un étage ou deux.

Comme le bois de construction abonde, et que les habitants l'obtiennent gratis, on ne bâtissait autrefois qu'en bois, ce qui se pratique encore en partie aujourd'hui. Cette circonstance, jointe à l'extrême rapprochement des maisons,

faute d'espace, explique de reste pourquoi Wildbad, à chaque incendie, s'est vu exposé à tous
les ravages du feu, malgré la proximité de l'Enz,
et pourquoi il a été six fois presque totalement réduit en cendres avant de recevoir sa
forme actuelle.

L'incendie de 1454 l'a consumé en entier;
celui de 1509 a détruit l'ancien faubourg jusqu'à la porte, sans même épargner l'église où
étaient déposés les restes de plusieurs chevaliers morts à Wildbad. En 1525, lors de l'insurrection des paysans, une foule d'abbés et de
chevaliers se réfugièrent à Wildbad. Conformément à l'usage d'alors, ils avaient suspendu
leurs écussons et leurs bannières aux auberges
où ils logeaient; ces objets ayant pris feu par
accident, 23 maisons devinrent la proie des flammes dans le plus beau quartier de la ville. Une
inscription qui se lit dans le bain destiné aux
femmes (Frauenbad) a conservé le souvenir de
ce désastre.

Le 20 avril 1645 un embrasement dévora
outre l'église bâtie avec goût, 90 maisons et
autres bâtiments qui ne purent être relevés
qu'en 1662, tant la guerre de trente ans avait

répandu de troubles et de désordres dans le
pays. Le 7 juillet 1742, pendant que les habitants
étaient presque tous occupés à la campagne et
dans la forêt, il éclata tout-à-coup un incendie
si violent, que toute la ville fut détruite avant
même qu'ont eût le temps d'apporter des secours. Ce fut en vain que le tocsin de la belle
église, en proie elle-même aux flammes, retentit
dans la vallée entourée partout de hautes montagnes : il ne fut point entendu des communes
d'alentour. Une pluie à verse qui survint la nuit
suivante força les baigneurs à chercher un abri
dans les forêts voisines.

Le 27 juillet 1829, au moment même que
les baigneurs se trouvaient à table pour souper,
le feu prit au *Roi de Wurtemberg*, hôtel d'une
architecture élégante, mais bâti tout en bois.
On ne s'en aperçut que lorsque, de la grande
ouverture pratiquée en forme de fenêtre au
plafond de la salle à manger, les étincelles
vinrent tomber sur la table. En moins d'une
heure toute l'auberge fut consumée, et une
foule d'étrangers y perdirent leurs effets. Il
survint par bonheur une pluie battante qui
arrêta les progrès de l'incendie. L'hôtel

actuel, qui porte la même enseigne, fut construit sur l'emplacement de l'ancien, mais tout en pierres.

Mais si les incendies sont si fréquents à Wildbad, les embrasements de forêts ne se reproduisent plus de nos jours, ni dans cette contrée, ni dans toute la Forêt-Noire. Ce fait est d'autant plus digne de remarque, qu'ils semblent trouver un aliment constant dans la nature même du bois, qui est en majeure partie résineux, dans le grand nombre des charbonneries, et dans la négligence des habitants, qui n'attachent presque aucune valeur à ce combustible. Les deux embrasements dont Crusius fait mention dans sa *Chronique de Souabe*, et qui éclatèrent dans les étés brûlants de 1473 et de 1483, joints à celui de l'été de 1800, paraissent avoir été les derniers. Quand le premier eut lieu, on pouvait passer le Danube à pied sec, et de violents incendies se manifestèrent en même temps dans les forêts de Thuringen et de Bohême. Lors du second, les étincelles furent portées jusqu'à Tubingen. Le troisième a fait de grands ravages dans la contrée de Freudenstadt ; on en trouve des marques visibles sur une longue

étendue de terrain nu, désert et noirci ; la conver-
sion des arbres en charbons, gagnant de proche
en proche, dura depuis le 4 jusqu'au 21 août,
et le feu dévora 7000 arpents de forêt, mesure
de Wurtemberg.

La place du marché est un rectangle de peu
d'étendue, dont le côté de l'Est cotoie la rue,
tandis que le côté opposé est fermé par le Palais royal, édifice soutenu par une colonnade
qui porte une salle de même longueur, où les
baigneurs vont chercher un abri, soit contre la
chaleur, soit contre la pluie. La place est bornée au Nord par l'église d'architecture moderne,
et au Sud par la maison des Bains, dont l'extérieur est convenablement décoré. Ce dernier
édifice, ainsi que le Palais royal, sera sous peu
agrandi et embelli, et ils recevront une distribution intérieure analogue.

Deux grands ponts et deux autres plus petits sont plus que suffisants pour établir la communication entre cette partie de la ville et le
quartier situé au-delà de la rivière ; les deux petits ponts se trouvent immédiatement derrière
les hôtels de l'Ours et du Roi de Wurtemberg.
Wildbad avait autrefois une enceinte de murailles ;

Il y a long-temps qu'on les a démolies, à
l'avantage de la ville. Il n'y a du reste rien en
fait d'objets d'art ou d'antiquités. Pour en revenir aux murailles, voici à quelle occasion elles
avaient été construites:

En 1357 les deux comtes GUILLAUME et WOLF
D'EBERSTEIN eurent des démêlés avec le comte
EVRARD-LE-PLEUREUR, à la suite desquels ce dernier s'empara du château d'ALT-EBERSTEIN et le
détruisit. WOLF DE WUNNENSTEIN, gentilhomme
turbulent, qui crut aussi avoir à se plaindre
d'EVRARD, forma une association de gentilshommes wurtembergeois et autres; elle prit
le nom de *Schlegelgesellschaft* (société des
batteurs), et ses membres furent appelés *Schleg-
ler* ou *Martinsvoegel* (Oiseaux de St. Martin).
Le comte WOLF D'EBERSTEIN fut élu chef de cette
association; c'était l'ennemi juré du repos public, et la terreur de tous ses voisins par ses
brigandages. Cette même année le comte EVRARD
se trouvant avec son fils aux eaux de Wildbad,
les deux WOLF, de concert avec CONRAD et JEAN
DE SCHMALENSTEIN, formèrent le projet de les
enlever et d'exiger une forte rançon pour leur
délivrance. Tout porte à croire que leurs femmes

et leurs enfants y étaient aussi; l'empereur CHARLES - QUINT en fait du moins mention dans la *lettre de conciliation* qu'il adressa au comte EVRARD. Les ennemis cernèrent la ville avant qu'on se doutât de leur projet, et se croyaient déjà bien sûrs d'avoir les deux comtes en leur pouvoir, lorsqu'un pâtre qui, dans son genre de vie nomade, avait mille fois parcouru tous les chemins et les sentiers de ces forêts, vint, muni de ses connaissances locales, sauver les deux victimes. Il leur indiqua à travers les montagnes et les bois des passages secrets, et les porta même sur ses épaules une grande partie du chemin; ce fut ainsi que, contre toute apparence, ils parvinrent à échapper au danger qui les menaçait. Quand les ennemis virent leur plan déjoué, ils entrèrent dans une telle fureur, qu'ils accablèrent les habitants de mauvais traitements, et saccagèrent même leur ville. On frappa une médaille d'argent en l'honneur du sauveur; elle portait d'un côté une croix, et de l'autre une main indicatrice. Voilà à quelle occasion furent élevées les murailles de Wildbad. (V. *la Chronique wurtembergeoise de* STEINHOFER).

Le dernier recensement porte le nombre des habitants à 1789, parmi lesquels on compte 200 industriels, 141 bûcherons ou journaliers et 15 flotteurs. Bien que la commune ait de nos jours des revenus assez considérables, administrés jadis par des mains moins habiles, et que les bourgeois jouissent de maints priviléges, entre autres de la libre exploitation du bois de construction et de chauffage, ils sont généralement pauvres, à l'exception de quelques industriels; il n'en faut chercher la cause que dans la stérilité du sol et son peu d'étendue. Wildbad doit avoir été rangé de tout temps au nombre des villes les plus pauvres du pays; en voici une preuve: en 1495 toutes les villes et toutes les abbayes envoyèrent des présents au comte ÉVRARD-LE-BARBU, après qu'il eut reçu à Worms le titre de Duc; Wildbad fut celle qui put lui offrir le moins; elle lui fit passer la modique somme de 21 florins; et cependant elle avait de grandes obligations au Duc, qui ne négligea rien pour la retirer de sa misère; il accorda aux habitants des priviléges particuliers, notamment la libre importation de la chaux à bâtir. (STEINHOFER).

Le territoire de la ville se compose de 4 $\frac{1}{2}$ arpents de jardins, 5 $\frac{7}{8}$ arpents d'allées, 568 arpents de prairies et 462 arpents de terre arable. Voici la distinction établie dans un vieux cadastre entre prairies et champs : ,,Il est à savoir qu'à Wildbad tous les fonds de terre où il croît du foin et qui sont arrosés, se nomment *prairies ;* tandis que ceux qu'on ne peut point arroser, s'appellent *champs.* "

Ce qu'il y a de plus considérable dans les propriétés foncières de Wildbad, ce sont les forêts appartenantes à la ville; elles couvrent 4868 arpents de sa banlieue, non compris les bois de l'Etat. Il n'est pas étonnant, vu cette vaste étendue de forêts, source de la grande richesse de la commune, que la plupart des habitants, même la majeure partie des industriels, y cherchent leurs moyens de subsistance, en façonnant le bois de construction ou de chauffage et en le mettant à flot. Si l'on considère que le produit des champs est des plus faibles, et que la culture des prairies, tout avancée qu'elle est, ne permet point d'entretenir le bétail nécessaire, parce que les terres arables ne sont point en rapport exact avec les prairies, de sorte que les bourgeois vendent au printemps leur fourrage sec, quoique souvent avec plus d'avantage; si l'on considère de plus que l'agriculture offre les plus grandes difficultés, attendu que les champs sont situés sur la pente des hauteurs, que presque chaque hiver la terre est emportée par les torrents, avec les semences qu'elle contient, et que souvent même les pommes de terre sont déterrées par les averses: on conviendra que c'est un bonheur pour la population de Wildbad que les forêts lui présentent, en hiver comme en été, une source intarissable d'existence. Comme le terrain est en général sablonneux, il est peu productif; cependant les pommes de terre y réussissent parfaitement bien, et jouissent, pour leur bonne qualité, de l'approbation de tous les étrangers. Un petit champ de pommes de terre, une baraque, deux chèvres dont le lait sert de nourriture aux enfants, et un porc que l'on saigne en hiver, voilà d'ordinaire toute la richesse d'un bûcheron; l'habitant de la Forêt-Noire ne connaît rien au-dessus d'un morceau de lard étendu sur son pain. C'est de même un jour de fête dans la maison d'un riche flotteur ou bûcheron de la contrée de Wildbad, quand on tue chez lui un cochon; il invite ses amis et connaissances, souvent de plusieurs lieues à la ronde, à venir participer à la soi-disant *Metzelsuppe* (¹), et, pour leur prouver que la provision de l'année précédente n'est point entièrement épuisée, il commence par leur servir de vieux lard et de la viande fumée; la bombance se prolonge jusqu'à ce que la plus grande partie d'un des porcs récemment saignés soit dévorée.

Le défaut d'engrais est une des causes de la stérilité du sol autour de Wildbad, attendu que le bétail le disperse dans les pâturages. On brûle au printemps les terrains que l'on a défrichés, c'est-à-dire qu'on les jonche de broutilles, de mousse, de fougère, etc., et du gazon qui les couvrait; on met le feu à ces matières, qui poussent dans les airs des nuages d'une fumée fétide, et ne produisent qu'un bien mauvais engrais.

Pour en revenir à l'occupation que les habitants trouvent dans leurs forêts, elle est loin d'être avantageuse pour eux, surtout sous le

---

(¹) On appelle ainsi le bouillon provenant de différentes parties du porc cuites dans leur jus, et, par extension, le repas qui se tient à cette occasion. G.

rapport intellectuel. Ce travail, éternellement le même, qui n'offre pas le moindre aliment à l'esprit et retient les ouvriers dans l'obscurité des bois, loin de toute société humaine, a pour suite funeste de les séparer des journées, voire des semaines entières, de leurs familles; ils deviennent, pour ainsi dire, étrangers à leurs ménages, et ne s'occupent nullement de l'éducation de leurs enfants. Ajoutez à cela que souvent ils reviennent de ces travaux dangereux estropiés ou perclus, ou y trouvent même une mort prématurée. La facilité qu'ont les habitants de gagner leur vie dans la forêt, est la raison pourquoi les professions qui réclament plus d'intelligence, n'ont jamais bien pris racine dans Wildbad. On y trouve cependant quelques tourneurs qui confectionnent de fort jolis ouvrages; vu la modicité de leur prix, ils sont très recherchés dans la saison des bains. Les jeunes filles sont très versées dans la broderie, dont elles font un commerce assez lucratif.

Comme Wildbad ne produit presque rien de ce qui est nécessaire à la consommation des étrangers, on a tort de se plaindre que les vivres y soient trop chers. Tout, jusqu'au blé et à la viande, est apporté de fort loin. Les primeurs et tous les légumes fins viennent de Dourlach, dans le grand-duché de Bade. Les poissons qu'on y mange, sortent presque tous du Rhin; ce n'est pas que l'Enz ne contienne d'excellentes truites, mais elles deviennent de plus en plus rares, par suite surtout du flottage des bûches. Les écrevisses se pêchent dans la Wurm; il n'y en a point dans les environs de Wildbad. Les vastes forêts de toute cette contrée étant presque entièrement dépeuplées de gibier, on est obligé de le faire venir d'assez loin. Si l'on prend tout cela en considération, on doit s'applaudir de trouver à Wildbad une table si bonne et si variée, et des prix plus modiques même que, par exemple, ceux de Baden-Baden, où les traiteurs peuvent s'approvisionner chaque matin devant leurs maisons de tout ce dont ils auront besoin pour la consommation de la journée. On se plaint aussi que les boissons ne sont pas assez fraîches, et ce reproche n'est pas sans quelque fondement. La faute en est aux caves, qui sont généralement mauvaises, parce que, selon toute apparence, les sources chaudes étendent leur influence sous terre; plus les caves sont profondes, moins elles sont fraîches (¹). Un aubergiste qui en ferait creuser une dans les rochers des montagnes voisines, ne manquerait pas de faire une excellente spéculation ; son hôtel ne désemplirait pas, s'il pouvait, durant tout l'été, servir à boire frais à ses hôtes. Les glacières que l'on se propose d'établir, remédieront en partie à cet inconvénient.

Les habitants de Wildbad appartiennent à la communion protestante ; mais, pendant la saison des bains, un prêtre catholique, appelé tout exprès, vient célébrer l'office divin dans l'église de la ville. En 1838 les Anglais, pour la première fois, y ont aussi tenu leur culte ; cependant ils ne tardèrent pas à y renoncer, leur petit nombre se perdant dans l'église : ils préférèrent se réunir à cet effet dans la grande salle du Palais. Il est rare qu'il y ait manque de prêtres, attendu qu'il y en a toujours un ou deux qui viennent prendre les eaux. Il n'y a pas de doute que, tôt ou tard, le gouvernement

(¹) Ce qu'il y a de surprenant, c'est que GAERTNER, dans sa dissertation sur les eaux thermales de Wildbad, ait pu, il n'y a que 110 ans, faire l'éloge des caves de cette ville, qu'il dit avoir été très sèches et d'une fraîcheur délicieuse.

ne se décide à organiser, pour la durée des bains, un service divin régulier, et qu'il n'y ait sermon dans les langues anglaise et française: du moins est-il à désirer que cette affaire ne soit point abandonnée au pur hasard; quoique, d'un autre côté, il soit bien douteux aussi que les Anglais, qui ont un grand fonds de religion et qui tiennent beaucoup aux pratiques extérieures, veuillent s'accommoder d'un prêtre qui ne serait point de l'église anglicane.

La police de la ville appartient au maire. Un comité spécial, composé des employés du district et des autorités locales, c'est-à-dire, quant aux dernières, du médecin des bains, du pasteur et du maire, veille aux intérêts de l'établissement, et en exercent la police en dernière instance. Ce comité est en outre chargé de tenir la main à l'exécution des réglements relatifs aux bains, contenus dans le *supplément;* il se réunit une fois par semaine pour faire droit aux plaintes et accueillir les voeux que les baigneurs pourraient émettre.

Il est défendu sous des peines sévères de mendier dans les rues; en revanche, les baigneurs, au moyen de contributions volontaires, qu'ils déposent au bureau de la police, viennent au secours des pauvres de l'endroit, et surtout des indigents qui sont obligés de prendre les eaux; cette sage mesure sert aussi de frein contre la mendicité de la part de ces derniers. Le total de ces contributions s'est élevé, dans l'été de 1838, à 757 fl. 49 kr., et le nombre des personnes assistées à 163.

Sous le rapport de la propreté, les étrangers n'ont point à craindre de rien rencontrer qui offusque leurs yeux dans l'intérieur de la ville. Il n'en est pas de même, s'ils s'en écartent à quelque distance; ils trouveront maintes choses à blâmer, notamment les grands amas de bois en bûches tout au bord de la rive gauche de l'Enz; ce qui rétrécit la route et masque la vue.

Le service des voitures publiques se fait régulièrement durant toute la saison des bains; il arrive tous les jours deux diligences de différentes directions, et il en part autant. Chaque matin il part une diligence de Stuttgart pour Wildbad avec des lettres, des paquets et des voyageurs; et une autre quitte Wildbad pour se rendre à Stuttgart. Une seconde diligence arrive chaque jour sur le midi à Wildbad; elle vient du pays de Bade, de la France, etc. par Neuenburg, et amène des voyageurs et des effets; elle s'en retourne le même soir. Au moyen de cette institution la communication avec Wildbad ne souffre d'interruption sur aucun point.

Wildbad doit avoir présenté autrefois un aspect tout différent de celui qu'il présente aujourd'hui; ce changement s'explique facilement par la succession des siècles et des différents usages qu'ils ont amenés, par les évènements qui s'y sont passés, et surtout par le grand nombre d'incendies dont il a été le théâtre; la ville, proprement dite, resserrée entre les deux portes, ne devait offrir, pour ainsi dire, qu'un amas d'auberges. Voici la description que nous en a laissée CRUSIUS, qui, dans le 16e siècle, se rendit de Tubingen à Wildbad:

,, On trouvait à droite les bâtiments suivants: ,, la maison du Prévôt (CHRISTOPHE GRIMM), les ,, auberges du *Renard*, de l'*Epée*, de la *Broche*, ,, du *Cerf*, de l'*Ours* et du *Soleil* (où CRUSIUS ,, logea en 1594), et l'auberge du *Plat* près de ,, la porte supérieure. A gauche, on rencontrait ,, l'Eglise, les auberges de l'*Aigle Noire* et de ,, CHRISTOPHE, séparées entre elles par une longue

„et haute maison qu'a fait construire le duc
„ULRICH, et où les gentilshommes ont le privi-
„lége de se baigner, bien que l'eau n'y soit
„pas des plus chaudes. Pendant mon séjour à
„Wildbad, je distinguai, parmi les nombreux
„baigneurs qui firent usage de ce privilége, le
„comte HENRI DE FURSTENBERG, le comte LOUIS DE
„LINANGE ou de WESTERBERG, et APOLLONIE, com-
„tesse douairière de ZIMMERN avec ses deux fils.
„Du nombre des simples gentilshommes qui
„prirent les eaux à Wildbad, étaient DIETRICH
„AECHTER, frère de l'évêque JULES de Wurzbourg,
„GORDIAN SAUTER de Kempten, JEAN JORST SCHAD
„d'Ulm, etc. Les deux ministres du lieu demeurent
„dans le faubourg. Sur la fenêtre d'une auberge
„est peinte une bannière rouge en champ blanc;
„on y lit cette inscription: ULRICH, comte de
„MONTFORT et de ROTENFELS, seigneur de Tett-
„nang, de Cagen et de Wasserburg, etc., con-
„seiller de son Altesse Sérénissime l'archiduc
„FERDINAND d'Autriche, capitaine-général et
„prévôt de l'Autriche antérieure, 1565. On
„trouve sur la fenêtre d'une autre auberge:
„DANIEL SCHAD, ULMENSIS, D. F. *Non est mortale,*
„*quod opto.* F. Q. P. MDXC."

Voilà tout ce que ce judicieux observateur (CRUSIUS) put alors remarquer d'intéressant à Wildbad. Si nous remontons à des temps plus reculés, nous ne trouvons, outre les notices que nous avons données en parlant des incendies, aucun document sur les institutions locales de la ville de Wildbad; l'histoire de son origine est enveloppée du nuage le plus épais. Ce n'est qu'à partir du coup de main dirigé par les ennemis d'EVRARD de Wurtemberg contre ce comte, et de sa fuite à *Zavelstein*, que l'histoire commence à nous offrir des renseignements certains.

Les chroniqueurs JEAN HÉROLD et DEUZER, qui vivaient à Wildbad dans le 17e siècle (Voy. Chronique wurtembergeoise de *Schwelin*, Stuttgart 1660), attribuent la fondation de Wildbad au fils de l'empereur SÉVÈRE, M. AURÈLE ANTONIN, parvenu à l'Empire l'an 212, et surnommé CARACALLA, par allusion à sa manière particulière de se vêtir. Ils basent leur opinion sur ce qu'avant son avènement au trône, et lors de son premier séjour en Allemagne, ce prince avait fait construire Baden-Baden, pour attirer les Allemands dans son parti, et les employer, en cas de besoin, dans la guerre contre les Parthes. Voici

l'inscription qu'on lui dédia dans les bains de
Bade en l'an 197 :

M. AURELIO ANTONINO

CAES. IMP. DESTINATO

IMP. L. SEPTIMI SEVERI

PERTINACIS AUG. F. RESP.

AQU.

HÉROLD suppose que *Bains marciens* ou de
la *Forêt-Noire* est une dénomination collective
pour désigner Baden-Baden, Liebenzell et Wildbad, et que *Bains* du *Harz* signifie la même
chose que *Bains* de la Forêt *Hercynienne* ou
Marcienne. SALOMON REISEL (il a vécu vers la
fin du 17e siècle), médecin du duc de Wurtemberg, a immortalisé le souvenir fabuleux des
prétendus services rendus à Wildbad par CARA-
CALLA, en faisant graver sur pierre dans les Bains
mêmes l'inscription qui suit :

I. O. M. AVREL

ANTONIN. IMP.

IN HONOREM

QVOD THERMAS FERIN

AS RESTAVRAVIT

POSVIT

SAL. REISEL. D.

C'est avec beaucoup plus de vraisemblance que CRUSIUS prétend que ce furent les soldats romains qui découvrirent les sources d'eau chaude non loin de *Calw*; ce serait de là que les comtes de *Calw* tireraient leur nom de comtes de *Kalb*. HÉROLD pense aussi qu'au lieu de *Calvenses*, ils devraient se nommer *Calidenses*, c'est-à-dire propriétaires des sources d'eau chaude. Une foule d'antiquités romaines trouvées dans le voisinage de la ville de Wildbad, la fondation en 645 du couvent de Hirsau, situé à peu de distance, et plusieurs autres vestiges qui attestent que cette contrée sauvage était habitée dès les premiers siècles de l'ère chrétienne, donnent lieu de croire que Wildbad lui-même était connu dans les temps anciens les plus reculés. Les hypothèses que l'on a avancées sur l'origine de son nom semblent n'être pas moins dénuées de fondement. Un sanglier, poursuivi par les chasseurs jusqu'auprès des sources chaudes, en aurait révélé l'existence à ces derniers, ce qui les aurait fait appeler *Thermae ferinae*; ou bien elles auraient été nommées *Thermae sylvestres, Waldbad*, à cause de la contrée couverte de bois où elles auraient été trouvées. On peut admettre avec plus de raison que Wildbad ne doit son nom ni à une anecdote, ni à la nature du lieu où il est situé, mais à une distinction établie dès les temps les plus anciens, d'après laquelle, s'il faut en croire le dictionnaire de campus, Wildbad ne serait autre chose qu'un bain d'eau minérale préparé par les mains de la nature, par opposition aux eaux préparées artificiellement. Voilà pourquoi aussi *Wildbad* est le nom que l'on a donné à une foule de bains semblables.

gesner rapporte qu'on montrait encore à Wildbad, il y a 100 ans, aux étrangers crédules une pierre tachée de sang, contre laquelle se serait frotté un sanglier blessé, qui, pour se guérir, aurait couru vers les sources chaudes, et que c'est à cette occasion que les chasseurs qui le poursuivaient, auraient découvert ces sources.

On voyait autrefois suspendue à la maison des Bains une plaque fondue en 1510 dans un fourneau de fer, placé dans le bain; elle portait l'inscription suivante, composée par alexandre brassicanus l'an 1525:

IN THERMAS QUAS VOCANT
FERINAS.

Balnea sacra vocant calidis manantia venis,
Sunt quoniam summi munera sancta dei.
Utile quidquid erat, sacrum veneranda ve-
tustas
Dicebat, Thermis sed nihil utilius.

CHAPITRE III.

DES ENVIRONS DE WILDBAD.

Si un air pur, et surtout l'air embaumé des forêts; si un exercice modéré sous un ciel serein, et une aimable gaîté inspirée par la vue d'une belle nature; si enfin les charmes de la société peuvent contribuer à rétablir la santé délabrée de ceux qui sont condamnés à prendre les eaux, soit comme bains, soit comme boisson; nulle part les malades ne trouveront des occasions et plus belles et plus variées qu'à Wildbad, pour jouir de ces avantages.

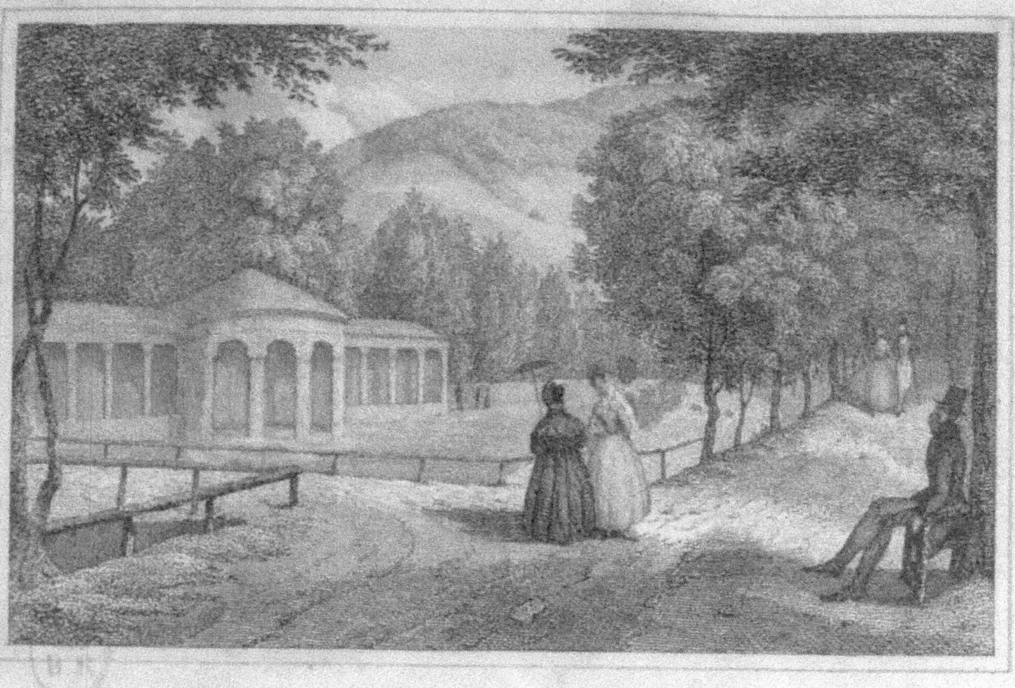

Le Pavillon de la Promenade
DE WILDBAD.

Le premier objet qui offre aux baigneurs une source de jouissances, et qui n'a jamais manqué de produire son effet, c'est l'*allée* située à l'extrémité méridionale de la ville. Elle a un quart de lieue de longueur, et présente aux promeneurs, avec beaucoup de variété, les points de vue les plus charmants. Cette délicieuse promenade met Wildbad à même de le disputer, sous ce rapport déjà, à tout autre bain, quel qu'il puisse être. Vous trouvez des deux côtés, à l'entrée de l'allée, une rangée de charmes, qui, par leur volume et leur hauteur surprenante, donnent un démenti à l'opinion généralement reçue, qui prétend que ce bel arbre a rarement plus de 20 pieds d'élévation; leurs branches touffues, retombant en berceau, forment une magnifique voûte d'ombrage. C'est en vain que des gens sans goût prétendent que cet arbre sauvage n'est pas propre à faire l'ornement d'une promenade publique; les vrais connaisseurs sont d'autre avis, ils voudraient qu'on l'épargnât beaucoup plus. A quelques pas de l'entrée, l'allée de charmes se divise, toujours sur la rive gauche de l'Enz, en deux parties qui s'étendent jusqu'au premier pont; à partir de là une nouvelle allée de chaque côté de l'eau, remonte le cours de la rivière. Il y a tout près du pont, sur la rive droite, un riant pavillon récemment construit, où, par de belles après-dînées, se réunissent des sociétés de baigneurs, soit pour y prendre le café, soit pour s'y amuser à quelque jeu. C'est là que les charmes cessent pour faire place à des arbres de différentes espèces, des marronniers, des acacias, des mélèzes sauvages; l'extrémité de l'allée se compose uniquement de tilleuls. Les flots bruyants de l'Enz animent tout le paysage; il faudrait voir tous les promeneurs s'élancer vers les bords de la rivière, lorsqu'un grand train de bois, dirigé par quelques hommes seulement, vient à traverser l'allée. Des sites et des bocages variés à l'infini, de beaux rochers de granit, qui tantôt gisent épars en énormes blocs, tantôt s'élèvent perpendiculairement et semblent pendre en ruine, des cabinets de verdure de diverses grandeurs, où l'on parvient en gravissant des sentiers faciles et commodes, et d'où les regards plongent dans l'abîme, une fontaine dont l'eau est presque glacée, et tout auprès, une source jaillissante, répandent la plus agréable diversité sur tout ce tableau. Plus d'un baigneur a vu s'écouler dans cette allée les plus beaux moments de sa vie; ceux mêmes qui ont peine à marcher, peuvent participer à cette jouissance: ils rencontrent partout des bancs prêts à les recevoir. Le sable qui couvre les chemins de ces allées sèche assez vite après une pluie, pour que les promeneurs puissent presque immédiatement après les parcourir à pied sec; il y a d'ailleurs devant chaque banc un marche-pied, et une natte de paille sur ceux qui sont de pierre.

Tout ce que l'on voit en cet endroit n'est presque que l'ouvrage de la nature; trop d'art ne ferait qu'affaiblir l'impression que fait éprouver l'ensemble. En suivant le long berceau situé sur la hauteur, on arrive très commodément au chemin pratiqué dans le bois depuis quelques années, qui invite à se promener à travers les pins odoriférants, et ramène dans la ville tout près de l'église. L'allée est terminée par une belle rondelle formée de superbes pins de Lord WEYMOUTH (Pinus strobus), avec un tilleul au milieu, dont le branchage à lui seul la couvre tout entière de son ombre. C'est là que les baigneurs ont coutume de se reposer, pour s'en retourner ensuite, soit par l'autre partie de l'allée, soit par la *Carlsburg* (au haut de laquelle il y a un point d'où l'on jouit d'une vue ravissante dans la vallée au dessus et au-dessous de Wildbad), et le nouveau sentier de la montagne qui ramène à l'entrée de la promenade; ou bien pour continuer leur course, tantôt vers le *Windhof*, auberge située à peu de distance, et ayant un jardin où l'on trouve des rafraîchissements exquis, tantôt vers la *Ziegelhutte*, la *Hohenwiese*, ou plus loin encore dans la vallée supérieure de l'Enz. A droite s'ouvrent les ravins qui conduisent au *wilden See* ou à la *maison de chasse* (Jaegerhaus) *badoise* (*Kaltenbronn*, de 2645 pieds d'élévation); on est supérieurement bien servi dans ce dernier endroit, et tout y est à très bon compte. On peut s'y rendre aussi très commodément en voiture, en prenant par l'*Enzkloesterle* à $2^1/_2$ lieues de Wildbad; c'est une misérable auberge isolée, bâtie sur l'emplacement d'un couvent inauguré en 1145, et qui n'existe plus depuis long-temps.

Les environs du *wilden See* (2817 pieds de hauteur), par où passe la ligne de démarcation

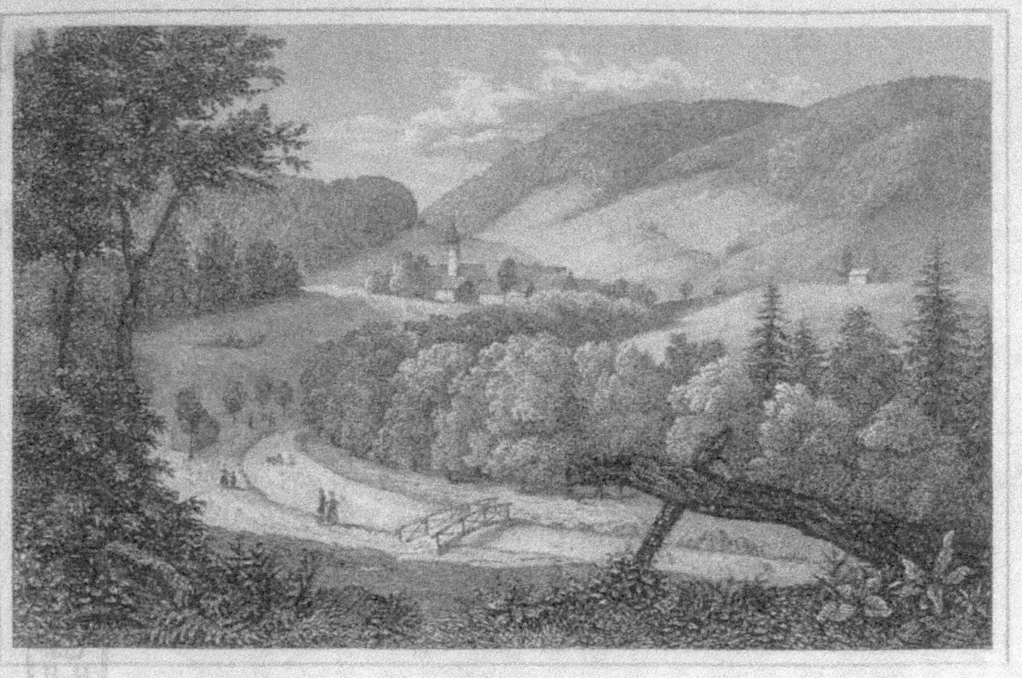

LA PROMENADE DE WILDBAD

vue de la hauteur de la Carlsburg.

qui sépare le royaume de Wurtemberg du grand-duché de Bade, ne contiennent pas d'eau courante. Le lac lui-même, autour duquel sont groupés plusieurs autres lacs plus petits, occupe une surface de près de 30 arpents. Il est assez probable que tous ces petits lacs, réunis au grand, ne formaient autrefois qu'une seule vaste pièce d'eau. On a cru long-temps qu'il était impossible d'en découvrir le fond, jusqu'à ce que le duc EVRARD LOUIS le fit sonder au moyen d'un petit radeau, et la profondeur s'est trouvée n'être que de 18 pieds. Bien que ce lac ait, du côté du midi, un écoulement naturel, il présente, dit-on, quand on le dessèche, un fond marécageux si dur, qu'aucune eau ne saurait le percer. On n'a point encore découvert s'il est alimenté par quelques sources, ou si ce n'est qu'un vaste réservoir où viennent se déposer les eaux provenant de la pluie, de la rosée et de la fonte des neiges. Il y a, à l'Est, un canal artificiel servant à grossir le volume des eaux de l'Eyach dans le temps du flottage.

Quoique aucun poisson ne puisse vivre dans le *wilden See*, et cela provient du phosphate de fer et du fer hydraté terreux qui se forment dans le fond du bassin, son eau est claire comme cristal, et pousse de hautes vagues d'un bleu d'azur. De temps à autre quelque canard sauvage vient s'y abattre, ou l'on y rencontre un coq de bruyère dans la saison des amours ; ce sont là les seuls êtres vivants dans cette contrée où règne le silence de la mort. Le même principe délétère s'étend sur toute la végétation ; aucune espèce de roseau ne pousse sur les bords du lac ; il n'est pas jusqu'à quelques arbres qui croissent à une certaine distance, qui, dans leur état de décrépitude, ne déposent contre cette terre marâtre et inhospitalière, et contre la funeste influence des émanations du marais ; on en trouve un exemple frappant dans le pin des montagnes (Pinus pumilio). Il est bien vrai que cette végétation rabougrie ne provient pas uniquement de l'absence des sucs nutritifs du sol, et qu'il faut faire la part des masses de neige qui écrasent toutes les plantes naissantes, et des vents qui, soufflant sans cesse, renversent tout autour d'eux. Quelque irrégulière que soit, au reste, la crue des arbres dont il a été question en dernier lieu, et qui s'étendent en largeur, au lieu de s'élever en hauteur, ce qui est leur forme ordinaire, ils offrent plutôt une variété dans l'espèce qu'une espèce à part; on en aura une preuve, si l'on considère que les bouleaux et les cormiers croissent sur la même place en direction verticale, et n'en sont pas moins rabougris, et que la semence des cônes du pin des montagnes, confiée à une bonne terre dans des lieux abrités, produit les arbres les plus beaux et les plus réguliers.

A peu de lieues de distance du *wilden See*, on rencontre encore quelques autres lacs de montagne dans ce vaste marais tourbeux; ils présentent tous le même aspect sinistre et quelques-uns sont très profonds et assez étendus; on les désigne sous la dénomination générale de *Mummelsee* (lac des sorcières); les particularités que nous avons signalées plus haut leur sont communes avec le *wilden See*. Les traditions superstitieuses que KERNER rapporte au sujet de ce dernier, se rattachent aussi aux autres.

Il se trouve dans cette contrée un espace de grande étendue; on l'appelle *der wuste Wald* (la forêt déserte); il n'est occupé en été que par des troupeaux appartenants à des communes souvent très éloignées, mais jouissant du droit

56

de pâturage. Les pâtres viennent ordinairement
au mois de mai dans cette forêt avec le jeune
bétail ; ils y choisissent des places où ils s'établissent, et qu'ils abandonnent de temps en temps,
pour en occuper d'autres, car ils ne quittent les
pâturages qu'en automne, quand la neige les
oblige à partir.

Ceux qui, dans ces excursions, ([1]) aperçoivent
pour la première fois le *wilden See*, cette image
d'une nature expirante, éprouvent une surprise
des plus agréables à visiter, surtout vers le soir,
le *Hohlohkopf* (car le lac de *Hohloh* est
entièrement à sec), et à promener de là leurs
regards sur une étendue immense ; ils voient
d'abord à leurs pieds se déployer, comme un
tapis de verdure, la vallée de la Murg dans le
grand-duché de Bade, d'où s'élève Gerusbach
au riant aspect ; plus loin ils découvrent toute la
vallée du Rhin. Cette vue magnifique n'est bornée que par la chaîne des Vosges, qui forme
le fond du tableau.

Veut-on, du *wilden See*, pénétrer plus avant
dans ces lugubres montagnes, on prendra, dans

([1]) Un sentier plus court qui passe par la *Grunhutte*, y
conduit de Wildbad en deux fortes heures.

la direction du Nord-Ouest, le chemin qui mène à la *Teufelsmuhle* (moulin du diable) près de Loffenau, un des points les plus élevés sur la rive droite de la Murg. Tandis que l'habitant de la vallée gagne péniblement sa vie à exprimer le suc des arbres, à convertir les pins en perches, ou à les mettre à flot, pour les envoyer aux rivages de la mer, où ils servent à la construction des vaisseaux; tandis qu'il réduit le bois en charbon et en cendre, et qu'il tourmente la nature de toute façon pour la forcer à sustenter sa misérable existence: le monde des esprits règne en souverain sur le sommet de ces montagnes.

Jadis le Prince des ténèbres prêchait en personne dans la *Chaire du Diable* (Teufelskanzel) au-dessus de Gernsbach, ce que ses suppots font aujourd'hui pour lui dans la plaine; son auditoire était nombreux. Mais un beau jour un bon ange, envoyé du Ciel, vint établir sa chaire sur la montagne opposée, près d'Eberstein, et, par son éloquence divine, il ramena les enfants des hommes dans la voie du salut. Satan en devint furieux: il exhala sa rage dans les sept chambres formées par les rochers de la haute montagne, au-dessus de Loffenau; on aurait dit un tremblement de terre. Les énormes blocs qu'il lançait n'étaient que des balles dans ses mains. Il construisit dans le voisinage des nues le *Moulin du Diable*. Enfin, fatigué de tant d'efforts, il se coucha dans un lit de rocher; et sa chute fut si lourde, que la forme de son corps se voit encore empreinte dans la pierre, avec des fers et une queue de cheval. Chaque fois que l'ange prêchait sur l'autre montagne, satan trépignait, hurlait, bondissait dans son moulin, ne se connaissant plus de rage. Dieu le Père vit, de la Prairie du Seigneur (Herrenwiese), ces scandaleux excès; il lança l'Ange déchu au fond du Moulin qu'il s'était bâti lui-même, mais avec tant de violence, que l'on distingue encore sur la haute montagne les traces ineffaçables de sa chute. Depuis lors il se tient tranquille, ou s'il se remue et gronde encore de temps à autre, ce n'est qu'au milieu des orages.

Quand le promeneur est revenu sur ses pas, il trouve, à gauche de l'Enzkloesterle, un nouveau chemin fort agréable, et vraiment curieux, si l'on songe au peu de frais qu'a coûté sa construction; ce chemin conduit à Simmersfeld, à Altensteig et à Nagold. Il ne faut qu'une heure et demie pour arriver commodément de l'Enzkloesterle sur une place nommée *Herdwasen* (2601 pieds de hauteur), où se trouvent les habitations les plus élevées de Simmersfeld. On jouit là-haut de la perspective la plus riante et la plus étendue peut-être que puisse offrir la Forêt-Noire, et l'oeil plane sur la chaîne immense de l'Alb et du Heuberg, depuis Hohen-Neuffen jusqu'au Hohenberg. On trouve au *Cerf* à Simmersfeld de quoi se remettre des fatigues de cette excursion.

La route qui va plus loin et conduit à Freudenstadt, parcourt encore pendant une heure la vallée à partir de l'Enzkloesterle; puis elle va en montant vers Besenfeld, redescend ensuite dans la vallée de la Murg, et, passant par les forges de Friedrichsthal et de Christophsthal, elle conduit, soit à gauche à Freudenstadt (2268 pieds d'élévation), soit à droite sur le *Kniebis*, et de là à Rippoldsau ou dans les bains de Griesbach, de Pétersthal, situés au pays de Bade, et de ces derniers à Oppenau. Cette partie de la Forêt-Noire, surtout le *Kniebis*, devenu si fameux dans les guerres de la Révolution, lors du passage du Rhin par les troupes françaises sous les ordres du général MOREAU, et important encore en stratégie à cause de ses retranchements, mérite que nous en touchions quelques mots, d'autant plus que c'est là que la Murg prend sa source. Pour bien dire, il naît trois sources sur le Kniebis, qui, réunies, forment la Murg, une des rivières les plus remarquables sorties des montagnes de la Souabe. La *Rothmurg* s'échappe du *Ruhstein* entre les rochers, et se vide immédiatement après dans un bassin entouré de rochers chauves. La *Weissmurg* jaillit également des rochers, au Buhlenbach; elle est rejointe par le Rothmurg près de la *Croix blanche* (*weissen Kreuz*), et elles descendent ensemble à flots bruyants le Baiersbrunnerthal, à travers une foule de huttes de bûcherons qui bordent leurs rives. La troisième source, nommée le *Fohrenbach*, met en mouvement, dans le Christophsthal, un moulin et un grand nombre de forges, entre autres une célèbre manufacture d'acier et de faux. Sur la rive droite est *Freudenstadt*, situé sur une hauteur fortement prononcée; c'était originairement (1599) une colonie fondée par des protestants expulsés de la Styrie, de la Carinthie et de la Moravie, qui trouvèrent un accueil fraternel de la part de leurs coreligionnaires du Wurtemberg. C'est devant le village de Baiersbronn, appartenant à ce dernier pays, que les trois ruisseaux réunissent leurs eaux, pour former la Murg, large déjà de 30 pieds.

Si maintenant nous nous portons à l'extrémité opposée, et que nous parcourions la ville dans toute sa longueur en prenant la direction de Kalmbach, nous trouverons, tout près de sa sortie, un petit pont sur l'Enz; après l'avoir passé, on entre à gauche dans une vallée étroite, mais charmante, qui invite les baigneurs à une promenade solitaire. Il n'en coûterait pas beaucoup pour construire sur la gauche, le long de la lisière de la forêt, un chemin très long et des plus commodes, pour les malades qui ont le plus besoin de respirer l'air des bois; comme c'est de ce côté que le soleil disparaît le plus tôt, ils y trouveraient une agréable fraîcheur dans les après-dînées des fortes chaleurs. A l'entrée de cette vallée latérale, s'élève à droite le chemin qui conduit à *Dobel*; il a été corrigé, il y a quelques années, et rendu moins incommode pour ceux qui aiment à parcourir les montagnes. Quand on a gravi une partie de

la hauteur, on découvre, avant que d'arriver
dans le treillis de la forêt, d'un côté Wildbad
avec ses rues tirées au cordeau et les eaux lim-
pides de sa rivière, de l'autre toute l'étendue de
la riante vallée avec les maisons de Kalmbach:
cette charmante vue seule a déjà engagé plus
d'un baigneur qui ne pouvait ou ne voulait
faire une excursion plus prolongée, à gravir la
montagne jusqu'à cette hauteur peu considérable.
Le chemin ne tarde pas à se perdre dans l'épaisseur du bois, et ne permet plus aux promeneurs
d'apercevoir la vallée qu'à la faveur de quelques
sinuosités qu'il décrit. Après cela on atteint
une plaine élevée recouverte de fougère et de
mousse; puis on continue de descendre, toujours
dans l'épaisseur de la forêt, et l'on arrive dans
la vallée de l'Eyach, où le meûnier, dans sa demeure d'une propreté appétissante, vous présente
à un prix modique un verre de vin, qu'accom-
pagnent de continuels et bruyants éclats de rire.

De là le chemin monte en pente douce jusqu'à *Dobel*, village situé à trois fortes lieues
de Wildbad, et élevé de 2241 pieds au-dessus
du niveau de la mer: on y trouve une bonne
auberge; il y avait autrefois un couvent au

milieu même de la forêt. Quand le temps est beau, on découvre de ce point les flots du Rhin, semblables à de longues bandes d'argent, le dôme de Spire, d'un côté les Vosges, de l'autre l'Odenwald. Vous pouvez poursuivre votre route fort à l'aise, et même en voiture sans aucun danger, jusqu'au couvent de *Herrenalb*, d'où le chemin se dirige, par Oppenau et Gernsbach, sur Baden-Baden ; pour nous, nous n'irons pas plus loin. L'église de Herrenalb, où se trouve le tombeau du comte BERTHOLD D'EBERSTEIN, fondateur du couvent, mérite encore de nos jours d'attirer l'attention du voyageur ; mais plus encore une petite chapelle située près de l'église, et remarquable par l'art qui s'y déploie. Le comte BERTHOLD érigea ce couvent en 1148 ; la noblesse de la contrée, selon l'usage d'alors, lui fit de grandes dotations de terre, et lui accorda d'autres priviléges ; elle obtint en revanche le droit de sépulture dans son cimetière, ainsi que l'attestent encore de nombreuses inscriptions qui se rapportent aux gentilshommes et aux abbés qui y ont été déposés. Les descendants de ces bienfaiteurs ont plus d'une fois porté un œil d'envie sur ces propriétés cédées sans retour au couvent, et ont cherché à en recouvrer la possession. C'est ainsi que les comtes d'EBERSTEIN et de DEUX-PONTS ont disputé aux margraves de Bade le droit de suzeraineté de Herrenalb, jusqu'à ce que le couvent fût devenu pauvre. Enfin, avec l'assentiment de l'Empereur, il choisit pour protecteurs les comtes de Wurtemberg, et s'en trouva bien.

Un des aspects les plus surprenants est celui que nous présentent les rochers de granit que l'on désigne sous le nom de *Falkenstein*; ils sont à pic, et bordent le côté gauche de la vallée de l'Alb; on les prendrait, au premier coup d'oeil, pour des tours artistement construites. En prenant le chemin du village de Bernbach, nous arrivons au *Mauzenstein*, grand rocher qui se trouve sur la ligne de démarcation qui sépare les deux pays de Bade et de Wurtemberg. Il n'y a que la perspective que l'on découvre de ce point, ou du *Katzenkopf* (tête de chat) situé à peu de lieues au Nord du Knie-bis dans la direction de Wildbad, qui puisse être comparée à la vue dont on jouit du Hohen-lohkopf. A l'Ouest on voit la cathédrale de Strasbourg entre deux montagnes, le dôme de

Spire, le Rhin, qui s'étend à perte de vue; au Nord-Est, la tour du Wartberg de Heilbronn avec ses beaux alentours, jusque bien avant dans le pays de Hohenlohe.

Le *Rosskopf* (tête de cheval) ou *Katzen-kopf* marquait autrefois la limite entre l'AUTRICHE et l'ÉVÊCHE de Strasbourg, comme il sert de nos jours à séparer le Wurtemberg du pays de Bade; voilà pourquoi on a donné le nom de *Vierfurstenstein* (pierre des quatre souverains) à la grande pierre qui se trouve sur le haut de la montagne. Rien de plus ravissant que la vue dont on jouit du Katzenkopf, qui, il est vrai, est déjà à une assez grande distance de Wild-bad: au Sud, à l'Ouest et au Nord, la vallée du Rhin avec le large fleuve qui la baigne de ses eaux argentées, depuis Bâle jusque vers Mannheim; au milieu Rastadt et Strasbourg avec son imposante cathédrale; au fond du tableau, la chaîne des Vosges; au Sud-Est, une grande partie du Wurtemberg avec toute la chaîne de l'Alb, et même, par un ciel très pur, les montagnes de la Suisse. Il n'y a pas de voyageur qui, muni d'une bonne lunette et de vivres, et accompagné d'un guide, soit revenu mécontent d'une de ces excursions, pour peu que le temps lui ait été favorable.

Mais revenons à Wildbad, que nous avons quitté vers l'extrémité de la ville; à quelques centaines de pas de là, se trouve un pont qui conduit, au-delà de l'Enz, dans le *Jaegerhaus* (maison du chasseur); vous y trouvez un jardin agréablement situé. Il n'y a que peu d'années que, pour la première fois, ce jardin a été ouvert aux baigneurs, pour leur offrir hors de la ville un point de réunion; ils s'y rassemblent journellement. Il s'élève tout auprès quelques petites collines que le docteur GRANVILLE juge avec raison très propres à recevoir d'élégantes maisons de plaisance. Un peu plus loin, on arrive à la fabrique dont il a déjà été fait mention; c'est un moulin à papier de toute longueur et de toute qualité; Mr. CAVALLO, qui en est le directeur, a la complaisance de permettre aux étrangers de visiter, à des heures fixes, ce grand et bel établissement. En suivant, soit ce sentier, soit la grande route, on parvient dans une petite demi-heure à *Kalmbach*, où les baigneurs se rendent aussi quelquefois par eau, c'est-à-dire sur un train de bois, ce qui, comme on peut bien se l'imaginer, se passe rarement sans quelque petit accident. Les deux auberges du *Mouton* et du *Cheval*, ayant chacune un jardin public et des cabinets de verdure, offrent aux promeneurs tout ce qu'ils peuvent désirer; souvent on est moins bien servi dans une grande ville. Au sortir de Kalmbach, on rencontre deux grandes routes; l'une, qui pourrait être meilleure, passe par *Hoefen*, dont les élégantes maisons bordent les deux rives de l'Enz, et conduit à *Neuenburg*, où l'on trouve à l'hôtel de la *Poste* une table excellente. On gravit dans cette ville la hauteur sur laquelle est bâti le château; la partie que vous voyez abandonnée et en ruines, a servi autrefois de résidence au duc CHRISTOPH, et encore en l'an 1617 au duc MAGNUS, qui, cinq années plus tard, a péri dans la bataille d'Obereisisheim, non loin de Wimpfen; ou bien l'on va visiter la grande fabrique de faux, située un peu plus bas dans la vallée.

Neuenburg (novum castrum) appartenait, dans des temps reculés, aux comtes d'EBERSTEIN et aux margraves de Bade; en 1332 il devint la propriété des comtes de Wurtemberg. La ville jouissait autrefois d'une franchise qui fut renouvelée en 1454; c'était que quiconque avait, dans un mouvement de colère, sans intention ni préméditation, donné la mort à quelqu'un, y trouvait, pendant six semaines et trois jours, un asile à l'abri de toutes poursuites. Ce privilége donna lieu en 1619 à des hostilités avec le margrave CHARLES de Bade, qui réclamait un sujet badois qui s'était réfugié dans ses murs; le margrave y entra plusieurs fois avec sa cavalerie. En 1519 le Wurtemberg fut conquis par la Confédération souabe, et Neuenburg avec tout le bailliage fut cédé à François de SIKINGEN en dédommagement des frais de la guerre, qu'il avait avancés. En 1653 le château, qui avait été ruiné pendant la guerre de 30 ans, fut rebâti à neuf et amélioré par le duc ULRICH.

Si l'on veut jouir d'une vue belle et étendue, il faut se porter sur le *Saegkopf* près de Neuenburg; on verra de là la vallée du Rhin, les Vosges, et au Nord les environs de Heidelberg. Veut-on faire une promenade sous terre, on pourra, un quart de lieue avant d'entrer dans la ville, se faire descendre dans les mines de minerai de fer, et visiter ces ateliers souterrains.

Arrivé sur la hauteur de Neuenburg, on se trouve, dès qu'on a quitté le bois, transporté dans une tout autre contrée, où déjà la vigne étale ses richesses, et l'on n'a plus la Forêt-Noire que derrière soi. Sur cette hauteur la route se dirige à droite vers *Pforzheim*, où les forges de Mr. BENKIESER, la fabrique de draps de Mr. FINKENSTEIN, tant dans la ville même que sur une fort jolie île, les fabriques de bijouterie, l'église du château avec ses monuments, l'hospice des aliénés, etc., attirent l'attention du voyageur; et de Pforzheim à gauche, vers *Durlach* et *Carlsruhe*.

L'autre route, qui part de Kalmbach, est la grande route qui conduit par *Calw* à *Stuttgart*. Grâce à la sagesse du gouvernement, les éternelles plaintes que l'on entendait faire sur le mauvais état de cette route, qui passe par une montagne très haute et très escarpée, vont enfin cesser, dès que la construction de la nouvelle à laquelle on travaille avec ardeur, et qui conduit à Calw dans la vallée même, sera achevée; on y gagnera d'ailleurs au moins une heure de temps. Cependant il ne nous restera, pour la saison de 1839, d'autre moyen de parvenir à Calw, que de prendre le chemin élevé qui commence à partir des dernières maisons de Kalmbach, et se dirige pendant une heure dans la forêt, toujours en montant; puis, quand on a atteint la plaine de la hauteur, où déjà l'on rencontre de plus grandes étendues de terre cultivée, de suivre pendant une heure encore la route, du reste assez bonne, d'où se détache à droite, dans le voisinage d'un hameau de quelques misérables baraques, nommé *Siehdichfur* (prends tes précautions), le chemin qui va à *Teinach*; de descendre enfin la pente de la montagne, non moins longue et plus escarpée que la côte opposée, pour retomber dans la plaine près de Hirsau; et une petite demi-heure après, en longeant la Nagold, on arrive à Calw. La contrée de ce plateau est extrêmement rude et triste; et comme elle est située très haut et exposée de tous côtés, les arbres fruitiers ont peine à y venir, et y sont assez rabougris; il n'est donc pas étonnant que le voyageur se félicite d'avoir atteint la montée de Hirsau.

Tout près de la Nagold, dans un bassin assez étroit, formé par les montagnes, une ruine des plus pittoresques vient frapper les regards du voyageur; elle se trouve au haut d'une tour d'où s'élèvent des buissons et des arbres du genre des sapins; c'est celle du ci-devant couvent de Hirsau; ce point mérite, sous plus d'un rapport, de fixer l'attention des étrangers.

Hélicéna était une veuve pleine de piété; elle sortait de la race des écuyers de Calw. Dieu lui apparut un jour, et lui ordonna de bâtir dans la vallée, près des trois Pins, une maison consacrée au Seigneur. Elle fonda en 645 sur cette place même la chapelle de St. Nazare et la maison qui en dépendait; et ce ne fut que du temps de Louis-le-Pieux que Notting, un comte de Calw et évêque de Vercelli, apporta en Allemagne les ossements de St. Aurèle, et construisit en 830, sur la rive droite de la Nagold, à l'endroit où était la chapelle, un couvent et une église en l'honneur de ce saint. Cependant ce couvent tomba à la longue en ruines, au point qu'Albert, comte de Calw, se vit obligé en 1066 de le rebâtir à neuf; mais il le plaça sur la rive gauche de la Nagold où se trouve aujourd'hui la ruine.

Ce fut alors que commença l'époque de la splendeur de Hirsau; le couvent des Bénédictins devint bientôt si florissant par les dotations qu'on lui fit, qu'il comptait 300 moines et frères lais, et qu'il en sortit des colonies de religieux qui se rendirent en France et dans la Souabe. Plus tard il s'éleva autour du nouveau couvent que l'abbé GUILLAUME fit bâtir de 1083 à 1091, une foule de magnifiques édifices qu' entourait un mur de clôture. Le duc CHRISTOPH, attiré par la beauté de la contrée, y construisit un château; il abolit en 1558 l'ancien couvent, et le convertit en un séminaire protestant. Les évènements de la guerre de 30 ans lui ramenèrent deux abbés catholiques; mais après ces derniers, il ne cessa plus d'être, jusqu'à son entière destruction, un séminaire protestant des plus distingués. Les Français sous les ordres de MÉLAC incendièrent le 20 septembre 1692 le couvent et ses dépendances, ainsi que la ville de Calw, parce que, dit-on, le bourgmestre avait bâtonné une lettre de ce général qui réclamait des contributions, et qu'un officier français avait péri assassiné. L'église cathédrale, longue de 300 pieds, et ornée de deux hautes tours, qui contenaient des tableaux de grand prix, et, dans une chapelle latérale, les vêtements de guerre en cuir d'un géant de la contrée, fut réduite en cendres. La chute du cloître fracassa 40 fenêtres où il y avait des peintures sur verre représentant des sujets tirés de l'ancien et du nouveau testament. Il se trouvait dans l'intérieur du cloître un jet d'eau et deux fontaines, dont l'une est maintenant dans le bain de Teinach, et le bassin de l'autre y sert d'abreuvoir au bétail.

Une belle chapelle, encore intacte en 1783, fut démolie en 1800 pour fournir des matériaux de construction, dont il n'y a certainement pas manque dans cette contrée; on en voit encore les fenêtres peintes dans la chapelle du parc royal, nommé Seegut, près de Louisbourg.

De tous les bâtiments qui appartenaient au couvent, on voit encore les ruines de l'église de St. Pierre et l'une de ses tours, une chapelle bien conservée, une grande partie du cloître; du couvent lui-même, une tour octogone et une ronde, les murs brûlés du château de chasse du duc, les restes de l'église de St. Aurèle, et à droite de la Nagold, une petite chapelle sur l'emplacement de l'ancienne fondation. Tous ces restes, au milieu de la vallée de la Nagold que dominent des montagnes couvertes de sapins toujours verts, et qui est tapissée de vastes prairies, offrent un aspect touchant sans être sombre; et vus plus en détail, ils présentent à l'observateur qui s'y connaît, mainte jouissance toute particulière. On dirait que les murs de ces ruines, d'où s'élèvent aujourd'hui des arbres et des buissons, devraient rappeler au souvenir des hommes que tous les services que le couvent a rendus aux lettres et aux sciences, ainsi qu'au culte allemand, méritent d'être gravés en caractères ineffaçables dans leur mémoire.

A une petite lieue de Hirsau, un chemin presque uni, sur la rive gauche de la Nagold, conduit par le vallon d'un bois à *Liebenzell*, petite ville où il y a deux bains, qui étaient autrefois renommés, et qui de nos jours reprennent beaucoup de célébrité. On voit au-dessous de la ville, sur un rocher très escarpé, les ruines pittoresques d'un ancien château fort; s'il en faut croire la tradition, un margrave de Bade précipita un jour du haut de la tour de ce château ERCHINGER de MERKLINGEN, tyran fameux dans l'histoire.

Si, dans votre itinéraire, vous vous étiez proposé de visiter le bain de *Teinach*, situé dans le voisinage, vous reviendriez par le même chemin qui conduit à *Calw*. Cette ville, pleine d'industrie, et une des plus anciennes du Wurtemberg, était autrefois la capitale du comté de même nom, dont les seigneurs résidaient dans le château, depuis long-temps en ruines, que vous voyez au-dessus de la ville. Il y a encore sur le pont supérieur de la Nagold une chapelle de St. Nicolas, que le pape LÉON IX inaugura en 1052, lors d'une visite qu'il était venu faire à sa sœur qui avait épousé un comte de Calw. La ville eut beaucoup à souffrir dans la guerre de 30 ans; elle fut pillée et réduite en cendres en 1634. Dans la même année et dans la suivante, la peste y fit d'horribles ravages. Les Français, dans la guerre de 1692, lui apportèrent de nouvelles calamités; il serait difficile de dire tous les maux que les habitants eurent à endurer. Les comtes de Calw formaient une des maisons les plus anciennes et les plus illustres de la Souabe. Un comte de Calw occupa le Saint-Siége depuis 1055 jusqu'à 1057 sous le nom de VICTOR II. Leurs possessions comprenaient une grande partie de la Souabe, et le comte GODEFROID y joignit même en 1113, pour quelque temps, le

Palatinat du Rhin. Sous les fils D'ADELBERT IV
la seigneurie fut partagée en trois comtés:
celui de Calw, celui de Vaihingen et le comté
de Loewenstein. Vers la fin du 13e siècle, la
ligne de Calw s'éteignit; les deux filles qui
restèrent, épousèrent, l'une un comte de Schelkingen, et l'autre un palatin de Tubingen, qui
reçurent chacun pour dot une moitié du comté
de Calw. Les comtes de Schelkingen vendirent
leurs parts au Wurtemberg en 1308, et les palatins de Tubingen en 1345. Calw a plusieurs
filatures de coton et de laine célèbres, des
fabriques de cardes à chardons etc., et d'excellentes auberges.

De Calw on va à Teinach; le chemin est uni,
et mène dans la vallée de la Nagold au-dessus
de la ville, en passant devant les ruines du
château de *Waldeck*, à une lieue de Calw; ce
château, dit-on, était autrefois le repaire de
chevaliers fameux par leurs brigandages. Le
peuple croit encore qu'il y a de grands trésors
cachés dans les tours d'oubli. En remontant le
ruisseau de Teinach, on arrive de là, en une
petite heure, dans le Bain de même nom, si
célèbre et si florissant, dont la situation riante

dans une vallée offre beaucoup de ressemblance avec celui de Wildbad. On ferait bien de choisir pour cette visite le jour de la St. Jâcques, le 25 juillet, attendu que ce jour-là il s'y célèbre une fête champêtre toute particulière; il n'y a pas que les habitants des villages voisins qui s'y rendent; on y voit affluer des étrangers de plusieurs lieues à la ronde. La fête se nomme le *Hahnentanz* (danse du coq). Feu la reine CHARLOTTE MATHILDE, née princesse royale de la Grande-Bretagne, qui, pendant une longue série d'années, a fréquenté régulièrement les eaux de Teinach, a assuré un fonds destiné à en payer les frais. La fête commence vers 3 heures de l'après-midi, sur la place publique, par une course de jeunes garçons et de jeunes filles. Vient ensuite la course des ânes, qui donne lieu à mainte scène amusante, ces animaux n'étant nullement accoutumés à se disputer le prix de la course. Ce n'est qu'alors qu'a lieu le Hahnentanz, au son des chalumeaux. On plante à cet effet, au milieu de la place, un mât de 9 pieds de hauteur, à l'extrémité duquel se trouve enfermé un coq dans une espèce de cage de bois. Au-dessous de cette cage s'avance, sur le côté, un bras de bois qui soutient une petite planche attachée par des ficelles.

On pose sur cette planchette un verre rempli d'eau. Les jeunes paysans dansent avec leurs filles autour du mât. De temps en temps un couple se détache pour aller se placer sous la planchette. La fille se baisse pour saisir son danseur aux jarretières, qui, de son côté, s'appuie des mains sur les épaules de la villageoise; puis, faisant un saut en l'air, secondé par cette dernière, il cherche à atteindre de la tête la planchette pour en faire tomber le verre. Celui qui, le premier, parvient à le renverser trois fois, remporte le premier prix, c'est-à-dire le coq, à quoi l'on joint encore un fichu et autres choses semblables.

Le plus court chemin pour retourner de Teinach à Wildbad passe tout près de la ruine imposante de *Zavelstein* qui domine la vallée; on suit une montée qui commence dans Teinach, et qui est pavée en grande partie. Cette ruine vaut bien la peine qu'on fasse un petit détour pour la voir. La petite ville de Zavelstein est située sur une montagne assez haute et couverte de bois, qui s'élève du milieu de la vallée de

Teinach. C'est sur la pointe la plus sail-
lante du côté de la vallée que se trouvent les
ruines de l'ancien château de Zavelstein. De
leur milieu surgit une haute tour carrée, dont le
sommet est planté d'arbres et de broussailles.
Elle est encore bien conservée, et relève de
beaucoup l'aspect romantique de la contrée.
On jouit au haut de cette tour, où l'on parvient
au moyen d'un escalier, d'une vue superbe qui
s'étend, non seulement sur les environs, mais
encore sur la partie de l'Alb de Souabe située
entre Reutlingen et Hechingen; on distingue
surtout le Rossberg et le Farrenberg, qui
imite la forme d'un cercueil. J'ai déjà dit plus
haut que le comte EVRARD, lors de sa fuite de
Wildbad, trouva une retraite sûre dans les murs
du château de Zavelstein. La ville avec le
château fort appartenaient autrefois aux comtes
de Calw, qui la vendirent aux palatins de
Tubingen. Le Wurtemberg en fit l'acquisition
en 1345, mais elle resta hypothéquée aux
palatins jusqu'en 1365. Le château a été
plus tard la propriété de la famille de BOU-
WINGHAUSEN qui, en 1710, le vendit au Wurtemberg avec les terres qui en dépendaient;

les Français l'avaient mis en cendres 18 ans auparavant.

De Zavelstein on reprend la route qui mène par Roethenbach et Reichenbach sur le plateau de Siehdichfur, et l'on revient par Kalmbach à Wildbad en suivant le chemin que l'on a déjà fait.

Hors de Wildbad, on ne peut avoir des chevaux de poste dans les environs qu'à Neuenburg, Pforzheim et Calw; du reste, on peut se procurer des chevaux à Besenfeld, Simmersfeld, Dobel, Herrenalb, Kalmbach, Hirsau, Liebenzell et Teinach.

Nous ne pouvons recommander jusqu'à présent que les endroits suivants à ceux qui voudraient passer la nuit dans les environs de Wildbad: Kalmbach, Neuenburg, Pforzheim, Liebenzell, Hirsau, Calw, Teinach, Simmersfeld, Gernsbach, le Jaegerhaus badois et Herrenalb.

Il n'aura pas échappé à l'observateur, dans les excursions qu'il vient de faire dans cette partie de la Forêt-Noire wurtembergeoise, qu'elle est habitée par un peuple robuste, frugal, plein de ressources en lui-même, et d'une fidélité à toute épreuve pour sa dynastie; en un mot, un peuple en tout semblable au peuple pâtre de la Suisse. Partout où une source prend naissance, partout où l'on a pu gagner une place pour une prairie ou un champ, en enlevant les rochers qui la couvraient, il s'est établi des habitants. Partout où, d'une vallée ou d'un ravin un peu considérable, un ruisseau se dirige vers la grande vallée, il s'est élevé peu-à-peu un village; et, à l'embouchure d'un ruisseau dans la rivière, une petite ville s'est successivement formée. Les maisons en bois, qui souvent ne sont couvertes que de bardeaux ou de chaume, et qu'entoure, plus rarement que dans la Forêt-Noire du pays de Bade, une galerie de bois ordinairement garnie de pots de fleurs, rappellent l'architecture des chalets de la Suisse. Le costume de l'habitant de la Forêt-Noire est grave et noir; ses moeurs et son langage sont ceux des anciens Allemands, et son occupation est de travailler le petit champ qui le nourrit.

CHAPITRE IV.

LA FLORE DES ENVIRONS DE WILDBAD.

Au lieu de donner ici une nomenclature aride, je ne ferai qu'indiquer les plantes qui, par leur forme et la beauté de leurs fleurs, captivent les regards, ou qui, par leur rareté, appellent sur elles l'attention du connaisseur; j'aurai soin d'indiquer exactement les lieux où elles croissent, de manière que l'amateur n'ait aucune peine à les trouver. Il faut néanmoins remarquer que la contrée de Wildbad n'étant point la véritable région *subalpine* des plus hauts points de la Forêt-Noire, laquelle seule forme la limite de la crue des arbres, et s'élève de 4200 à 4600 pieds, on n'y rencontre point la Flore particulière à cette hauteur, comme par exemple la saxifrage (*Saxifraga stellaris, Aizoon*), la soldanelle des Alpes (*Soldanella alpina*), la véronique des rochers (*Veronica saxatilis*), la rhubarbe des moines (*Rumex alpinus*), etc.

Les montagnes de Wildbad commencent à la région supérieure du sapin rouge et à la région inférieure du sapin commun, qui descendent jusqu'à 2000 pieds et au-dessous. L'allée elle-même, qui invite les étrangers à une promenade plus ou moins prolongée, est pour le botanophile la source de plus d'une jouissance. Il est bien vrai que la galantine (*Galanthus nivalis*) qui, après la fonte des neiges, a paru, dès le mois de février, dans le verger à droite de la nouvelle rondelle; que, plus tard, l'anémone des forêts (*Anem. nemorosa*) aux fleurs éblouissantes de blancheur, et la *Ficaria* aux fleurs d'un jaune éclatant, ont fleuri depuis longtemps quand les baigneurs arrivent. Mais les charmes (*Carpinus*) d'un contour peu commun et d'une hauteur prodigieuse, quelques-uns surtout dont les branches, entrelacées et crues les unes aux autres, présentent une copulation réelle; mais les beaux marronniers, dont les élégantes fleurs semblent autant de lustres; les érables blancs (*Acer pseudoplatanus*), qui sortent des fentes des rochers de granit, et forment les plus charmants groupes; enfin, au bout de l'allée, les superbes pins de Lord WEYMOUTH (*Pinus strobus*), offrent dans toutes les saisons un aspect riant. Il y a même un tulipier qui s'est réfugié derrière la rondelle au-dessus de la fontaine, et qui en 1834 portait les fleurs les plus agréables. L'amateur des plantes ne confondra point différentes sortes d'acacias qui se trouvent dans le berceau des acacias (*kalten Bad*, bain froid), avec les spirées qu'on rencontre à l'entrée du long berceau de feuillage. Dans l'allée même croissent sans culture la violette des marais (*Viola palustris*), près de la source le cerfeuil velu (*Chaerophyllum* ou *Myrrhis hirsuta*), dans les buissons la raiponce à tête ronde et la raiponce à épi (*Phyteuma spic.* et *orbiculare*), le sureau à grappes (*Sambucus racem.*), tandis qu'on rencontre rarement le sureau commun aux baies noires (*S. nigra*); on trouve encore dans l'allée le muguet verticillé (*Convallaria verticillata*), la parisette à quatre feuilles (*Paris quadrifolia*), qui n'a qu'une seule baie bleu-noir.

Dans de bien bonnes années toutes les hauteurs et les montagnes sont couvertes de fleurs jaunes dès le commencement de juin; c'est la fleur du genêt effilé (*Spartium-scoparium*), qui ne croît guère que sur les montagnes de grès. Il y a plusieurs années que l'on a trouvé près l'Enzkloesterle une seule plante dont la fleur était blanche. A côté de cette plante, qui étend au loin le luxe de ses fleurs, croît sur la lisière de chaque forêt l'humble genêt à feuilles de renouée (*Genista pilosa*) plus ou moins velues, et à feuilles jaune d'or formant un épi non lié. Vient ensuite la digitale pourprée (*Digitalis purpurea*), qui fleurit depuis le mois de Juillet jusqu'en Septembre, et que les voyageurs rencontrent déjà fréquemment sur la montée de Kalmbach, ou entre Neuenburg et Hoefen, sur la lisière de la forêt. Elle croît bien plus souvent dans les taillis coupés, avec une autre jolie plante, l'épilobe à feuilles étroites

(*Epilobium angustifolium*), qui couvre quelquefois plusieurs arpents de terre.

Si maintenant nous sortons de l'allée, la
première plante que nous rencontrons, est une
plante particulière aux Alpes, la renoncule à
fleurs blanches (*Ranunculus platanif.*); on la
trouve dans les prairies, où elle est une herbe
nuisible, au bord de tous les fossés où l'eau
séjourne, près des nombreuses granges disper-
sées dans la vallée de prairies. On voit ensuite
l'acanthe à feuilles étroites (*Heracleum an-
gustif.*), puis le trolle d'Europe (*Trollius europ.*)
couleur de jaune d'oeuf. Quand on remonte à
droite la vallée des prairies, sans toucher le
pont situé à l'extrémité, on rencontre sur les
rochers de granit, au-dessous du petit bois qui
conduit à la *Hohenwiese* (pré élevé), le rossolis
(*Drosera rotundifol.*) épanoui vers les heures
du midi, quand le soleil luit. Si, en suivant le
chemin des prairies, on retourne à la Carlsburg,
on trouve dans les prés la scabieuse des bois
(*Scabiosa sylvatica*), plante qui y est assez
rare, et qui porte des fleurs blanches; et, après
la fenaison, l'arnique des montagnes (*Arnica
montana*), dont les grandes fleurs sont d'un

jaune éclatant. On voit souvent aussi aux murs qui bornent les champs, le bel orpin (*Sedum telephium*) aux fleurs rougeâtres tirant sur le blanc, et à tige d'un rouge de pourpre.

Mais ce qui mérite le plus notre intérêt, ce sont les plantes utiles, au nombre desquelles je compte, pour le riche spéculateur, les différentes sortes de sapins, et pour l'homme pauvre, la myrtille. Il n'est personne qui ne connaisse le sapin rouge. L'arbre qui devra attirer particulièrement l'attention de l'observateur, c'est le pin des forêts (*Pinus sylvestris*), dont on compte, comme pour le tilleul, des variétés précoces, et d'autres tardives. On les distingue surtout au printemps, lors de la pousse : les espèces qui, les premières, montrent leurs jets, et dont les feuilles sont plus polies, plus divergentes des branches et moins acuminées, produisent le bois blanc, avec de faibles veines rouges; les autres espèces, qui poussent de 15 jours à 3 semaines plus tard, dont les feuilles sont plus raides, plus pointues, et plus régulièrement tétragones, produisent le bois rougeâtre, qui est de bien plus grande valeur pour les constructions nautiques, les tuyaux, etc.

Les différentes sortes d'airelles méritent une attention toute particulière; on les trouve toutes réunies ici sur un très petit rayon. L'airelle anguleuse ou myrtille (*Vaccinium myrtillus*), qui croît dans les pays les plus froids, mais qui est très sensible dans le temps de la fleuraison, supplée sous bien des rapports au raisin; ses fruits, qu'on mange tantôt crus, tantôt cuits de différentes manières, tantôt secs avec d'autres fruits secs, auxquels ils communiquent un parfum suave, tiennent leur plus grand prix de l'excellente liqueur qu'on en fait. On rencontre dans toutes les forêts, mais surtout sur le chemin nouvellement tracé dans le bois, l'aimable airelle pointuée (*V. vitis idaea*), qui se présente partout dans l'âpre Forêt-Noire; elle charme l'oeil par ses feuilles de buis vert foncé, ses fleurs blanches et rougeâtres en forme de clochettes, et ses baies d'un rouge foncé, surtout quand on trouve ensemble sur la même tige des fleurs, des fruits mûrs et des baies encore vertes. On sait qu'elles se confisent avec du sucre et de l'eau ou du vinaigre. Mais elles contiennent trop peu de substance spiritueuse, pour qu'il vaille la peine de chercher à en extraire quelque liqueur.

Les deux autres espèces, qu'on ne mange point, l'airelle veinée (*Vacc. uliginosum*) à baies bleu noir, et l'élégante airelle canneberge (*Vacc. oxycoccos*) à grandes baies rouge foncé et à tige en forme de fil, se trouvent au-dessus de Wildbad, dans des lieux humides, mais surtout près du wilden See.

Le genièvre commun (*Juniperus comm.*) n'existe point dans le voisinage de Wildbad. On rencontre souvent sur le chemin qui conduit dans la vallée supérieure de l'Enz la jasione des montagnes (*Jasione montana*) à boutons de fleur bleu d'azur, et tout près de la Kaelbermuhle la lysimachie des bois (*Lysimachia nemorum*) à fleurs jaune d'or, le genêt d'Allemagne (*Genista germanica*); dans le voisinage de la Nonnenmiss, la circée des Alpes (*Circaea alpina*), et près de l'Enzkloesterle, le polygale rampant (*Polygala depressa*), ainsi que le mille-pertuis tombant (*Hypericum humifusum*), que l'on trouve aussi plus bas dans la vallée, où se présentent encore plusieurs espèces de stellaires (*Stellaria nemorum, media* et *uliginosa*). On rencontre souvent le lierre aux murs qui sont autour de Wildbad; mais nulle part il n'est plus

beau qu'aux murs du jardin du château de Neuenburg; il s'enlace aussi assez fréquemment autour
des arbres de l'allée. On trouve dans tous les
fossés où l'eau séjourne, la dorine à feuilles op-
posées (*Chrysosplenium oppositifol.*), et dans
toute la contrée, quoique clair-semé, le houx
(*Ilex aquifol.*, de *acus, aiguille*), parce qu'on
en coupe successivement les plus belles tiges,
pour en faire, soit des manches de fouets, ce
bois étant extrêment tenace et souple, ou des
cannes, dont il se fait à Wildbad un commerce
continuel. Les feuilles luisantes perdent tous
leurs piquants, quand la plante est vieille et
haute, et ne présente plus qu'un bord uni. Si
l'on fait une promenade dans le Rempachthal,
on trouvera bientôt la montie des sources (*Mon-
tia rivularis*), qui porte de petites fleurs
blanches.

L'amateur de plantes fera bien de faire une
excursion au wilden See; il y trouvera plusieurs
plantes de marais et de montagne. Dès que,
suivant le sentier ordinaire, on a atteint la hauteur, on se voit au milieu de la belle fougère.
Quand on a passé la Grunhutte, on ne tarde pas
à rencontrer l'alisier des bois (*Sorbus aria*),

qui croît là dans l'état sauvage ; dans les petits chemins rocailleux qui conduisent au wilden See, le jonc squarreux (*Juncus squarrosus*) avec ses gaines brun jaune et ses folioles brun noir, puis le juncus *maximus* et le juncus *albidus*, de même que le *Sciopus cespitosus* qui paraît toujours dans les gazons touffus, le nard raide (*Nardus stricta*) et le choine (*Schoenus fuscus*).

Si l'on entre dans le marais qui entoure le lac, on rencontrera, dans une vaste étendue, le sphaigne (*Sphagnum*), dont les restes dépéris, avec ceux d'autres plantes aquatiques, forment, d'après cuvier, la principale matière des tourbières en Europe ; on y verra les plantes des marais tourbeux, le vaciet des marais (*Empatrum nigrum*), dont la fleur est ordinairement passée au mois de mai, l'andromède à feuilles de pouliot (*Andromeda polifolia*), et l'airelle canneberge (*Vaccin. oxycoccos*, en même temps que l'airelle veinée, *uliginosum*). Il n'est pas rare de trouver la bruyère commune à fleurs tout-à-fait blanches (*Erica vulg.*). On a découvert une fois la bruyère des marais (*Er. tetralix*) près du wilden See. Celui qui voudrait consacrer quelques jours à la chercher, et qui parviendrait aussi à retrouver le romarin sauvage (*Sedum palustre*), qui doit y avoir existé autrefois, pourrait rendre un éminent service à la Flore de Wurtemberg.

Autour du lac il y a le pin de montagne, dont il a déjà été question plus haut, et le bouleau pubescent (*Betula pubescens*). Il est surprenant qu'il ne croisse au bord de ce lac aucune espèce de roseau; il y vient tout au plus de petits laiches compactes (*Carex vulpina*), mais point de plantes du genre du *Typha* ou de l'*Arundo*.

Quand on prend le chemin qui conduit au Jaegerhaus badois, on rencontre la cacalie ou le pas-de-cheval (*Cacalia albifrons*), et une espèce singulière de seneçon, qui semble occuper le milieu entre le seneçon des forêts (*Senecio nemorensis*) et le seneçon sarrasin (*Sen. sarracenicus*); on y rencontre de plus le mélampyre des montagnes (*Melampyrum sylvat.*), qui est tout jaune à la gorge, sans aucune tache brune. Vous trouvez dans toutes les places gazonnées et humides, situées dans les forêts, de même que dans toutes les *Missen* (espèce de grandes bruyères) de la vallée de l'Enz, les deux espèces de vinaigrette, vaginante et à feuilles larges

(*Eriophorum vaginatum* et *polystachion* ou *latifolium*). Sur le chemin du Jaegerhaus au Hohlohkopf, on trouve encore la gentiane jaune (*Gentiana lutea*), qui devient de plus en plus rare; elle ne descend guère au dessous de 2000 pieds [1]; et HALLER déjà disait en parlant de cette plante:

„Dort ragt das hohe Haupt am edlen Enziane
Weit über niederen Chor der Pöbelkräuter hin —
Der Blumen helles Gold, in Strahlen umgebogen,
Thürmt sich am Stengel auf, und krönt sein grau
Gewand.“ [2]

On peut se procurer dans les environs de Wildbad une collection assez complète des différentes sortes de fougère, et de plusieurs espèces d'algues. On rencontre souvent dans l'allée même le polypode commun (*Polipodium vulg.*), l'aspide

[1] D'après cela, l'opinion du docteur KERNER, qui avance que l'habitation de cette plante se trouve dans les prairies de la vallée, est erronée. On ne trouve nulle part non plus dans le voisinage de Wildbad le choine jaune (*Schoenus flavus*), ni la grasette vulgaire (*Puinguicula vulg.*), dont il fait mention.

[2] C'est là que la tête élevée de la superbe gentiane dépasse de beaucoup la basse foule de plantes vulgaires qui l'entourent; l'or de ses fleurs, réfléchi en rayons, s'amoncelle le long de la tige, et couronne sa robe grisâtre.

fougère mâle et femelle (*Aspidium filix mas et foemina*); sur le chemin de Kalmbach, on trouve aux murs le polypode dryoptère (*Polyp. dryopteris*), l'aspide fragile (*Aspid. fragile*) et l'épineux (*aculeatum*); tandis que le *Polyp. phegopteris, thelypteris, oreopteris*, qu'en automne on fauche et sèche, pour en faire de la litière, ne croissent que dans les forêts situées sur les hauteurs. On trouve toutes ces espèces sur le chemin qui conduit au wilden See, où l'on rencontre bientôt aussi sur la hauteur le lichen d'Islande (*Cetraria island.*), les différentes sortes de lycopodes, mais surtout le lycopode annuel (*Lycopodium annotinum*), dont on recueille ici la farine; le lycopode à massue (*clavatum*), le lycopode *Selago* et le lycopode pente (*complanatum*) y sont plus rares.

Parmi les doradilles, c'est la doradille septentrionale (*septentrionale*) qui est la plus rare; on la rencontre au mur de jardin qui, à partir de l'église, s'étend vers le haut de la montagne, en longeant une promenade, ainsi qu'aux murs situés dans le Rempachthal.

On trouve, sur la pente escarpée qui tire vers le Lehmannshof, la marchanthe étoilée

(*Marchantia stellata*), et tout auprès une autre petite plante fort jolie, le muguet à deux feuilles (*Convallaria* ou *Majanthemum bifolium*). Le *Blechnum boreale* aux feuilles séminales stériles, en forme de faucille, et étroites, se montre dans toute sa beauté sur le chemin nouvellement tracé dans le bois et qui conduit à la Carlsburg.

La plus belle, mais aussi la plus rare des plantes cryptogames, c'est l'osmonde royale (*Osmunda regalis*), mais comme on n'en trouve plus que très peu d'exemplaires dans cette contrée, il serait superflu d'indiquer plus exactement son habitation. Si le botanophile la découvre de lui-même, il sera d'autant plus charmé de cette trouvaille, et saura d'autant mieux apprécier cette véritable rareté.

Il y a encore, dans le genre des lichens, des mousses et des champignons, mainte petite plante remarquable, surtout parmi les rochers, dans les cavités et dans les forêts.

Puisse l'aspect de cette vie végétative et des fleurs réveiller l'espérance de recouvrer la santé dans celui qui vient chercher sa guérison au Bain, et faire naître en lui le sentiment de nouvelles forces; puisse l'amateur de plantes

trouver quelque distraction, un exercice salutaire, de la surprise et des jouissances, dans la
recherche de celles que nous avons signalées
dans le riche trésor des fleurs qui ornent cette
contrée!

CHAPITRE V.

DE LA TEMPÉRATURE ET DE L'ÉTAT SANITAIRE DE WILDBAD.

Dans un bassin allongé qui n'est ouvert qu'au Nord et au Sud, et qui, comme celui où se trouvent les Bains de Wildbad, a ses deux parois latérales couvertes de forêts depuis le pied jusqu'au sommet des montagnes, on ne peut pas s'attendre à trouver le climat aussi doux qu'il l'est dans une vallée plus ouverte et entourée de hauteurs moins considérables. On sait généralement que, dans des contrées élevées et pleines

de bois, surtout quand il y a quelque courant
d'eau dans le voisinage, les brouillards et la
pluie sont plus fréquents qu'à l'issue des forêts
ou que dans les plaines. Cependant comme les
montagnes les plus proches, quelque isolées que
quelques-unes d'entre elles semblent être, ne
sont que la prolongation d'une chaîne très étendue et très large, c'est plutôt cette accumulation
de forêts et l'ensemble de la contrée, que le
voisinage du lieu même, qui détermine le caractère du climat.

La Forêt-Noire est une chaîne de montagnes
ompcosée de plateaux, mais plus encore d'épaisses
masses de monts isolés en forme de pics, et
commence au Sud-Ouest du Rhin aux environs
de Bâle. Elle s'étend au Nord-Est jusqu'à Dourlach et Pforzheim, présente à l'Ouest une pente
haute et raide du côté de la large et profonde
vallée du Rhin, entre Bâle et Carlsruhe, et ferme,
avec les majestueuses Vosges, situées à l'oppo-
site, cette vaste et délicieuse vallée. A l'Ouest,
elle décroît en pente douce dans la direction des
contrées centrales du Wurtemberg, qui sont beaucoup plus élevées que la vallée du Rhin. La longueur de la Forêt-Noire depuis Saekingen jusqu'à

Pforzheim est de 20 milles; sa largeur au Sud, entre Mullheim et Blomberg, de 10 milles. La chaîne se rétrécit vers le Nord, au point que sa largeur entre Fribourg et Donaueschingen n'est plus que de 6½ milles; entre Baden-Baden et Weil der Stadt (Weil-la-Ville), de 6 milles. Toute la superficie de la Forêt-Noire est d'un peu plus de 90 milles carrés. Comme plusieurs pics de cette chaîne approchent de la hauteur des Alpes, et que le point le plus élevé en Wurtemberg, le *Katzenkopf* (3612 pieds), qui forme la limité entre ce pays et celui de Bade, se trouve dans le voisinage de Wildbad, il doit nécessairement arriver que la neige tombe plus tôt et séjourne plus long-temps sur ces sommets couronnés de bois, que dans les plaines; celui du Feldberg, par exemple, n'en est jamais entièrement exempt, du moins du côté tourné vers le Nord. Le climat doit conséquemment être plus rude dans les vallées enfermées entre ces sommets; et voilà pourquoi il règne, la plus grande partie de l'année, dans la contrée de Wildbad, une température variable où le froid domine. Il n'est pas rare que, sur les sommités toutes couvertes de bois, la neige séjourne depuis la mi-novembre jusqu'à la mi-mai ; et quand le vent du Nord-Est souffle, elle répand dans la vallée un froid extrêmement sensible. Il y a néanmoins des hivers où la neige s'arrête tout au plus 15 jours dans la vallée.

La formation de la surface du sol d'une contrée, en tant qu'il en résulte un conducteur, tantôt bon, tantôt mauvais, du calorique, du moins pour le temps qu'elle est couverte de neige, doit être aussi prise en considération ; et il ne faut pas perdre de vue à cet égard que la masse principale de cette chaîne de montagnes, étant de formation primitive, est composée de granit au Nord et de gneiss au Sud. Vers le Nord et l'Ouest, la montagne primitive disparaît peu-à-peu sous le grès rouge ou bigarré qui la couvre, et qui, à la surface, ne présente plus qu'une couche d'argile. Il entre dans la composition plusieurs masses de pierres secondaires, entre autres le *porphyre*, qui se rattache à la montagne primitive. Elle contient aussi des métaux, et le fer surtout y abonde. Les sources chaudes ne sortent que de la montagne primitive, les sources froides jaillissent du grès. Le granit tombé en efflorescence rend la terre fertile, et adoucit le climat, comme dans les contrées de Oberkirch,

Achern et Buhl, qui produisent, non seulement
toutes sortes de grains, mais même du fruit et du
vin de première qualité. Le mois de Juillet et la
première moitié d'Août sont ordinairement la
saison où la chaleur a la plus grande intensité à
Wildbad. Par un été bien chaud, elle devient
fatigante et presque insupportable aux heures
du midi, attendu que rarement les vents peuvent
pénétrer dans la vallée, et que le soleil peut
darder sans obstacle ses rayons dans cet étroit
et profond bassin. Le froid s'élève d'ordinaire à
un haut degré dès le mois de Décembre, et continue d'augmenter jusqu'à ce que, dans les mois
de Janvier et de Février, il ait atteint toute son
intensité. Le plus grand froid et la plus forte
chaleur pendant le jour diffèrent, au désavantage
de Wildbad, d'à-peu-près 1 degré ou $1\frac{1}{2}$ degré
Réaumur, de celle de Stuttgart, qui se trouve
presque à la même latitude, et qui est également
entouré de montagnes, mais qui ne s'élève que
de 770 pieds au-dessus du niveau de la mer. La
température moyenne de l'été (Juin, Juillet et
Août) est de 14° 76 Réaumur à Stuttgart, et
monte à 25° 95 dans les jours les plus chauds;
celle de l'hiver de + 0° 65, et de 11° 18 dans

les jours les plus froids. Le plateau de l'Alb près de Zenkingen (2407 pieds au dessus de la mer) est déjà, terme moyen, plus froid de 3° en été et de $1\frac{1}{2}$° en hiver que Stuttgart.

Il tombe à Wildbad une quantité considérable de neige et d'eau de pluie. Personne ne se souvient que, même par les plus fortes chaleurs et des chaleurs continues, il y ait eu manque d'eau, ou que les innombrables sources qui descendent des montagnes se soient taries, si l'on en excepte quelques-unes. La quantité d'eau qui tombe annuellement dans la Forêt-Noire, est deux fois aussi forte que celle qui tombe à Stuttgart : elle est dans cette dernière ville de 23,2 pouces d'élévation, tandis qu'à Freudenstadt elle s'élève à 48,4 pouces. En général, la température moyenne de l'année, au Sud et à l'Ouest du pied de la Forêt-Noire, est à-peu-près la même que celle du Nord des Alpes ; mais à l'Est, qui comprend cette partie de la Forêt-Noire wurtembergeoise qui s'incline vers l'intérieur du royaume, la température est plus basse de quelques degrés. Autant le printemps se fait souvent attendre, autant la végétation est vigoureuse et fait de rapides progrès ; l'habitant de la montagne est dédommagé de ce retard par un été brûlant. La chaleur est alors insupportable; mais le soir et le matin il fait si frais, qu'en bien des endroits on ne cesse de chauffer pendant toute l'année. L'automne, en revanche, est des plus agréables; on n'en voit jamais un aussi beau dans les plaines.

Quant à la température qui règne pendant la saison des bains, c'est-à-dire pendant les mois de Juin, Juillet, Août et Septembre, les observations météorologiques des quatre dernières années ne présentent aucune différence sensible entre Wildbad et le pays uni qui se trouve dans le voisinage; et le baigneur n'a point à craindre de rencontrer, même après la belle saison, un climat âpre et repoussant. On a compté, pendant la saison de 1834, 47 jours où le ciel n'était couvert d'aucun nuage; il n'y a eu que 5 orages et 34 jours de pluie. En 1835, il y a eu 36 jours parfaitement beaux, autant de jours de pluie et 11 jours d'orages. En 1836, le nombre des beaux jours s'est élevé à 46, celui des jours de pluie à 45, et celui des jours d'orages à 8. En 1837, le nombre des jours entièrement sereins a été de 35, celui des jours de pluie de 44, dont 11 jours d'orages. Si l'on prend le terme moyen, un tiers de la saison a été, pendant ces quatre années, serein et sans nuages, le second tiers trouble, et le troisième pluvieux.

Voici le résultat que présente la température moyenne des trois parties du jour pendant les 4 mois de la saison des 4 années dont il vient d'être fait mention :

Juin.

ANNÉE.	MATIN.	MIDI.	SOIR.	
1834	$10\frac{3}{4}°$ R.	$16\frac{2}{3}°$	$12\frac{1}{3}°$.	
1835	$9\frac{1}{3}$	$16\frac{1}{4}$	$11\frac{2}{3}$.	Terme moyen
1836	$10\frac{2}{3}$	16	$10\frac{4}{5}$.	de la journée
1837	$10\frac{1}{3}$	$17\frac{3}{5}$	$11\frac{3}{5}$.	$= 12\frac{5}{6}°$.
Terme moyen	$10\frac{1}{4}$	$16\frac{3}{4}$	$11\frac{3}{4}$.	

Juillet.

1834	$13\frac{1}{4}°$	$19\frac{2}{3}°$	$14°$.	
1835	$12\frac{2}{3}$	$19\frac{3}{4}$	$13\frac{5}{6}$.	Terme moyen
1836	$11\frac{1}{8}$	$19\frac{1}{3}$	$12\frac{7}{8}$.	de la journée
1837	$9\frac{2}{3}$	$16\frac{1}{4}$	12.	$= 14\frac{3}{4}°$.
Terme moyen	$12\frac{1}{3}$	$18\frac{3}{4}$	$13\frac{1}{6}$.	

Août.

1834	$11\frac{3}{4}$	$18\frac{1}{3}$	$10\frac{1}{4}$.	
1835	$11\frac{1}{4}$	$14\frac{5}{6}$	$12\frac{1}{3}$.	Terme moyen
1836	$10\frac{7}{8}$	$17\frac{1}{6}$	$12\frac{7}{8}$.	de la journée
1837	$11\frac{1}{2}$	$17\frac{1}{4}$	13.	$= 10\frac{1}{2}°$.
Terme moyen	$11\frac{3}{8}$	$16\frac{7}{8}$	$12\frac{1}{4}$.	

Septembre.

ANNÉE.	MATIN.	MIDI.	SOIR.	
1834	$9\frac{1}{15}$ R.	$14\frac{1}{10}$	$10\frac{1}{8}$.	
1835	$8\frac{2}{3}$	$15\frac{1}{3}$	$10\frac{1}{4}$.	Terme moyen
1836	$8\frac{1}{30}$	$12\frac{1}{16}$	$8\frac{9}{10}$.	de la journée
1837	$6\frac{1}{2}$	$12\frac{1}{3}$	$8\frac{1}{10}$.	$= 10\frac{1}{4}°$.
Terme moyen	$8\frac{1}{5}$	$13\frac{1}{2}$	$9\frac{1}{2}$.	

Terme moyen des 4 mois :

$$10\frac{1}{2}° \qquad 16\frac{1}{2}° \qquad 11\frac{5}{8}°.$$

Terme moyen de la journée $= 12\frac{7}{8}°$ R.

La variation moyenne dans la compression de l'air fut de $6'''$; en Juin, de $6{,}25'''$; en Juillet, de $5{,}25'''$; en Août, de $5{,}75'''$; en Septembre, de $7'''$.

C'est donc à tort que des personnes qui ne connaissent point la contrée de Wildbad, ou qui ne la connaissent que d'après des données fausses, telles que sont, par exemple, celles du docteur WETZLER dans son ouvrage „Sur les bains et les sources minérales,“ la regardent comme une contrée inhospitalière même en été, contre le climat de laquelle il faut se garantir à force de fourrures, etc. Les étrangers sont surpris de rencontrer ici la vallée la plus riante, et un climat qui ne diffère point dans la belle saison

de celui de Stuttgart, reconnu pour être très
doux; car le chiffre moyen, 13° 69, du thermomètre de Réaumur pour les trois mois d'été ne
présente que 1°07 de moins que pour la
capitale.

Il est remarquable que, malgré les fréquents
orages qui se déchargent sur Wildbad, la foudre
ne soit jamais tombée dans la ville; c'est que
les montagnes d'alentour peuvent être regardées
comme des paratonnerres naturels, et plus d'un
vigoureux tronc d'arbre est écrasé par le feu du
ciel. Il y a néanmoins des conducteurs sur le
bâtiment des Bains et sur l'édifice qui appartient au Roi.

Quant à l'état sanitaire des habitants de
Wildbad, il n'est ni meilleur ni pire que dans
les lieux circonvoisins, ou dans d'autres contrées
saines du pays. Les habitants ne sont pas des
plus robustes, et cela provient en grande partie
de leurs rudes travaux et de leur nourriture
mesquine, dont les suites sont empreintes sur
les visages des plus pauvres. Cette observation
s'applique encore moins aux hommes qu'aux
filles et aux femmes qui, pendant que les premiers sont occupés dans la forêt, restent seules

chargées du pénible travail des champs. Quand la journée est faite, on voit des files entières de femmes, souvent très avancées en grossesse, rentrer dans leurs foyers, portant sur la tête de lourds fardeaux de fourrage.

Les maladies les plus ordinaires proviennent de l'excès du travail, des refroidissements qu'on s'est attirés par le mauvais temps, ou dans l'Enz, ou de l'eau froide que l'on a bue aux sources. Plus d'un goître et plus d'une hernie n'ont été produits que par des charges trop pesantes. Quand ce ne sont que des maladies légères, l'habitant de Wildbad n'a ordinairement point recours aux secours de l'art; il est accoutumé à se guérir lui-même en faisant usage de l'eau chaude de ses sources minérales, qui rend plus abondantes les sécrétions et les excrétions.

On rencontre parfois, parmi les habitants, des individus attaqués du rhachitis ou estropiés. Quelques jeunes pâtres aux pieds tortus bien prononcés semblent, par leur occupation dans les forêts, vouloir se soustraire à dessein aux regards et à la compassion des étrangers. On compte à Wildbad tout-au-plus deux ou trois véritables *cretins*, tandis qu'à Wildberg, à

Zavelstein et à Teinach, qui en sont peu éloignés, on les trouve par douzaines. Une fille de 25 ans, très faible de constitution, ayant un goître et une tête d'une grosseur démesurée, dont le volume est de $2\frac{1}{2}$ pieds ou de près de $1\frac{1}{4}$ aune de Wurtemberg, ne peut se présenter aux yeux des baigneurs; on la tient à l'écart, par ordre de la police.

L'eau que l'on boit à Wildbad ne produit point de maladies endémiques; il n'y en existe aucune. Les cinq fontaines de la ville fournissent d'excellente eau, qui est très pure et aussi bonne pour boire que pour cuire; elle compte $5\frac{1}{2}$ à $8°$ R.; huit pots d'eau de fontaine qu'on avait fait évaporer, ont laissé un résidu très insignifiant. Ils n'ont laissé que 7,5 grains de parties constituantes fixes, qui sont à-peu près de la même qualité que celles des sources chaudes; 16 onces produisent conséquemment environ $\frac{1}{3}$ grain de parties constituantes fixes; l'eau des sources froides en contient donc encore moins que celle des chaudes; l'une et l'autre, au reste, sont des plus pures de leur catégorie. L'acétate de plomb ne la trouble point; aussi l'eau de goulard ne prend-elle point à Wildbad, comme ailleurs, la couleur blanc de lait ; elle y est limpide comme de l'eau pure. La température des sources chaudes, dont quelques-unes se trouvent très près des fontaines, n'exerce aucune influence sur ces dernières.

C'est une chose digne de remarque que des maladies de poitrine chroniques, qui en général sont, proportion gardée, très rares dans la Forêt-Noire, ne se présentent que comme de grandes exceptions à Wildbad et dans les environs. On ne saurait contester que cela provient de l'exhalaison balsamique des forêts d'arbres résineux, et de la grande quantité d'oxigène qui s'en dégage. L'air de cette contrée qui, s'engageant dans la poitrine, la dilate et y répand un sentiment de bien-être vraiment vivifiant, doit sa pureté à un surcroît d'oxigène que les sapins et les autres arbres de la même famille détachent plus abondamment que toutes les autres plantes, tandis qu'ils retiennent davantage les autres éléments constituants, c'est-à-dire les éléments combustibles, comme on peut le voir dans la nature résineuse de ces arbres. L'opinion de SAUSSURE, qui, contrairement à la précédente, prétend que ces plantes n'on fait que décomposer l'acide carbonique de l'atmosphère, se sont assimilé le charbon, et qu'elles rendent l'oxigène à l'air atmosphérique, revient, quant à l'effet, absolument au même but, qui est de produire un air plus saturé d'oxigène.

Bien que l'*eudiométrie* trouve, sur les montagnes comme dans les vallées, et partout ailleurs, les proportions du mélange de l'air atmosphérique constamment les mêmes, il ne faut pas perdre de vue que ces inondulations, qui certes sont relativement insignifiantes, comparées à l'immense océan d'air, ne peuvent point amener une différence sensible de la quantité d'oxigène, d'autant moins que l'inondulation se trouve éternellement en rapport adéquat avec l'immense consommation de ce gaz; de même que la mer, malgré l'affluence plus ou moins grande de l'eau de source, este toujours la même et en qualité et en quantité. La richesse relative d'oxigène est pour ceux qui visitent les vallées couvertes de bois, ce qu'une plus faible compression d'air est pour le voyageur qui parcourt les Alpes: un jeu de poumons plus actif, une aspiration plus libre, plus profonde, avec le sentiment du bien-être, sont, pour l'un et l'autre cas, les suites immédiates. La décarbonisation du sang s'opère plus vite et plus copieusement; le jeu des muscles prend plus d'activité et de force; la sphère sensitive est mise plus en action vers tous les rayons, et la respiration renforcée entraîne même le système de la digestion dans son activité redoublée. De là vient qu'une foule de baigneurs, dès leur entrée dans la vallée, et avant même qu'ils se soient soumis au traitement, se trouvent mieux sous tous les rapports qu'ils ne s'étaient trouvés peut-être long-temps auparavant. Dès les premiers jours, leur sommeil est plus fortifiant; leur appétit augmente; ils éprouvent un bien-être général. Ceux mêmes qui n'ont pas besoin de prendre les eaux, sentent que leur esprit et leur corps se fortifient; il n'y a pas jusqu'aux souffrants qui ne trouvent des forces pour endurer des fatigues auxquelles ils n'avaient plus pu s'exposer depuis long-temps. En un mot, le malade ne tarde pas à ressentir la bénigne influence de l'heureux climat de cette charmante vallée entourée de forêts; car, règle générale, à peine a-t-il commencé de prendre les eaux, que son corps se trouve dans un état beaucoup plus satisfaisant, et il redoute de voir arriver le jour qui doit le rappeler à ses travaux et dans ses foyers, bien que ce jour soit encore éloigné de plusieurs semaines.

CHAPITRE VI.

DISPOSITIONS FAITES POUR RECEVOIR LES BAIGNEURS
ET POUR LEUR RENDRE AGRÉABLE LE SEJOUR
DE WILDBAD.

Il n'y a que quelques années que les Bains de Wildbad sont mieux connus à l'étranger, grâce au livre de Mr. le docteur FRICKER, et au récit que M. le docteur de GRANVILLE a fait de leurs merveilleux effets dans son ouvrage intitulé *the spas of Germany*, *London* 1837. Cependant aucun établissement de ce genre en Allemagne ne mérite mieux sa réputation, et une foule d'autres sources chaudes sont loin de pouvoir lui être comparées. Depuis lors l'affluence

des étrangers, et surtout des Anglais, est tellement grande, que, dans la saison de 1838, il y
a eu manque de place pour loger les baigneurs,
ou que du moins il a fallu, dans tous les logements, se soumettre à des restrictions aux
dépens de la commodité. Il n'y a qu'à jeter un
coup d'oeil sur l'aperçu suivant, qui contient le
nombre toujours croissant des baigneurs année
par année, et celui des bains qui ont été pris
dans les neuf années précédentes, pour avoir
une idée de l'heureuse influence que cette im-
pulsion a exercée sur Wildbad.

ANNÉE.	NOMBRE DES BAIGNEURS.	NOMBRE DES BAINS.
1830	470	12000.
1831	515	13797.
1832	601	15004.
1833	677	16162.
1834	693	17012.
1835	713	17227.
1836	902	21936.
1837	1003	24665.
1838	1235	30434.
	6809	

Comme il n'entre point du tout dans le caractère de ce Bain de vouloir, par un pompeux
étalage, farder la vérité, on n'a inscrit dans

cette liste que ceux des baigneurs qui ont réellement pris les eaux, et non les étrangers qui n'ont fait à Wildbad qu'un séjour momentané, ni ceux qui s'y sont arrêtés par amour pour les baigneurs, ni ceux enfin qui de fois à autre s'y sont baignés par simple curiosité. On ne porte en général au nombre des baigneurs que les personnes qui, d'après la liste du maître baigneur, prennent les eaux régulièrement; on en exclut même toutes celles qui ne font que boire l'eau ou qui prennent le petit-lait, et il y en a beaucoup. En 1838, par exemple, il n'y a pas eu moins de 324 étrangers qui ont pris des bains en passant par Wildbad; et l'on pourrait à coup sûr grossir chaque année du double la liste des baigneurs, si, à l'instar d'autres établissements, celui-ci voulait chercher quelque avantage à exagérer le chiffre des listes qui contiennent les noms des véritables baigneurs. Ces listes se grossiraient de quelques milliers de plus encore, si l'on allait jusqu'à y porter les étrangers qui arrivent dans la ville, attirés par la curiosité, ou pour voir leurs amis. Dans ces neuf dernières années, il y a eu, l'un portant l'autre, 25 bains ou environ par baigneur.

116

Il y a peu d'années, Wildbad était à peine
connu à l'étranger; il semblait condamné à
n'être qu'un bain pour les Wurtembergeois,
personne ne se souciant de lui procurer une
réputation hors du pays, une célébrité européenne, que mérite cependant à si juste titre la
grande vertu spécifique de ses sources minérales ; mais il faut dire aussi que les arrangements n'auraient point répondu à une semblable
célébrité. Ceux qui existaient, suffisaient aux
besoins et aux modestes exigences du nombre
peu considérable des baigneurs allemands, qui
étaient tous du pays ou des pays voisins. Aujourd'hui que les malades affluent de tous côtés
de contrées étrangères et lointaines, l'établissement ne suffit plus depuis les deux dernières
années, et il était indispensablement nécessaire
de l'agrandir, et de le mettre en état de satisfaire aux besoins du nombre toujours croissant
des baigneurs. Le gouvernement et quelques
particuliers s'occupent sans relâche en ce moment des agrandissements et des améliorations
qu'exigent les circonstances actuelles; nous en
parlerons plus bas en détail. On n'aura point
encore remédié au mal pour la saison de 1839,

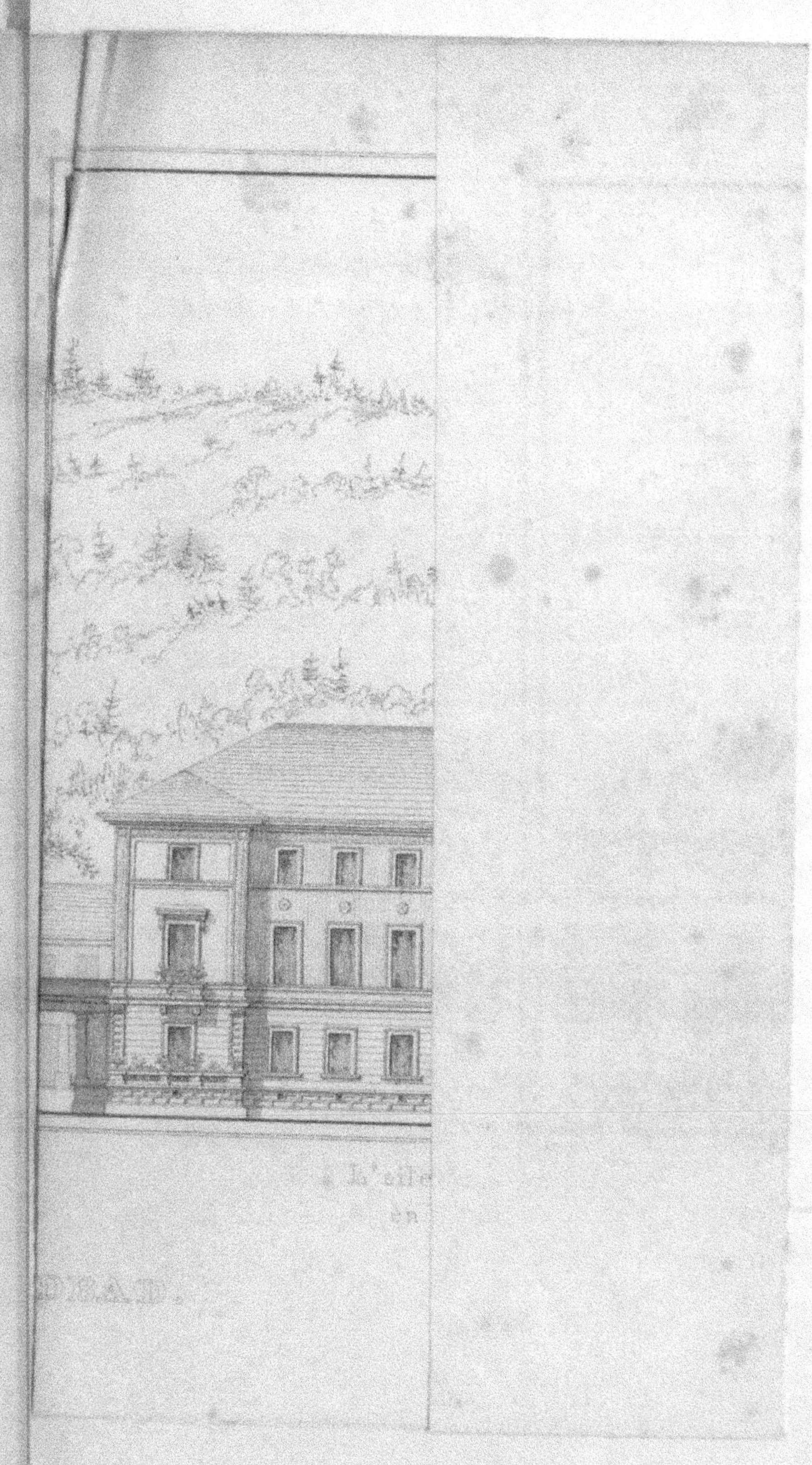

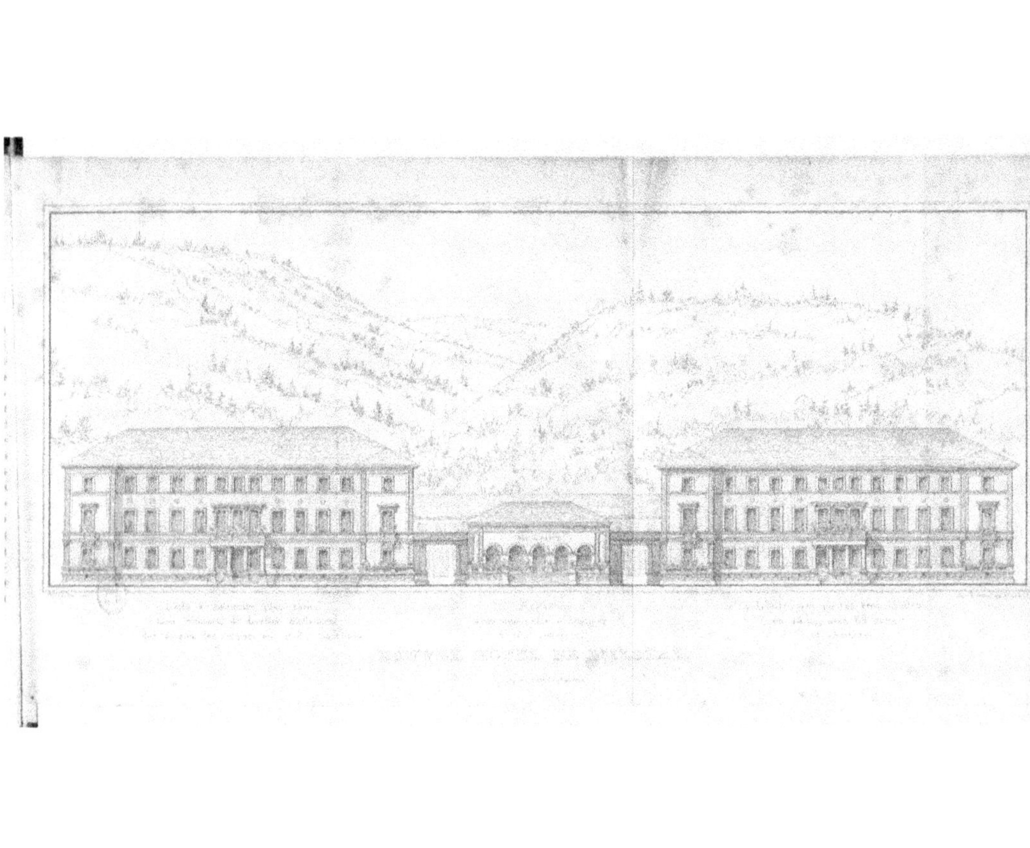

attendu que les bâtisses projetées par le gouvernement, et l'*hôtel garni* qu'un riche propriétaire de la contrée fait construire dans l'intérêt de Wildbad, et dont l'architecture sera grandiose et d'un style élégant, ne pourront guère être achevés avant la saison des bains de 1840. Cet hôtel, semblable à un palais, et dont la construction est commencée, s'élève sur l'emplacement de l'auberge à la cour de Bade (ou du ci-devant manège royal, à droite quand on entre dans la *promenade*) dont la démolition n'entraîne que la perte de dix chambres d'habitation, et du reste rien d'important. Il contiendra 110 pièces, y comprises celles du bâtiment adjacent qui servira de restaurant; et il n'y a pas lieu de douter qu'elles ne soient arrangées avec toute l'élégance et toutes les commodités voulues.

Les baigneurs des deux années précédentes peuvent être, d'après leur patrie, distribués de la manière suivante:

	SAISON DE 1837.	SAISON DE 1838.
du Wurtemberg	775	859.
du grand-duché de Bade	133	170.
d'Angleterre	10	130.
de Bavière	50	50.

	SAISON DE 1837.	SAISON DE 1838.
de France	10	27.
de Russie	3	5.
de l'Amérique	—	2.
de Naples	—	1.
de la Suisse	5	3.
de Saxe	—	2.
de Francfort sur le Mein	4	6.
de Hesse-Darmstadt	—	4.
de la principauté de Hechingen	1	2.
de la principauté de Sigmaringen	6	3.
du duché de Nassau	—	1.
	1003	1235.

Il y a eu dans ce nombre, en 1837: 485 hommes et 518 femmes; en 1838: 608 hommes et 627 femmes. Les Anglais, dans cette dernière saison, avaient la plupart leurs familles avec eux, dont souvent il n'y avait qu'un ou deux membres qui se baignaient; les autres se contentaient de boire l'eau, ou bien, ce qui toutefois était plus rare, ils prenaient le petit-lait; et voilà pourquoi ils n'ont point été portés dans la liste du Bain. Le nombre exact des Anglais, qui séjournèrent la plupart, non pas 4, mais 6 à 8 semaines de l'été à Wildbad, s'élève à 291 personnes, non compris ceux qui n'ont fait que passer. On ne risquera pas de se tromper, si l'on compte qu'ils ont occupé autant de chambres qu'il y avait de têtes. Il en résulta, comme on peut bien se l'imaginer, un manque de logements au plus fort de la saison, et une hausse dans leurs prix.

Voici la liste des bâtiments qui offriront des demeures pour la saison prochaine:

CHAMBRES TRÈS LOGEABLES :

a) le Palais royal 20
b) Hôtels de premier rang:
    l'Ours 65
    le Roi de Wurtemberg . 40
    le Cor de Chasse . . . 56
c) Auberges de second rang:
    le Cygne 11
    la Couronne 14
d) Auberges de troisième rang:
    le Mouton 9
    le Boeuf 15
    le Cheval 15
    l'Aigle 5

e) Logements chez les particuliers, la plupart en très
bon état 100
___
350

Si l'on joint à cela le local que présente le *Catharinenstift* (hospice fondé en mémoire de la reine Catherine pour les pauvres), Wild-bad offre de la place pour loger commodément 380 à 390 malades. Néanmoins ce nombre de logements a été jusqu'ici insuffisant au mois de Juillet, où l'affluence des baigneurs est ordinairement à son plus haut période; et voilà ce qui a déterminé le gouvernement, ainsi que quelques particuliers, à prendre des mesures pour que, dans la saison de 1840, il soit augmenté à-peu-près du double en faveur des étrangers. Au reste, ces derniers feront toujours bien de retenir d'avance, dès le printemps, les logements qu'ils voudront occuper, en s'adressant soit aux auber-gistes eux-mêmes, soit à la mairie, avec indica-tion du nombre des pièces, de l'époque de leur arrivée et de la durée de leur séjour. Comme les chambres du Palais royal se louent aussi, elles peuvent être de même mises à contribution;

les prix en étant fixes, on n'a du moins pas à craindre d'éprouver une hausse. Le moyen le plus commode de retenir les chambres serait la voie d'un bureau de commission, si l'on s'entendait à en établir un à Wildbad, ainsi que cela se pratique dans tous les bains un peu considérables. Il faudrait qu'il s'occupât à recevoir toutes les demandes et à donner tous les renseignements qui seraient de quelque intérêt pour les baigneurs. Un établissement de ce genre, tout en rapportant de grands avantages à Wildbad, ne manquerait pas d'être d'une utilité réelle.

Les hôtels du premier rang ne laissent rien à désirer; et, sous bien des rapports, l'hôtel de l'Ours peut entrer en concurrence avec les principaux hôtels des grandes villes ou des grands Bains; on ne peut lui reprocher que le trop peu d'espace qu'offre sa salle à manger. Les deux autres grands hôtels ont de vastes salles à manger, des chambres élégantes et spacieuses. Le prix d'une chambre proprement meublée, y compris le lit et les autres objets nécessaires, varie, selon sa grandeur et son exposition, de 6 à 12 fl. par semaine. Il est à regretter que l'hôtel du roi de Wurtemberg appartienne à deux propriétaires. Les trois hôtels dont il s'agit ici, sont tout près des Bains, et feraient quelque sensation même dans une grande ville.

Les chambres du Palais royal sont toutes très hautes, spacieuses, bien meublées, et donnent sur la place du marché; malgré ces avantages, le prix en est un peu plus modique que celui des chambres d'auberge. Il serait à désirer que le prix de ces dernières fût indiqué à la porte, ainsi que le prescrit le §. 2 des réglements, et que cela se pratique dans le Palais royal. Le prix des chambres dans les auberges d'un rang inférieur est plus bas en proportion. L'auberge du Boeuf, s'il était sous la direction d'un autre maître, pourrait, vu sa situation avantageuse, se ranger au nombre des principaux hôtels. Les auberges du Cygne et de la Couronne méritent d'être recommandées aux baigneurs à cause de leur proximité des Bains.

Le nombre des logements dans les maisons particulières (¹), dont quelques-uns ne sont point

____

(¹) Il n'y a que quelques années qu'on avait encore de la peine à faire concevoir aux aubergistes que les baigneurs pouvaient aussi se loger dans les maisons des particuliers, avant que les auberges fussent remplies. C'était

encore pourvus d'un ameublement convenable, s'est considérablement augmenté depuis quelques années; mais, vu la hausse incroyable du prix des maisons, et l'accroissement prodigieux du nombre des étrangers, le prix des loyers s'est aussi considérablement élevé. Cette hausse, qui ne provient que du manque absolu de logements, ne peut point continuer sur ce pied, si l'on ne veut pas que les pauvres, qui ont besoin de prendre les eaux, soient exclus des bains, et que, par un renchérissement démesuré des prix de location, l'éclat naissant de l'établissement dégénère en fruit mort. Si les dispositions du § 2 des règlements ci dessus cité s'étendaient aux

en vain qu'on leur représentait que les Bains de Baden-Baden devaient leur splendeur, non aux auberges exclusivement, mais surtout aux belles maisons particulières, qui s'élevèrent successivement pour recevoir des familles même hors de la saison des bains, et que cet arrangement tournait au grand avantage de la ville et des aubergistes eux-mêmes. On leur représentait avec aussi peu de succès que, dans bien des Bains, à Kissingen, par exemple, il existait un ordre sévère portant défense aux aubergistes de loger des baigneurs qui restaient au-delà de la saison, et leur enjoignant de réserver leurs chambres pour les étrangers qui ne venaient que pour y faire une courte apparition.

logements des maisons particulières comme à
ceux des auberges; que la liste de ces logements
avec l'indication des prix fût rendue publique;
qu'une hausse dans les prix, qui, par une semblable usure, ne peut être que préjudiciable à
l'établissement, fût soumise à une réduction de
la part de l'autorité: on n'entendrait plus se
renouveler à cet égard les plaintes qui, dans la
saison de 1838, ont éclaté de temps en temps.

La table est très bonne dans les trois hôtels
de premier rang, beaucoup mieux servie même
que ne saurait le permettre le régime prescrit
par les médecins. La table d'hôte à l'Ours, qui
se tient à $1^1/_2$ heure, coûte 48 Kreuzer le couvert; dans les deux autres elle ne coûte que 36
Kreuzer. Il serait fâcheux que la table au Roi
de Wurtemberg, que l'aubergiste qui l'a tenue
jusqu'ici n'est pas intentionné de continuer, ne
fût pas remplacée de manière ou d'autre; les
salles à manger des autres hôtels ne présenteraient point suffisamment de place pour la
saison de 1839. Dans les auberges d'un rang
inférieur le prix du couvert est de 30 Kreuzer,
et même au-dessous, et à coup sûr le dîner que
l'on y fait les vaut bien. Pendant la dernière

saison, quelques familles anglaises ont établi à l'Ours une table d'hôte à raison de 1 fl. 20 Kreuzer par tête (un petit écu); elle était servie à 4 heures, et recherchée; les mets étaient préparés à l'anglaise.

Comme il n'y a pas de table ouverte dans le Palais royal, ni dans les auberges de la Couronne et du Cygne, les baigneurs qui y demeurent prennent leur pension dans les hôtels voisins; c'est ce que font aussi la plupart de ceux qui logent dans de plus petites auberges ou dans les maisons particulières, s'ils ne veulent pas dîner dans leurs chambres. On soupe à la carte, et l'on déjeûne dans sa chambre.

Le Palais royal, qui ferme à l'Ouest la place du marché ou du Bain, est un bâtiment long et très spacieux, d'un style élégant, s'étendant jusque près de l'église, et cotoyant au Sud la cour du Bain. Les chambres sont au second étage; il y a au premier la salle où se réunissent les baigneurs; elle est grande et arrangée avec goût; il s'y trouve de plus une bibliothèque et une salle de billard. Une colonnade, qui supporte l'édifice, sert de promenade, surtout à ceux qui boivent l'eau, pendant les heures de la plus

grande chaleur ou par les temps de pluie; hors
ces cas, c'est sur la grande place couverte de
sable, qui se trouve près du Bain, qu'on se
promène.

La salle du Palais n'est pas seulement le ren-
dez-vous des baigneurs par le mauvais temps;
on y donne aussi des bals, des concerts, on y
déclame, on y joue la comédie; ou bien les baigneurs s'y rendent pour y faire de la musique,
des jeux de société, ou pour y prendre le thé.
Quelque beau que soit, au reste, le temps, elle
n'est jamais vide. La bibliothèque, où l'on
peut s'abonner pour toute la saison des bains
moyennant une très faible rétribution, contient,
outre les gazettes et les journaux, une collection
d'ouvrages choisis tant en français qu'en allemand, soit pour l'amusement, soit pour l'instruction. On peut les lire dans les cabinets mêmes,
ou bien les emporter contre quittance dans sa
chambre. Depuis quelques années, il se trouve
dans le même local un grand livre où les baigneurs peuvent énoncer par écrit leurs désirs
ou les propositions qu'ils ont à faire, soit pour
les arrangements relatifs aux bains, soit pour
les divertissements de la société. Le comité

préposé au Bain prend de temps en temps lecture du contenu, et ordonne les mesures nécessaires. Il n'y a pas encore de journaux français et anglais, et ce n'est jusqu'à présent qu'à l'hôtel de l'Ours qu'on peut les avoir, mais quand l'hôtel qu'on est occupé à bâtir sera achevé, il n'y aura plus rien à désirer à cet égard.

L'entrée du Palais, pavée de dalles et garnie de marquises, est ordinairement occupée toute la journée et jusque bien avant dans la soirée; on y a la plus belle occasion de retrouver les modes et le luxe de Paris et de Londres dans le petit monde de dames réunies à Wildbad. Une troupe de musiciens se fait entendre tous les matins de 6 à 7 heures, et tous les soirs de 7 à 8 heures sur la place du Palais.

Voici les changements et les agrandissements que le gouvernement se propose de faire sous peu dans le Palais royal. A la place de la maison du forestier, qui se trouve entre ce bâtiment et l'église, on élèvera une nouvelle salle de réunion d'élégante architecture; ce qui rendra inutile l'ancienne, dont on fera 10 chambres d'habitation et 3 garde-robes. Outre ces chambres, on construira encore au même étage une nouvelle et

128

spacieuse salle de réfectoire avec un buffet et une tribune pour la musique. Le second étage restera dans l'état où il est et conservera ses 20 chambres plus ou moins grandes, dont la plupart sont à feu; il n'y aura de changé que les escaliers aux deux ailes, qui deviendront plus commodes et plus propres au transport des malades. Le rez-de-chaussée sera rehaussé de cinq pieds; la colonnade, qui fait un mauvais effet, disparaîtra pour faire place à un salon avec un billard, et à un café; mais le trottoir couvert restera. Les bâtiments situés derrière le Palais seront démolis, et convertis en écuries, remises, caves, etc.; la montagne voisine sera aplanie en partie, et deviendra une vaste cour. Dans un de ces bâtiments de derrière se trouveront la cuisine, une chambre d'auberge et la demeure du fermier; le logement du maître baigneur sera relégué dans le bâtiment du Bain, qui recevra une organisation nouvelle, et son bureau sera agrandi par la prolongation du rez-de-chaussée du Palais.

Le Palais, dans la nouvelle disposition qu'on se propose de lui donner, ne cessera pas d'être en communication directe avec l'établissement des Bains; de manière que les baigneurs qui logeront au Palais, pourront de leurs chambres aller au bain et en revenir, sans être en contact avec l'air du dehors. Une mécanique établie pour les malades difficiles à transporter, les fera monter et descendre, sans qu'ils aient besoin de passer sur les escaliers.

Le Catharinenstift, bel édifice donnant dans la principale rue de la ville, est un établissement de charité fondé par le Roi en faveur des pauvres qui ont besoin de prendre les eaux. Il porte son nom en mémoire de la feue reine CATHERINE, de cette vertueuse princesse dont les bienfaits envers les pauvres ne s'oublieront jamais; c'était elle qui avait manifesté le désir de voir cet hospice fondé. Ce bâtiment est destiné à loger chaque année 44 pauvres souffrants, et à servir de demeure au médecin attaché au service du Bain, qui est chargé de leur prodiguer ses soins et de les surveiller. Les pauvres qu'on y reçoit sont, il est vrai, généralement tenus de faire usage des bains qui se trouvent dans la maison même; mais le médecin peut leur assigner toute autre source. Ils ont, outre le logement, une bonne table gratis et du vin, et ne doivent séjourner, l'un portant l'autre, que 24 jours dans le bâtiment;

ils arrivent successivement par groupes pour prendre les bains.

Quand le temps est favorable, la musique joue alternativement les après-midi dans le jardin du Windhof et dans celui du Jaegerhaus. Lorsqu'un baigneur part, c'est un ancien usage qu'elle l'accompagne jusqu'à la voiture, qui est couronnée de fleurs.

Outre les jeux de société désignés dans les réglements relatifs aux Bains, on a encore l'occasion de s'exercer au tir et de jouir du plaisir de la pêche. Il n'y a pas manque de chevaux de poste ni de chevaux de selle; quelques ânes chargés de selles à l'usage des dames, servent à faire des excursions sur les montagnes voisines, ou procurent un exercice salutaire à ceux qui ne sont pas en état de marcher et qui boivent l'eau. Les malades qui ne peuvent point faire usage de leurs jambes, trouvent des moyens de transport de tout genre, que l'on voit journellement mis en pratique: outre les porte-chaise, il y a des siéges à rouleaux, que ceux qui les occupent peuvent mettre eux-mêmes en mouvement au moyen de la main, ou faire mouvoir par un domestique. S'il est vrai que chaque Bain a sa

physionomie particulière, la vue des malheureux
que, pendant la matinée, on transporte dans les
bains de toutes sortes de manières, et de ceux
qui s'y traînent eux-mêmes appuyés sur des béquilles ou d'autres soutiens, imprime à celui de
Wildbad un caractère qui lui est propre, mais
bien rembruni. Cependant les étrangers, étant
obligés de prendre leurs bains hors de leurs
demeures, et rencontrant tous les jours des
malades qui, dans d'autres établissements, n'ont
pas besoin de quitter leurs chambres, s'accou-
tument dès les premiers jours à cet aspect; et
le sentiment de leurs propres souffrances leur
inspire de la compassion et de l'intérêt pour le
sort de ces infortunés.

Les jeux de hasard sont sévèrement défendus
à Wildbad, aussi bien que dans tout le royaume.
Cette défense n'a rien que de sage, surtout dans
un Bain tel que le nôtre, où la tension des nerfs
et les crispations causées par une maladie qui
engendre la fièvre et qui bouleverse toute la
tranquillité de l'ame, pourraient, sinon paralyser
tous les effets de la cure, du moins reculer de
plus en plus le retour de la santé. La malheureuse célébrité dont jouit Baden-Baden, comme

point central de ces pernicieuses maisons de
jeux publiques aujourd'hui abolies à Paris,
n'ajoutera certainement point à la réputation de
ses eaux. Ceux qui aiment le jeu et les divertissements bruyants, ne trouveront point leur
compte à Wildbad. Les beaux cafés même dont
parle le docteur GRANVILLE, les salles de lecture,
un hôtel de réunion à l'instar de celui de Baden-
Baden, et dont MALTEN fait la description dans
son ouvrage intitulé *neueste Weltkunde*,
n'existent point en réalité. Mais l'ami de la
nature qui se contente des jouissances paisibles
que lui offrent les lieux et la société des baigneurs vivant en famille ; mais celui qui aime à
faire des parties champêtres et des promenades
sous le frais ombrage des forêts ; celui qui met
sa volupté à respirer un air pur qui le fortifie ;
celui, en un mot, qui songe au bien-être de son
corps, ne quittera point mécontent le Bain de
Wildbad.

Wildbad, au reste, a été de tout temps bien
fréquenté en proportion du peu de place qu'il
offrait ; de sorte que l'affluence croissante dont
il a été question plus haut, ne doit pas faire
conclure qu'il ait baissé d'autant dans des années

plus reculées. C'est ainsi que, dans les neuf années de 1814 à 1822, on y a compté 5732 baigneurs, et ce chiffre n'est pas fort au-dessous de celui que présentent les neuf dernières années. On ne peut plus savoir le nombre des baigneurs des temps anciens, tous les documents ayant péri dans les incendies. Tout ce que l'on apprend par l'histoire sur l'époque où les souverains, les évêques et d'autres personnes de haut rang ont commencé à fréquenter ce Bain, ne remonte pas au-delà de 1467, où, comme je l'ai rapporté, le comte EVRARD de Wurtemberg a pris les eaux de Wildbad avec son fils ULRICH, et a été obligé de se sauver à Zavelstein. A en croire GESNER, la véritable splendeur de Wildbad ne daterait que du 16e siècle ; et j'ai déjà dit plus haut que, lors de l'insurrection des paysans en 1525, une foule d'abbés, de princes et de chevaliers étaient venus s'y réfugier. D'après une inscription qui se trouve dans le bain des hommes (*Herrenbad*), au-dessous de la *Hoëlle* (enfer), OTTON HENRI, comte palatin du Rhin, séjourna à Wildbad en 1526. GESNER prétend que le comte palatin OTTON HENRI, surnommé le Généreux, fut de rechef à Wildbad en 1554 avec son épouse

134

susanne, qu'il logea dans l'auberge du Grand
Christoph, et que le duc christoph le fournit de
vin, d'avoine et de gibier. C'est en 1532 que le
roi ferdinand a fait élever sa propre statue de
pierre sur la fontaine.

En 1545, le duc christoph fit usage des eaux
de Wildbad à cause d'un abcès qu'il avait à la
cuisse ; son père, le duc ulrich, le lui avait conseillé. Le duc christoph manda à ce dernier
qu'il s'était baigné 100 heures, et que, par ce
moyen, il avait eu le bonheur de guérir son mal.
Cet heureux effet du bain engagea, en 1547, la
duchesse, son épouse, sur le conseil des médecins,
à prendre les mêmes eaux, et le résultat fut
heureux. Le duc christoph y revint dans le
même temps. Lorsque cet excellent prince eut
pris les rênes du gouvernement, il fit encore
plusieurs voyages à Wildbad, pour s'y baigner,
notamment en 1568.

Son exemple fut suivi par plusieurs autres
souverains du pays, ses successeurs. L'épouse
du duc frédéric charles surtout faisait un cas
tout particulier de Wildbad, et ce bain lui a
fait tant de bien, qu'elle lui a légué la somme
de 1000 fl., dont les intérêts devaient être

distribués chaque année aux pauvres. Le duc CHARLES ALEXANDRE donna également une preuve de sa reconnaissance envers le Bain de Wildbad, dont il avait ressenti les heureux effets : il fit faire dans la ville beaucoup d'améliorations et d'agrandissements, et légua 1000 fl. à la caisse des pauvres. Ces deux legs ont été en 1826 joints à la caisse des fonds du Catharinenstift. ([1])

Le grand nombre d'armoiries et d'écussons que des baigneurs du plus haut rang avaient suspendus extérieurement aux auberges, mais qu'ensuite on retira dans les maisons mêmes pour ne point occasionner quelque incendie, et qui périrent dans les flammes avec ces dernières, attestent que Wildbad était alors le point de réunion des premières familles d'Allemagne. Il n'y eut d'épargné par le feu qu'un écrit constatant qu'en 1524 Christoph de Stadion, évêque

([1]) Un marchand d'Ulm, nommé KUCHLEN, a légué de même 1000 fl. à la caisse des pauvres ; le docteur FRICKER, médecin actuel du Bain, y a ajouté 200 fl. qu'il a pris sur le produit de son ouvrage ; deux anglais généreux y ont versé 115 fl. dans la saison de 1838 ; de manière que cet établissement, richement doté par sa Majesté, sera bientôt en état de soulager chaque année un plus grand nombre d'indigents de toutes les contrées du pays.

d'Augsbourg, et le duc FRÉDÉRIC, comte palatin, se sont arrêtés à Wildbad, et que ce dernier a demandé que le bain destiné aux hommes (*Herrenbad*) fût partagé de manière que 20 personnes y trouvassent place avec lui.

En 1797 le vicomte de BAUDOUIN MONTAIGU envoya à Wildbad une foule d'officiers blessés du corps d'armée du prince de CONDÉ, pour les guérir. Les dernières campagnes de Russie et de France y attirèrent de même un grand nombre de militaires blessés.

CHAPITRE VII.

LES BAINS; LEUR ORGANISATION ACTUELLE ET LES CHANGEMENTS QU'ON SE PROPOSE D'Y FAIRE.

La partie Sud de la place du marché est bornée par le bâtiment des Bains, qui recéle, sur un assez petit espace, plusieurs sources chaudes jaillissant des fentes des rochers de granit; elles sont réunies en quatre grands bassins, isolés entre eux, et ayant chacun une distribution et un nom particuliers. Il n'y a qu'une seule source qui ne soit point comprise dans cette enceinte close et recouverte d'un

toit ; c'est celle du Catharinenstift, qui surgit plus
au Sud et se trouve un peu à l'écart. A peu de
pas du Bain coule d'un côté l'Enz, et s'élève de
l'autre le flanc escarpé des montagnes, d'où
sortent une quantité de sources froides, dont
plusieurs alimentent les fontaines. On trouve
jusque dans le lit de l'Enz quelques petites
veines des sources chaudes. Par une journée
un peu fraîche ou dans la saison froide, on
distingue de loin la place où l'eau chaude des
bains sort bouillonnante de la terre : il s'élève
au-dessus du bâtiment une épaisse vapeur. Celui
qui vient à Wildbad pour la première fois, ne
peut, à la vue de ce mystérieux laboratoire de
la nature, surmonté de fumantes cheminées,
s'empêcher d'éprouver une surprise religieuse.

La maison des bains est oblongue et toute
en pierres. Il y a, au côté qui regarde la place
du marché, une niche qui présente une saillie
soutenue par deux colonnes ; en descendant
quelques marches entre ces colonnes, on arrive
à la source chaude dont l'eau se boit. Cette
source, uniquement destinée à cet usage, se
décharge incessamment par deux tuyaux. En
1836 on en a découvert une nouvelle, dont on

a recueilli l'eau dans des tuyaux d'étain; elle est très pure et constamment de la même force. A l'Est, la maison des bains touche au Palais, d'où l'on peut se rendre, inaperçu, dans le *Furstenbad* (bain des princes); pour arriver dans les autres bains, on n'a que quelques pas à faire en traversant la cour. Les deux autres côtés du bâtiment aboutissent à la route qui va de Wildbad à Freudenstadt, et qui fait un coude en passant près de la cour du Bain. A droite de cette route se trouvent des auberges et des logements pour les baigneurs. A l'extrémité de la maison des bains est situé le Catharinenstift en travers de la route, qui se replie à gauche, et passe entre les deux bâtiments.

La maison des bains ne présente un ensemble qu'à l'extérieur; il y a intérieurement deux grands bâtiments isolés, qui contiennent chacun deux bains. Dans le bâtiment de devant qui est exposé au Nord, se trouvent le Furstenbad et le Herrenbad; dans celui du Sud, le Frauenbad (bain des femmes) et le bain nouveau. Si, vu en dehors, le bâtiment présente un aspect revenant il n'en est pas de même de l'intérieur; c'est un composé de corridors obscurs, de petits cabinets pour déposer les habits, de grands compartiments généralement mal éclairés et subdivisés par des cloisons de planches, au-dessus desquels sont pratiquées les cheminées à vapeur. La nouvelle distribution qu'on se propose de lui donner incessamment, est impérieusement réclamée et par l'impression défavorable qu'il fait sur le malade, et par les défectuosités qu'il offre sous le rapport de la commodité et du but qu'il doit remplir.

Les bassins ont une disposition générale qui leur est commune à tous, la voici: à l'endroit même où la source sort du granit, il y a une couche de sable fin de rivière de 1 à 2 pieds de hauteur; c'est à travers cette couche que filtrent les eaux de la source principale et des sources accessoires, pour venir, claires comme cristal, remplir sur la surface du sable un espace de $1^{l} 8^{u}$ de profondeur. Non seulement ce sable tout pur fait disparaître les inégalités produites par les pointes des rochers qui sortent du sol; il sert encore à procurer aux baigneurs une assiette commode au milieu de l'eau; et, comme nous le verrons plus bas, dans bien des maladies, ce n'est pas un faible moyen de hâter la guérison.

Il y a, à cette hauteur du sable, des canaux d'écoulement, par où le surplus de l'eau s'échappe sans cesse avec un murmure que l'on entend; de sorte que la hauteur du bassin convenable aux baigneurs ne peut jamais être dépassée. Il y a de plus dans chaque bassin, au niveau du sable, des vannes qui, dès qu'on les lève, donnent passage à toute l'eau qui s'y trouve; ce qui se pratique régulièrement à certaines heures de la journée, afin que l'eau du bain soit complétement renouvelée. Les servantes chargées du service des bains remuent et balaient en même temps le sable, pour que la nouvelle eau qui doit remplir le bassin, soit entièrement propre quand la troupe subséquente de baigneurs arrivera. En général, il règne la plus grande propreté dans tout l'établissement, et ce n'est pas peu d'honneur pour lui que le docteur GRANVILLE, après avoir visité et examiné tous les Bains les plus considérables de l'Allemagne, n'ait trouvé dans presque aucun une propreté aussi digne d'éloges.

Comme l'affluence et l'écoulement de l'eau des sources se succèdent sans interruption dans chaque bassin, on peut le regarder comme une rivière chaude dont le cours suspendu se décharge continuellement dans le bassin ; il y a d'innombrables petites fentes par où l'eau y arrive, et cependant elle n'atteint jamais une plus grande hauteur, à cause des canaux d'écoulement. De ce lac chaud s'élèvent, à travers des milliers de fissures qui se trouvent dans les rochers, des bulles d'air qui répandent sur la surface de l'eau un gaz composé semblable à l'air atmosphérique, et dont on entend l'ébullition ; et pendant que le baigneur est assis dans le sable, elles travaillent sous lui en quantité prodigieuse, elles l'environnent de toutes parts, elles lui montent le long du dos, et alors surtout, tenant ses sens captifs comme par un enchantement, elles lui font éprouver un bien-être qui approche de la volupté. Le malade goûte le charme d'un triple bain, celui d'un bain de rivière chaude, celui d'un bain de vapeur, et celui d'un bain d'air. Quand le bassin est à sec, l'agitation du sable, produite par le gaz qui s'en échappe, devient bien plus visible que lorsqu'elle s'opérait sous la pression de l'eau : on dirait les recoquillements des vers.

Chaque bassin est un grand cabinet où vient se baigner en société un certain nombre de

personnes du même sexe ; elles y entrent à une
heure fixée, s'asseient ou plutôt se couchent à
demi penchées sur le sable ; il y a à cet effet,
aux parois du bassin, de petites planches inclinées
qui descendent dans l'eau, et contre lesquelles
on appuie la tête et le haut du corps. Le
nombre de ces planches est exactement celui
des baigneurs que le bassin peut contenir commodément ; on les nettoie plusieurs fois par jour,
et on les renouvelle chaque année. Les dalles
de marbre que l'on a proposé de leur substituer,
ne rendraient certainement point le même service, attendu qu'elles conduisent mieux le calorique. D'autres petites planches fixées aux parois
en forme de tables, servent à recevoir les montres
et autres effets des baigneurs ; il s'y trouve toujours une bouteille d'eau froide.

Le bain que l'on prend en société, quand,
comme à Wildbad, les bienséances sont obser-
vées, n'a rien qui puisse choquer ou incommoder ;
les réunions se composent ordinairement de personnes qui ont appris à se connaître aux repas,
et chaque membre contribue à l'amusement de
la société, ce qui ne peut produire qu'un effet
salutaire pour la santé. La société étant

d'ordinaire la même pour une heure fixée de la journée, chacun garde de coutume, d'après une convention tacite, la place qu'il a une fois choisie. On peut blâmer, dans quelques compartiments, la voûte acoustique des plafonds, assez semblable à celle d'une cave; cette forme rend la voix et la conversation des baigneurs si bruyante, lors même qu'ils ne s'entretiennent qu'à demi-voix, que plus d'un malade s'en trouve incommodé. On pourrait remédier en partie à cet inconvénient en faisant monter jusqu'au plafond les cloisons d'ais qui séparent les différents compartiments.

A l'exception du Furstenbad, qui n'est point partagé, et où par conséquent les deux sexes ne peuvent se baigner que successivement, tous les bassins sont clos par des cloisons d'ais qui les séparent entièrement les uns des autres; mais elles ne vont point jusqu'au plafond, qui est très haut, et ne descendent pas jusqu'au sable, bien qu'elles se trouvent dans l'eau. L'œil ne peut point voir ce qui se passe dans l'appartement voisin, et l'oreille entend peu de ce qui s'y dit. Chacun de ces appartements, si l'on en excepte le cabinet de société dans le Herrenbad, qui est ouvert successivement à l'un et à l'autre sexe, est assigné irrévocablement à un seul sexe, et a son entrée particulière, dans une direction opposée qui conduit à la chambre réservée à chaque sexe pour s'habiller et se déshabiller.

Chaque compartiment ou salle est éclairé par de grandes fenêtres élevées ; le Herrenbad est le seul qui reçoit sa lumière de la voûte de ce grand bâtiment. Il y a au plafond de chaque salle une ouverture en forme d'entonnoir qui finit en une haute cheminée, faite de planches ; c'est un canal par où s'échappe la vapeur qui s'amasse sur la surface de l'eau, de sorte qu'on ne la voit presque jamais dans le bain. Chaque bassin a une sonnette, que les baigneurs, sans se lever de leurs places, peuvent facilement atteindre de la main ; elle sert à appeler les personnes de service qui se tiennent dans l'antichambre, lorsque, par exemple, l'un ou l'autre des baigneurs veut sortir, ou qu'il a d'autres ordres à donner. Une pendule placée dans chaque salle de manière à pouvoir être vue de tous ceux qui s'y baignent, est encore au nombre des objets de nécessité qui devront être compris dans la nouvelle organisation.

Les antichambres, ou, si l'on veut, les chambres où l'on s'habille et se déshabille, contiennent, outre les meubles nécessaires, un thermomètre destiné à marquer le degré de chaleur jusqu'auquel elles doivent toujours être chauffées également, même pendant les plus fortes ardeurs de l'été. Il y a dans chacune de ces antichambres un fourneau de faïence où l'on chauffe les manteaux que mettent ceux qui entrent dans le bain, et le drap en toile de lin avec lequel on essuie ceux qui en sortent. Le pavé est de dalles, mais ces dalles sont recouvertes de planches, de manière que le baigneur, déshabillé et enveloppé d'un manteau d'étoffe quelconque, gagne, sans toucher les pierres, la porte qui conduit au bassin. Des marches en pierre, également recouvertes de planches, mènent à la source chaude.

Si une température réglée est essentielle, c'est moins pour prévenir des refroidissements, que pour garantir de l'impression que la température de l'eau du bain fait sur le corps. Plus la chambre est froide lorsqu'on se déshabille, plus le corps perd de sa chaleur, et plus on trouvera le bain chaud, et vice versa. Comme cette impression, qui se règle d'après la différence de la température de la chambre et de celle de l'eau du bain, n'est point du tout indifférente pour bien des malades, la température produite dans la chambre pour remédier à cette disproportion, est sans contredit une institution des plus louables dans notre établissement.

On n'a rien fait jusqu'à présent pour les bains de vapeurs. Il faut espérer qu'on y aura égard lorsqu'on s'occupera à recueillir les eaux de la source récemment découverte, dont la température s'élève de 29 à 30° R.

Les dispositions que l'on avait faites autrefois pour distribuer des bains de douches dans des emplacements particuliers, n'existent plus aujourd'hui ; la seule manière de les administrer consiste dans l'emploi de la seringue à main, que l'on fait jouer au moyen d'une simple mécanique à pompe, et qui, habilement dirigée par le doigt appliqué à l'extrémité du canal de cuir, se règle parfaitement bien d'après les cas spéciaux : le rayon d'eau est, à volonté, tantôt plus mince, tantôt plus fort ; il s'échappe tantôt par jets, tantôt en forme de pluie.

Ces bains de pluie et de douches ont été mis en usage 857 fois en 1837, et 1452 fois l'été suivant.

Une autre institution, qui toutefois est presque entièrement inutile, c'est celle de se baigner dans des baignoires remplies d'eau chaude naturelle. Il y a, dans des cabinets particuliers du Herrenbad, de ces cuves en bois, dans lesquelles on dirige, au moyen de tuyaux, l'eau d'une source enfermée, qui s'écoule par d'autres tuyaux de 1′ 8″ plus élevés ; de manière que l'eau qui se trouve dans les baignoires est toujours fraîche et d'une température assez égale.

Le plus grand bâtiment des Bains, celui qui en est, pour ainsi dire, la souche, c'est le *Herrenbad ;* c'est un vaste enclos, qu'on appelle aujourd'hui le second compartiment du Bain. Les trois autres compartiments ont été construits plus tard dans son voisinage ; le premier de ceux-ci se nomme le *Furstenbad,* et ce nom lui vient de ce que d'abord il était réservé exclusivement pour les membres de la famille régnante ; il est maintenant ouvert à tout le monde. On passe par une antichambre très riante où l'on s'habille

et se déshabille; puis, descendant quelques degrés, on arrive dans le bassin, qui offre de la
place pour 6 à 8 personnes. Il y a ici, comme
dans le Herrenbad, des pierres rondes au fond
de l'eau; on s'en sert en guise de siéges, quand
on veut être assis plus haut; il s'y trouve, outre
cela, 6 planches contre lesquelles on peut
s'appuyer.

Dans des temps reculés, ce bain n'était
à l'usage que des Dames, et du temps de
J. J. MOSER, il s'élevait au-dessus d'une source
un tuyau d'où sortait l'eau que l'on buvait. Le
niveau du Furstenbad est de 4' plus haut que
celui des autres bains; mais, dans les nouveaux arrangements qu'on projette, on le
rabaissera d'autant en enlevant les pointes des
rochers.

Le plus grand enclos et en même temps la
source la plus chaude se trouvent dans le *Herrenbad*; il est reparti, au moyen de cloisons d'ais,
en deux pièces, qui peuvent contenir l'une 22
personnes, et l'autre 15. Vu l'affluence croissante
des baigneurs, on a cherché dans ces derniers
temps à tirer de cet espace le plus de profit
possible; et l'on a posé dans la première pièce

30 planches d'appui, et dans la seconde, appelée *Burgerbad* (bain des bourgeois), 20. Il y a de plus 9 cabinets, chacun à une ou, tout au plus, deux personnes, et un plus grand cabinet qui en contient 4 à 5; ce dernier est alternativement à la disposition des deux sexes. Les deux pièces et la moitié des cabinets isolés sont également destinées pour les dames. Il se trouve à la paroi orientale de ce grand compartiment une niche pratiquée en forme de demi-cercle, qui s'avance bien avant dans le mur. C'est dans cet enfoncement que surgit la source la plus abondante et la plus chaude de Wildbad; on la nomma par cette raison l'*enfer* (*Hoelle*), et aussi parce que les vapeurs de l'eau y sont plus épaisses, étant plus comprimées par le mur.

On voit encore au mur de cet enclos très élevé, qui présente la forme d'une chapelle et qui est éclairé d'en haut, une chaire d'où l'on donnait autrefois la bénédiction aux baigneurs, et d'où on leur lisait les règlements relatifs aux bains.

La troisième salle de bain, appelé *Frauen-bad* (bain des femmes) se trouve tout près du Herrenbad; ce bassin, qui a une niche, est réservé exclusivement aux dames. Il contient un cabinet pour une personne, et deux pièces, l'une à 20, l'autre à 15 personnes; mais le nombre des planches d'appui a été porté, dans la première à 24, et dans la seconde à 20.

La quatrième salle est ce qu'on nomme le *neue Bad* (bain nouveau); elle est partagée en 4 pièces, deux pour les hommes, et deux pour les femmes. Ce n'était autrefois qu'un étang couvert de deux planches où l'on baignait les chevaux, et qui pouvait en contenir trois à la fois. On découvrit dans le voisinage une source chaude de 28° R., et l'on en fit un bain à l'usage de l'homme. Chacune des pièces a pour le moment 8 planches d'appui.

La cinquième salle de bain n'est plus comprise dans le local des bains; elle se trouve à son extrémité méridionale, dans un bâtiment particulier, placé en travers de la route; on l'appelle *Catharinenstift*. Ce bassin, partagé en deux pièces, dont chacune est réservée à un seul sexe, peut contenir 10 baigneurs. C'était originairement un bain destiné aux malades pauvres qui prenaient les eaux gratis; mais aujourd'hui, vu sa température peu élevée, il s'y baigne des personnes de toutes les conditions.

Tous les bassins réunis offrent de la place pour 175 baigneurs. Si l'on compte une heure entière par société, y compris le temps qu'il faut pour s'habiller et se déshabiller, on trouvera que, dans les 6 heures où l'on se baigne, de 4 heures du matin à midi, 1050 personnes seulement peuvent prendre les eaux.

Dans l'hiver de 1838, on a fait un essai au moyen de la sonde dans la cour du local des bains, entre ce bâtiment et le Palais royal, et l'on a été assez heureux pour découvrir une nouvelle source, qui, sans nuire en aucune façon aux autres, fournit aujourd'hui (Février 1839), à la profondeur de 72 pieds où s'est arrêtée la sonde, une bien plus forte quantité d'eau que le bassin du Frauenbad, c'est-à-dire environ 100 pintes, ou $7^{13}/_{16}$ pieds cubes dans une minute; de sorte qu'elle remplira un bassin où pourront se baigner 36 personnes, et qui pourra dans une forte heure, après avoir été vidé, se remplir de rechef. La température de cette source s'élève de 29 à 30° R., et devient de plus en plus chaude à mesure qu'on creuse plus avant. Une fois que cette nouvelle source sera en état et qu'on pourra s'y baigner, cette précieuse découverte remédiera d'une manière sensible au manque d'espace qui se faisait sentir dans les bains au plus fort de la saison (quelques semaines du mois de Juillet), où de fois à autre bien des personnes ne pouvaient mettre à profit, pour se baigner, les heures les plus agréables de la matinée.

En général, un moyen de diminuer la trop grande affluence des baigneurs dans les heures de la matinée, serait que ceux qui ne souffriraient que de maux topiques, voulussent, quand le médecin le jugerait à propos, ne point se joindre à la longue procession qui, à ces heures, se rend dans les bains; ils pourraient se baigner le soir, où ordinairement tous les bassins sont inoccupés, et ils y gagneraient amplement sous le rapport de la commodité.

Il faut, au reste, faire observer ici que la source nouvellement découverte semble être en communication avec celle du Furstenbad, ayant le même niveau que cette dernière; tant qu'on ne fait pas hausser son eau au-dessus de ce niveau, la source du Furstenbad coule avec la même abondance; tandis que le bassin de celle-ci se remplit plus lentement, dès que l'eau de l'autre dépasse le niveau.

On trouvera dans le tableau ci-contre le nombre des pieds cubes que contiennent les bassins, le temps qu'il faut pour les remplir, et le nombre des sources qui alimentent chaque bassin.

155

SALLES DE BAINS.[1]	CONTENT CUBIQUE, L'EAU CALCULÉE à 1' 8" DE HAUTEUR.	PIEDS CUBES D'EAU EN UNE MINUTE.	TEMPS QU'IL FAUT POUR REMPLIR LES BASSINS à 1' 8".	QUANTITÉ RENOUVELÉE.	NOMBRE DES SOURCES.	TEMPÉRATURE D'APRÈS RÉAUMUR
1	261',919	3,27	1h. 20m.	$\frac{1}{80}$	2	27—28°
2	1756'	11,05	2h. 34m.	$\frac{1}{154}$	5	27³/₄—30°
3	864'	6,09	2h. 21m.	$\frac{1}{141}$	6	27³/₄—28°
4	576'	4,47	2h. 8m.	$\frac{1}{128}$	3	26¹/₂—27°
5	405'	2,11	3h. 12m.	$\frac{1}{192}$	3	25¹/₂—26¹/₄°

*) Nro. 1. est le Furstenbad.
  — 2. est le Herrenbad.
  — 3. est le Frauenbad.
  — 4. est le neue Bad.
  — 5. est le Catharinenstift.

L'eau des bains s'écoule par des canaux dans l'Enz, en passant au-dessous des auberges situées vis-à-vis du bâtiment. L'écoulement de toute cette eau est si fort qu'il pourrait mettre en jeu les roues d'un moulin, et assez chaud encore pour que l'Enz, quand elle est prise, ne gèle jamais à une certaine distance du côté où elle reçoit l'eau du bain. On vide les bains cinq fois par jour dans la saison ; on donne le signal au son de la cloche, et il faut qu'à ces heures toutes les salles soient évacuées : c'est dans la matinée de 6 à 7 et de 9 à 10 ; dans l'après-midi de 12 à 3 et de 5 à 6 ; et le soir après 8 heures. Pendant ce temps on nettoie tous les bassins. Le Furstenbad est le seul dont l'eau se renouvelle dans un peu plus d'une heure ; ainsi on pourrait continuer de l'ouvrir et de le fermer comme cela s'est pratiqué jusqu'ici ; mais les autres bassins demandant plus de deux heures pour renouveler les eaux qui se sont écoulées, il serait bon d'introduire pour ces derniers une nouvelle distribution des heures de la matinée, afin que l'écoulement pût s'effectuer complètement. Au lieu de deux intervalles ou pauses dans l'avant-midi, il faudrait n'en admettre qu'un, mais d'autant

plus long, pour que tout le bassin pût être
vidé et nettoyé, et non une partie seulement;
ce qui peut se faire dans un peu plus de deux
heures dans le Herrenbad, le Frauenbad et le
neuen Bad (bain nouveau). Le bassin du Catharinenstift pourra à l'avenir se remplir aussi en
deux heures, lorsque la source que l'on a découverte tout près du bâtiment y versera ses eaux.
Les 33 bassins à Bade près de Vienne, dont le
Frauenbad contient 90 personnes, et le Caroli-
nenbad (bain de Caroline) 50, ne sont pas non
plus renouvelés plus de deux fois par jour, mais
complètement, tandis que le renouvellement se
ferait trois fois à Wildbad, si l'on y comprend
l'eau nouvelle qui remplit les bassins pendant
la nuit.

Le gouvernement fera démolir de fond en
comble tout le bâtiment, qui ne doit sa construction qu'au hasard et au besoin d'autrefois; il en
fera un édifice régulier, qui offrira plus de commodité et un système d'architecture plus analogue, sous tous les rapports, à sa destination;
la 4e salle de bains est la seule qui restera.
D'après un plan qui a déjà reçu l'approbation
du Roi, on le reconstruira tout à neuf, de manière

que les bassins des trois premières salles seront agrandis autant que la place qui entoure les sources, assez rapprochées les unes des autres, le permettra; les antichambres seront considérablement élargies, et obtiendront une situation plus convenable; on bâtira en outre, au-dessus de la salle même, des chambres à l'usage des baigneurs.

La première salle, c. à. d. le Furstenbad, restera à la place qu'elle occupe, mais sera agrandie à cause de l'abondance de ses sources; ses fondements seront posés un peu plus bas. Sa surface carrée, qui est maintenant de 143 pieds, sera portée à 182 pieds carrés.

La seconde salle, c. à. d. le Herrenbad, où se baignaient jusqu'à présent les personnes de basse condition, ainsi que celles de haut rang, séparées, il est vrai, les unes des autres, par une cloison de planches, ce qui n'a pas laissé de donner lieu à bien des désagréments et des plaintes, sera désormais réservée exclusivement à la bonne compagnie. Le grand bassin sera partagé en deux moitiés, l'une pour les messieurs, et l'autre pour les dames, une cloison d'ais entre deux. En revanche, le Frauenbad deviendra le domaine exclusif de la classe bourgeoise, avec une séparation pour les deux sexes.

Le ci-devant Herrenbad sera donc à l'avenir un bain pour les messieurs et les dames à la fois; il y aura pour ceux qui préféreront se baigner seuls, messieurs ou dames, un certain nombre de jolis cabinets bien propres; de plus, un appartement particulier dans chaque subdivision pour les bains de douches de tout genre. D'après le nouveau plan, l'ancien bassin du Herrenbad, qui occupait un espace de 570 pieds carrés, sera porté pour les deux sexes à 704 pieds carrés; par contre, l'emplacement de 385 pieds carrés qui comprenait 13 cabinets, sera réduit à 350 pieds carrés avec 10 cabinets seulement; mais comme il y aura deux cabinets pour les douches, de 110 pieds carrés chacun, il ne laissera pas d'être considérablement agrandi.

Le Frauenbad, troisième salle, que l'on se propose de convertir en bain pour la classe bourgeoise, sera, d'après le nouveau projet, porté de 375 pieds carrés à 660.

La quatrième salle, c. à. d. le neue Bad, n'éprouvera, il est vrai, aucun changement quant à la forme de son bassin ; il continuera d'occuper une surface de 360 pieds carrés ; mais il sera mieux éclairé qu'il ne l'est en ce moment, et au lieu d'être partagé en quatre parties comme il l'a été jusqu'ici, il ne le sera plus qu'en deux, l'une pour les hommes, l'autre pour les femmes.

La fontaine dont l'eau se boit, restera à la place qu'elle occupe au milieu de la partie Nord du Bain. Il serait à désirer toutefois que, dans les constructions qui vont s'opérer, on songeât à lui donner plus d'élévation, ou à enlever l'escalier qui y conduit, attendu que l'espace étroit de la salle, rempli d'une foule de baigneurs, présente par lui même assez de gêne aux buveurs ; mais, plus que cela encore, la montée et la descente de plusieurs degrés devient fatigante et souvent même impossible à bon nombre d'entre eux, qui sont obligés de se servir de béquilles pour parvenir à la source, ou de s'y traîner de quelque autre manière pénible.

Quant à la cinquième salle de bains, le Catharinenstift, il ne subira point de changement ; en revanche, la source que l'on a récemment découverte au moyen de la sonde, servira à alimenter deux bassins où se baigneront ceux qui auront des ulcères, des maladies de peau ou autres maladies dégoûtantes. Chacun de ces deux bassins, séparés entre eux, sera assigné à un sexe à part, et aura 121 pieds carrés. On a souvent exprimé de hautes plaintes sur l'absence d'un moyen quelconque d'isoler les malades de cette catégorie; outre que la bienséance en souffrait, plus d'un baigneur éprouvait quelque aversion à se trouver dans le même bassin que des individus affectés de maladies si répugnantes, bien que ces derniers eussent leurs heures particulières dans la journée.

Comme les baignoires ne sont que très peu en usage, on n'en admettra que deux dans la nouvelle organisation, l'une pour les hommes, l'autre pour les femmes.

Il régnera autour du grand bassin de chacune des salles de bain qui auront une modification à subir, un corridor chauffé où les baigneurs, au sortir de l'eau, déposeront leur chemise ou leur manteau, afin qu'ils ne portent point, comme cela s'est fait jusqu'ici, l'eau dont ils dégouttent dans la chambre où l'on s'habille. Les marches qui maintenant encore conduisent des chambres dans le bain, et qui dans le bain même rétrécissent inutilement la place, seront posées dans le corridor; par ce moyen le baigneur faible, qui a d'autant plus de peine à monter qu'il est chargé du poids de son manteau tout trempé, aura, au sortir du bassin, et dès qu'il ouvrira la porte, l'avantage de rencontrer une main secourable qui le soutiendra.

De ce corridor chauffé le malade entre immédiatement dans la garde-robe, qui réclame impérieusement une distribution meilleure et plus commode, et une plus vaste enceinte. Ces garde-robes seront considérablement agrandies, en comparaison de ce qu'elles ont été jusqu'ici; elles comptaient 1428 pieds carrés, et en compteront désormais 2486; on y ménagera 104 places très commodes, toutes pourvues de siéges. Chaque garde-robe aura plusieurs paravants mobiles de six pieds de hauteur, qui partageront la chambre en autant de cabinets fermés sur le côté par des rideaux, et derrière lesquels trois ou quatre personnes, réunies selon leur choix, trouveront place pour s'habiller et se déshabiller. On établira au-dessus des garde-robes, et en communication avec elles au moyen de petits escaliers, des entresols qui, en cas de besoin, pourront eux-mêmes servir de garde-robes, ou bien, quand les chambres seront trop pleines, ou que le temps sera mauvais, offrir un lieu de refuge aux baigneurs qui arriveront et à ceux qui auront quitté le bain. Peut-être aussi y placera-t-on des lits de repos pour procurer à ceux qui, immédiatement après le bain, auraient besoin de se reposer un moment, ou qui auraient eu quelque accident dans le bassin, une occasion désirable sous tous les rapports de pouvoir se coucher, ne fût-ce que pour quelques minutes.

La place qui se trouvera au-dessus des garde-robes de la quatrième salle et du bain nouveau, sera réservée pour y sécher, par le mauvais temps, les chemises ou manteaux, et les linges qui auront servi à essuyer le corps. Cette innovation est d'autant plus nécessaire, que les fréquents embarras où l'on s'est trouvé jusqu'à présent de sécher ces objets par des temps de pluie, en ont fait un besoin réel.

Jusqu'ici les garde-robes se chauffaient par le moyen de poëles qui s'y trouvaient, et autour desquels on suspendait les manteaux de ceux qui entraient dans le bain, et les linges dont on essuyait ceux qui en sortaient, ce qui répandait

dans ces chambres beaucoup de vapeurs. On remédiera à ce mal en construisant des chambres
particulières que l'on chauffera , et d'où la chaleur passera aux premières, avec lesquelles
elles seront en communication immédiate.

On ménagera également , dans les Bains
mêmes , et à une hauteur convenable , des ven-
tilateurs pour renouveler de temps en temps
l'air, et dissiper les vapeurs produites par l'eau;
et comme ils serviront aussi à éclairer le bassin,
ils ne pourront être que très utiles sous tous
es rapports.

On se propose de construire au premier
étage de la maison des Bains , au-dessus des
entresols, douze chambres d'habitation, grandes
et petites, pour des baigneurs, avec trois ou quatre garde-robes; elles donneront d'un côté sur la
place du marché et de l'autre sur l'hôtel de l'Ours.
De cette manière on pourra recevoir, ou des malades qui seront très difficiles à transporter, ou
des étrangers qui voudraient passer l'hiver à
Wildbad. Un grand escalier conduira directement de ces chambres au bain; un plus petit
mènera aux entresols, et de ces derniers aux
garde-robes. Sur le derrière, dans la direction

du Catharinenstift, sera construite, au-dessus de la maison des Bains, la demeure du maître baigneur; elle aura un escalier à part. Le reste de l'étage qu'on élèvera sur la salle des Bains, sera occupé par des séchoirs, des réservoirs destinés aux bains de douches de toute espèce.

CHAPITRE VIII.

PROPRIÉTÉS PHYSIQUES ET CHIMIQUES DES SOURCES DE WILDBAD.

Les eaux thermales de Wildbad sont du nombre des plus simples, presque entièrement pures de tout ingrédien chimique; le principe dominant, c'est le muriate de soude et une quantité proportionnée de silice. D'après Mr. le professeur SIGWART, les sources où l'on se baigne contiennent dans une livre d'eau, à 16 onces la livre:

chlorure de sodium . .	1,82 grains.
carbonate de soude . .	0,53 —
sulfate de soude . . .	0,40 —
carbonate de chaux . .	0,34 —
carbonate de magnésie .	0,07 —
sulfate de potasse . . .	0,02 —
carbonate de fer . . ⎫ carbonate de manganèse ⎭	0,02 —
silice	0,39 —
	3,59 grains.

Une quantité indéterminée de matières carbonisables, azotiques et bitumineuses. Il s'attache aux pierres, qui s'avancent hors de l'eau, une croûte salsugineuse alcaline. Ce n'est pas seulement le résidu solide obtenu par l'évaporation, c'est aussi le granit saillant à Wildbad qui, au moyen d'une distillation sèche, produit le carbonate d'ammoniaque.

L'eau, claire comme cristal, n'a aucune odeur; le goût en est un peu fade; elle est limpide, et ressemble tant soit peu au bouillon de viande ([1]).

([1]) Nihil ullibi comparet colorati, nulla ochra deponitur; nec deprehenditur spuma vel cuticula aut quicquam aliud in superficie puteorum atque scaturiginum totidem

Sa pesanteur spécifique est à la pesanteur de l'eau distillée, comme 1004 est à 1000.

Si on la cuit, il en sort une petite quantité de gaz qui ne fait pas au-delà de quelques pieds cubes sur 100 pieds cubes d'eau.

Sur 100 volumes d'espace, que ce gaz remplit, se sont trouvés :

acide carbonique . . .	12,50
oxygène	8,25
azote	79,25
	100

Sur 100 volumes d'air s'élevant des sources, étaient contenus :

acide carbonique . . .	2,00
oxygène	6,44
azote	91,56
	100

circumnatare vel colligi; sed est alveus modo dives aquae callidae, limpidae, tam naribus inodorae, quam ori insipidae, nisi quod quasi *unctiosi* aut *pinque* quidpiam videatur offerre bonis aquarum dijudicatoribus aquae hujus nostrae mollities. GAERTNER, Disp. de therm. ferinis. Tubingae 1729. On n'a pas encore fait l'analyse de la source récemment découverte; celle de la source dont l'eau se boit, aura lieu quand il sera question des eaux prises comme boisson.

D'après les recherches de GAERTNER et de JAEGER cet air se composerait d'à-peu-près 5 parties d'acide carbonique, 7 parties d'oxygène et de 88 parties d'azote. De nouvelles recherches, faites en 1836, du gaz qui sort de la source du Furstenbad, n'ont pas produit le même résultat relativement à l'oxygène.

On a mis 25 centimètres cubes de gaz dans l'état d'humidité sur du mercure dans une cloche de verre graduée, et l'on y a ajouté de la potasse caustique. 0,5 centim. cub. de gaz furent absorbés, ce qui répond à un contenu de deux volumes pour cent d'acide carbonique.

Pour éprouver ce gaz sur de l'oxygène, on l'a mêlé avec une forte quantité d'oxygène et de gaz hydrogène, et l'on a fait détoner ce mélange dans l'eudiomètre.

Le gaz de la source contenait . . 72,5 vol.
Le même avec le gaz hydrogène . 200,0 —
Le mélange après l'addition de
     l'oxygène . . . . 242,0 —
Après la détonation il en disparut 127,0 —

En supposant que le gaz ne contînt pas d'oxygène, la condensation produite par la détonation devrait faire 126 vol.

Il résulte de tout cela que la quantité d'oxygène contenue dans le gaz de la source est imperceptible.

Un autre essai de détonation a fait voir qu'il n'y a pas non plus de gaz inflammable dans le gaz de la source du Furstenbad.

Ce gaz contiendrait donc à-peu-près :

acide carbonique . . . 2 vol.

azote . . . . 98 —

————

100 vol.

La silice contenue dans le résidu que l'on obtient au moyen de l'évaporation de l'eau, est liée en partie à du natrum, dont il se dégage aisément par chaque acide, et même par l'acide carbonique de l'atmosphère. La matière carbonisable se dissout facilement, en partie, dans de l'eau et de l'alcool, et fournit par une chaleur ardente du carbonate d'ammoniaque ; elle contient donc de l'azote ; une autre partie se dissout moins facilement dans l'eau que dans l'alcool et l'éther, et peut, au moyen de l'eau, être de rechef précipitée de ce dernier.

On a posé des tuyaux de verre à la décharge des sources, et ces essais ont fait voir qu'elles montent par faibles jets ; l'eau s'élevait par secousses, tantôt plus vite, tantôt plus lentement, à-peu-près, comme le Sprudel (source bouillonnante) de Carlsbad, mais sur une plus petite échelle.

Quant à la température des sources chaudes de Wildbad, elle varie de $25\frac{1}{2}°$ à $30°$ R. dans tous les bassins, y compris la source qui a été découverte au mois de Novembre 1838. Mrs. les docteurs KERNER et SIGWART, et après eux tous les écrits qui ont été publiés sur Wildbad, fixent la température des sources thermales entre $23\frac{1}{2}°$ et $30°$R.; c'est une grande erreur; on l'a mesurée à plusieurs reprises, et il ne s'est pas trouvé une seule source à Wildbad parmi celles dont les eaux sont connues, qui ait montré moins de $25°44$ [1].

[1] Voici d'où cette erreur est provenue. Le bain où l'on conduisait autrefois les chevaux, et qui fut converti plus tard en un bain pour l'espèce humaine, fut noté par KERNER à $23\frac{1}{2}$—$24\frac{3}{4}°$ R. Il avait jadis un tuyau de $3'2''$, et était en si piteux état, que l'eau, sans écoulement par la vanne, ne s'enflait pas au-delà de $3'8''$, et que plus elle s'élevait, plus elle montait lentement; de sorte que ce mauvais bassin suintait de tous côtés, et l'eau se perdait dans la terre; elle se refroidissait considérablement, et sa température baissait à $23\frac{1}{2}$—$24\frac{3}{4}°$. Mais les sources, quand on les vidait, indiquaient à leur sortie $25\frac{3}{4}$ à $29°$. Aujourd'hui que le bassin est bien construit,

La température des sources a toujours été la même, chaque fois qu'elle a été mesurée; mais celle des bassins est sujette à une faible variation, qui provient de leur contenu cubique et des changements qu'il éprouve. Chaque bassin présente aussi une petite différence, selon qu'on le mesure ou plus près ou plus loin de la source; les baigneurs mêmes s'aperçoivent de cette différence, de sorte qu'ils peuvent, selon que cela leur convient, choisir une place plus chaude ou plus fraîche.

Les dernières recherches qui ont été faites, furent entreprises par Mr. le professeur DÉGEN de Stuttgart les 16 et 17 Octobre 1836. Il était muni de deux thermomètres qui s'accordaient parfaitement. Voici le résultat qu'il a trouvé:

1) dans le Furstenbad: l'eau du

   bassin était de . . 28°0 R.

  la source du milieu du

   bassin . . . . 29°04

2) dans le Herrenbad: l'eau du

   bassin . . . . 27°36—28°56

---

la température s'élève dans le neuen Bad, lorsqu'il est rempli à la hauteur ordinaire de 1' 8", au degré dont il a été question en dernier lieu.

    a) la source dans le coin Sud-
        Ouest de la Hoelle . . 29°92
    b) la source au milieu du mur
        de derrière de la Hoelle 29°6
    c) la source sous les mar-
        ches de pierre . . . 28°40

L'air avait, au-dessus de l'eau, une température de 19°5 R., tandis que l'air du dehors
marquait 8°8.

3) dans le Frauenbad : le bassin 26°64 R.
4) dans le bain nouveau : le bas-
        sin . . . . 26°56—26°88
    L'air de la salle marquait . 19°36
5) dans le Catharinenstift : le
        bassin . . . . . . 25°44.

Il y a à-peu-près 100 ans que GESNER a trouvé
la température de ces sources à-peu-près la
même qu'elle vient d'être indiquée; et il ajoute
que, pour se faire une idée de cette température
qui, ayant la chaleur du sang, est parfaitement
convenable, on n'a qu'à joindre cinq treizièmes
d'eau bouillante à huit treizièmes d'eau froide
ordinaire de fontaine. Il a essayé aussi de faire
éclore des oeufs de poule au moyen de la chaleur des sources; mais il a trouvé qu'il fallait

deux fois plus de temps qu'il n'en fallut à *Mal-pighi* avec de l'eau d'une plus haute température. Le docteur KERNER a réitéré ces essais en 1811, et il est parvenu à faire éclore les oeufs à moitié.

La température des sources est entièrement indépendante de celle de l'air qui règne au-dehors; elle reste la même à toutes les heures de la journée et dans toutes les saisons; l'eau atmosphérique, les orages et même les tremblements de terre qui se sont fait sentir de nos jours, n'exercent pas sur elle une influence sensible. Le foyer de la chaleur de ces sources est situé trop bas et se trouve enfermé dans une enveloppe de granit trop solide, pour qu'il puisse éprouver quelque influence partie de la surface de la terre; la limpidité de l'eau, sa qualité inodore, etc., ne sont de même sujettes à aucune altération; témoin la grande inondation de 1824 dont j'ai parlé plus haut, qui s'est élevée de 6 pieds au-dessus des bains, sans faire le moindre tort aux sources, lesquelles, après l'écoulement des eaux, reparurent avec la même pureté et la même abondance. Si TRITHEIM, dans sa chronique du couvent de Hirsau, rapporte que le tremblement de terre de 1509 a causé de grandes commotions à quatre milles autour de Hirsau, conséquemment aussi dans la contrée de Wildbad, et si GESNER dit que les tremblements de terre qui ont eu lieu au commencement du siècle passé, se sont fait sentir à Wildbad plus qu'en aucun autre lieu, ces relations, qui ne font aucunement mention qu'ils aient eu quelque influence sur les sources chaudes, prouvent qu'elles ont été hors d'atteinte de ces secousses, depuis le temps du moins que nous connaissons Wildbad. Jamais on n'y a observé de phénomènes semblables à ceux qui se montrèrent lors du tremblement de terre à Naples, au mois de Juillet 1805, qui arrêta pendant six heures le Sprudel de Carlsbad; et lors du tremblement de terre à Lisbonne, pendant lequel la grande source de Toeplitz disparut entièrement sept minutes durant, pour revenir ensuite avec une force si extraordinaire, que l'on pouvait aller en nacelle sur la place du faubourg; ou à celui de la perte temporaire de la chaleur des eaux thermales de Bagnères-Adour en 1660.

Les hivers excessivement rigoureux de 1709 et de 1729 n'amenèrent point non plus, au rapport de GAERTNER, quelque stagnation ou quelque refroidissement dans les sources ; de même que les hivers froids de notre siècle n'y ont laissé aucune trace de leur passage. Si les eaux thermales d'*Aix*, de *Saint-Martin*, de *Chaudes-Aigues* et de *Gastein* perdent de leur chaleur à la suite de fortes fontes de neige, la cause en est à leur contact avec la neige et l'eau des glaciers; le Verenenbad à Bade en Suisse se trouble quand le temps vient à changer; mais aucune de ces influences ne s'est encore fait sentir à Wildbad. Il y a long-temps qu'à *Pfeffers* les sources chaudes situées le plus haut, sont taries ; en général, ces sources dépendent d'autant plus de l'eau de neige de la *Galanda*, qu'elles sont placées plus haut au-dessus de la *Tamina;* de manière que si la température d'hiver de l'affluence intérieure des eaux n'atteint pas zéro, les sources ne cessent ordinairement pas de se montrer. Dans quelques années où les hivers sont rigoureux, elles ne paraissent pas au printemps à l'époque accoutumée ; ou bien elles sont moins abondantes quand l'hiver a été sec, que la Galanda n'a été couverte que de peu de neige, et que beaucoup de sources froides tarissent ; mais dans les années extrêmement humides (1816, 1821 et 1832), il est sorti des sources chaudes de toutes les fentes, et même du Herrenbad, dont la position est la plus élevée, et qui est à sec. Ainsi, de toutes les eaux thermales, Pfeffers est la source qui se trouve le plus évidemment sous l'influence de l'eau atmosphérique, qu'il faut regarder comme appartenant proprement à la terre, et qui ne s'élève que momentanément, en forme de vapeur, au-dessus de sa surface.

Car l'eau qui couvre la plus grande partie de notre planète, est dans une circulation continuelle; elle se transforme en vapeurs par la force de la chaleur, s'élève et forme les nuages, retombe ensuite en rosée, en pluie et en neige, pénètre dans le sein de la terre, reparaît en sources, se rassemble pour former les rivières, et finit par se rendre à la mer, qui est le réservoir général de toutes les eaux. L'eau météorique et celle qui est fixée dans notre globe terrestre et sur sa surface, présentent dans leur total une quantité presque invariable; car l'eau nouvellement formée de ses propres éléments, équivaut à une quantité égale d'eau décomposée en ses principes. La chaleur est indispensable pour convertir en vapeurs l'eau qui couvre la surface de la terre. La source de cette chaleur, c'est l'atmosphère (la chaleur du soleil) ou la chaleur que contient la terre elle-même, au moyen de laquelle l'atmosphère pompe son eau de la surface du globe terrestre, qui, à son tour, la puise de l'atmosphère. Il faut considérer l'écorce qui enveloppe notre globe comme un tissu formé de pores et de tuyaux, à travers lesquels l'eau de l'atmosphère pénètre dans le sein et jusqu'aux entrailles de notre planète, où elle subit sa métamorphose, et revient à la surface sous les formes et avec les propriétés les plus variées, tantôt comme sources d'eau de puits ou d'eaux minérales, tantôt comme eau froide ou eau chaude.

KIRCHER, BOERHAVE, ROCHAS et autres connaissaient, dès les temps les plus anciens, l'augmentation de la chaleur dans la profondeur de la terre; SAUSSURE a, de nos jours, renouvelé cette même question de l'accroissement de la chaleur proportionnée à la profondeur de la terre, ayant trouvé dans les salines de Bex, sans qu'il y eût aucune substance métallique, que la chaleur augmentait de 3° à une profondeur de 300 pieds. Depuis lors on a mesuré la chaleur de la terre sous les ciels les plus divers et dans des lieux où la nature de la surface du globe offrait les différences les plus marquantes ; et quoiqu'on n'ait point encore pu tirer de ces recherches une loi constante de l'augmentation de la température de la terre en raison de la profondeur, elles concourent toutes à confirmer cette vérité, qu'elle s'élève d'autant plus, qu'on pénètre plus avant. Les recherches entreprises tout récemment par CORDIER, et qui s'accordent parfaitement avec les recherches antérieures, présentent jusqu'à l'évidence une augmentation de chaleur en raison de la profondeur ; elle croît d'une manière surprenante, mais elle est loin d'être partout la même, et ne saurait être ramenée à une loi constante, basée sur la longitude et la latitude géographiques. Dans quelques contrées la profondeur qu'il faut pour un degré du thermomètre n'est pas de plus de 15 mètres, quelquefois même de 13 seulement ; mais on peut, terme moyen, admettre environ 25 mètres. En suivant cette progression, la température du globe terrestre devrait, à la profondeur de quelques milles géographiques, dont il faut 860 pour le rayon de la terre, passer non seulement à l'état d'ignition, mais même à la chaleur qui fait fondre les fossiles les moins fusibles, et s'élever au centre à la hauteur excessive de 3500° Wegwood ou de 250000 centigr. DAVY, BARHAM, FORBES et FOX, dans les mines de charbon de Cornouailles, BALD dans celles du Nord de l'Angleterre, IRWING dans les mines de Lead-hill's, LEVALLOIS à Dieuze, KUPFFER à Bogoslawsk, ERMANN, MAGNUS et SCHMID dans les puits artésiens de Rudersdorf près de Berlin, HÉRICART de THURY à Epinai et à la Rochelle, ARAGO et WAL-FERDIN à Paris, DE LA RIVE et MARCET à Genève, REICH dans le Erzgebirg (montagnes métallifères), et PHILIPPS à Newcastle, ont trouvé que l'augmentation de la chaleur vers le centre de la terre se confirmait, quoique, règle générale, d'après une échelle différente. Toutes les recherches que l'on a faites sur la chaleur de la terre à une certaine profondeur, ont produit, terme moyen arithmétique, tout juste 100 pieds de profondeur pour 1 centig. d'augmentation de chaleur. Si, d'après les recherches les plus récentes entreprises par POUILLET, on fixe la chaude à blanc et la fonte du fer à 1600 centig.,

cette chaleur se trouverait à la profondeur de
7 milles géographiques. Mais une semblable
chaleur se trouve-t-elle en effet à cette profondeur, et augmente-t-elle, à partir de là, dans une
égale proportion, c'est ce qui n'est nullement
décidé; cette dernière supposition est très invraisemblable, pour ne pas dire que c'est impossible.

A toutes ces expériences les Géologues rattachent cette question toute naturelle : d'où la
terre prend-elle cette chaleur, ou, ce qui est à-
peu-près la même chose, la terre, dans son état
primitif, était-elle un corps fluide ou un corps
solide? Sa forme de sphéroïde et plusieurs autres faits les empêchent de douter que, lors de
sa formation, elle n'ait été un corps fluide, et
que la cause de cet état primitif n'ait été l'eau
ou le feu. Les différentes masses dont la terre
se compose, peuvent avoir été toutes, dès le principe, dissoutes dans l'eau, et l'écorce que nous
voyons maintenant à sa surface, peut s'être
formée dans cette eau à la suite d'un détache-
ment ou d'un précipité. Mais cet état primitif de
la terre pourrait bien aussi être provenu d'une
très forte chaleur dans son sein, qui aurait fait

fondre toutes ces différentes masses, et les aurait amenées à cet état de fluidité. Les Neptu-
niens sont de la première et les Plutoniens de
la seconde opinion, et tous nos Géologues prennent fait et cause pour l'une ou l'autre de ces
deux écoles. Les raisons dont ils se combattaient
dans des polémiques souvent très violentes, n'é-
taient la plupart point empruntées à des faits
ni puisées dans des observations; elles étaient
plutôt prises dans la philosophie ou dans la mé-
taphysique.

Si la chaleur actuelle de la terre ne provenait que de l'action des rayons du soleil, c'est
à la surface de la terre qu'elle devrait avoir le
plus d'intensité, et diminuer intérieurement, à
mesure que l'on s'écarterait de la surface. Les
expériences que nous venons de rapporter donnent la preuve du contraire; elles font voir que
c'est près du point central de la terre qu'il faut
chercher le foyer de la chaleur, qui n'est nullement en rapport avec le soleil; pourtant, on se
trouve conduit avec les Plutoniens à une chaleur
propre à la terre, à ce que l'on appelle le feu
central du globe terrestre; et cette température,
d'après la supposition énoncée plus haut, se

trouvait, dès le principe, au même degré dans toute la masse de la terre; mais, à la longue, s'étant refroidie et répandue à la surface, elle s'est retirée successivement vers le centre de la terre. BUFFON déjà supposait cette excessive chaleur primitive de la terre, dont il accompagnait la naissance d'une hypothèse revêtue d'une teinte romantique; par exemple, que la terre, après avoir brûlé durant 37000 ans, s'était peu-à-peu refroidie au point qu'elle était devenue habitable pour les êtres vivants, et qu'au bout de 39000 ans, à partir de nos jours, il surviendrait enfin un engourdissement complet, un entier dépérissement de la terre.

Or FOURIER a prouvé d'une manière qui ne laisse pas de doute, que la surface de la terre ne reçoit aucune chaleur du feu central, et que, depuis l'écoulement d'un grand nombre de siècles, elle se trouve refroidie au point, que maintenant elle serait toute froide ou aurait du moins la température du reste de l'univers, s'il ne lui arrivait pas du soleil une chaleur toujours renaissante. D'après son calcul, la diminution de la chaleur s'opère si lentement, que, depuis le temps de l'Ecole d'Alexandrie, la terre ne peut

184

s'être refroidie que de 0,03 centig. Toute supposition d'après laquelle la surface de la terre recevrait, de nos jours encore, une grande chaleur du foyer central de notre planète, n'est donc qu'un songe, de même que le terrible refroidissement qui, d'après la prédiction de buffon, doit avoir lieu un jour, quand le feu central sera éteint, n'est qu'un roman, et toutes deux

> *... like the baseless fabric of a vision*
> *Leave not a wrak behind.*
>
> SHAKESPEARE.

Si l'on compare avec tous ces faits la température des sources, on trouvera, ou que leur chaleur dépend de l'influence alternative du soleil et des substances qu'il réchauffe, qu'elle dépend conséquemment de la surface de la terre, et qu'elle varie avec elle; ou bien, et telle est notre opinion, qu'elle est en rapport avec les influences chimiques réciproques des matières contenues dans le sein de la terre. La surface de la terre ne participe que jusqu'à une certaine profondeur aux changements de température journaliers et annuels, de manière qu'il règne invariablement à cette profondeur la température qui répond à la température moyenne de l'air pendant toute l'année, et c'est ici que commence le domaine de la température invariable des sources, sur laquelle le soleil n'excerce plus aucune influence. C'est là que se forme en même temps cette ligne, ce point d'indifférence, audelà duquel, en se rapprochant du centre de la terre, commence le domaine de la chaleur produite dans son sein par un procédé chimique tout particulier, et qui est aussi ancienne que sa formation. Toutes les sources chaudes ou brûlantes ont leur siége primitif au-dessous de cet équateur de chaleur, et il est à présumer que le degré de leur température est en progression géométrique avec la profondeur d'où elles montent à la surface de la terre. Cependant passé 3000 pieds vers l'intérieur la terre, il n'y a plus que des conjectures sur l'accroissement de la chaleur, attendu que même les mines les plus profondes du Tyrol ne descendent pas plus bas; la source de Wildbad devrait, à une température de 30° R., avoir une profondeur d'au moins 4 à 5000 pieds, si elle ne recevait sa chaleur d'aucun procédé chimique particulier, mais qu'elle dérivât uniquement du feu central de la terre. Il est impossible que la colonne d'eau, en parcourant un si long chemin, n'éprouve point quelque refroidissement; et les masses de roches à travers lesquelles elle s'élève pour se vider par leurs fissures et leurs fentes sur la surface, ne sont pas indifférentes sous ce rapport. Les recherches que HENWOOD a faites dans les mines de Cornouailles ont produit ce résultat surprenant, que, dans le granit, la température s'élève moins que dans les autres espèces de rochers disposés par couches; et cette expérience, si elle se confirmait encore ailleurs, donnerait à nos sources chaudes un siége encore plus profond.

En prenant pour base les recherches de HENWOOD, on pourrait admettre un calcul d'après lequel la position de Wildbad, une fois plus élevée (1335 pieds) au-dessus du niveau de la mer que celle de Baden-Baden (616'), expliquerait, en partie du moins, la faible température du premier de ces deux bains en comparaison de celle du second, supposé que l'un et l'autre sortissent du même bassin d'eau. On admettrait en même temps que les sources chaudes qui viennent du granit, doivent se refroidir d'autant plus, avant d'arriver jusqu'à la surface, que le chemin qu'elles ont à parcourir à travers ces montagnes primitives est plus long; de manière que les sources plus chaudes seraient moins distantes de leur foyer que celles d'une température plus modérée. Cette supposition se trouve confirmée par l'observation qu'ont faite les deux voyageurs BOUSSINGAULT et RIVERO, qui ont trouvé à *Las Trincheras* près de *Porto Cabello* à-peu-près au niveau de la mer, 77°; à *Mariana* à 476 mètres de hauteur, 51°; et dans la source d'*Onoto*, à une hauteur de 702 mètres, 35°5 Réaumur.

Mais pour en revenir au procédé chimique qui s'opère dans la terre, et que nous regardons comme le principe de la formation et la cause éternelle du développement de la chaleur dans le sein du globe terrestre, il suffira que nous donnions ici ceux des aperçus qui, dans l'état où en sont les lumières aujourd'hui, sont plus que des suppositions, et que l'on peut même admettre comme des certitudes.

Bien que, par des raisons plausibles, nous rejetions comme impossible l'idée d'une conflagration (il faut en excepter les volcans) qui durerait depuis des milliers de siècles, la supposition d'une ignition intérieure produite lors de la formation primitive de la terre et continuée jusqu'à nos jours, mais qui diminue vers la surface, ne s'oppose point à l'explication que nous allons essayer de donner; les phénomènes volcaniques, qui d'ailleurs, d'après DAVY, reposent sur la décomposition de l'eau, doivent être sans contredit rangés dans cette catégorie. Au surplus, l'ignition primitive, aussi bien que celle qui a encore lieu aujourd'hui dans le sein de la terre, n'est qu'une pure hypothèse; en tout cas, la quantité assez considérable de l'eau de la terre ne pourrait point avoir eu part autrefois, ni avoir part maintenant à l'état d'ignition des parties solides. D'un autre côté, les progrès que les sciences naturelles ont faits de nos jours font voir, sinon l'origine de tous les agents impondérables d'une seule et même force primitive, du moins leur affinité intime; de manière que le caractère de la chaleur ne peut point être marqué, sans qu'on y mêle les trois autres puissances.

Pour ce qui concerne la chaleur de la terre en particulier, on aurait peine à se figurer l'absence d'effets et de conditions électriques et

magnétiques : il serait difficile de se représenter
la stratification des ingrédients de notre planète,
la présence de l'eau, des métaux électromoteurs,
du charbon, du soufre, et de leurs combinaisons,
etc., et de leur refuser une action chimique réciproque ; et les sources froides ou chaudes,
pures ou minérales, qui s'élèvent du sein de la
terre, témoignent suffisamment de ce procédé
chimique continuel. Et d'ailleurs, ainsi que l'explique BERZELIUS, tout procédé chimique étant
électrique, et plus ou moins en rapport avec la
chaleur ; la chaleur, l'électricité et le magnétisme étant en état de se produire et de s'acti-
ver : tout procédé chimique, même la simple
solution dans l'eau, renferme en soi l'activité de
ces substances impondérables, qui ordinairement
dégagent la chaleur. Les diamètres de la terre
représentent un agrégat de chaînes hydroélec-
triques, thermoélectriques, thermomagnétiques
et magnétoélectriques, au jeu éternel desquelles
cette merveilleuse activité dans le sein de notre
globe terrestre doit son existence ; et c'est pousser
loin l'intention de nier les faits, que de vouloir
déclarer inertes ces agents, sous l'influence desquels nous voyons s'accomplir tous les procédés

sur la surface de la terre, de vouloir les déclarer inertes au foyer de leurs opérations incessantes, en présence de l'eau qui en est le moteur; et cependant toutes les circonstances sont les mêmes, leur action produit les mêmes résultats; il n'y a que l'échelle qui soit agrandie. Ce qui n'est pas moins positif, c'est que ces puissances, en se provoquant et se neutralisant les unes les autres, impriment à tous les procédés qui leur sont accessibles des caractères tout particuliers; et il serait bien étonnant qu'une matière quelconque qui aurait subi la métamorphose dans le sein de la terre, parût à sa surface sans porter l'empreinte de cette influence.

Ce n'est certainement pas par hasard qu'il se trouve dans le voisinage des eaux thermales de la Forêt-Noire plusieurs sources d'eau acidule et des sources froides de natrum, ni que toute la chaîne des sources thermales qui s'étend depuis les Grisons et la Suisse par la Forêt-Noire jusqu'à Wiesbaden, Ems et Aix-la-Chapelle, enferme comme en une ceinture un groupe de sources d'eaux minérales froides: on ne saurait refuser à ces écoulements de la terre un rapport polaire, à en juger tant par leur topographie que par leur qualité et leur nature.

Bien que l'on ne découvre plus aucune trace de ces agents, en faisant l'analyse des sources minérales, froides ou chaudes, qui sortent du laboratoire mystérieux de ces substances impondérables, ce n'en est pas moins une vérité incontestable que l'on ne peut pas toujours, au moyen des instruments dont on se sert pour mesurer, reconnaître dans le produit le principe agissant. Je ne saurais assez le répéter, il y a dans ces eaux des propriétés mystérieuses, des qualités *occultes*, qui échappent à nos moyens vulgaires d'investigation. C'est le cas de répéter ici ce qu'un ancien disait des eaux thermales :

Arcana Dei, miraculis plena.

D'où vient que STRUVE, dans sa synthèse, qui du reste fait honneur à notre siècle, n'ait pu parvenir, en créant les magnifiques établissements de Dresde, de Berlin et de Brighton, à obtenir une identité parfaite dans les imitations artificielles qu'il a faites des sources minérales, quoique la ressemblance soit frappante, et que le résultat analytique soit absolument le même ?

D'où vient qu'une eau artificiellement chauffée, à température égale, n'ait pas le même effet agréable et salutaire que l'eau qui sort du sein de la terre, et que les bains que l'on prend chez soi, quelque nombreux qu'ils soient, ne conduisent pas au même but qu'atteindraient peut-être 25 bains d'eau minérale ? Ce n'est pas la différence de la quantité ou de la qualité dans les matières mesurables ; ce n'est pas le changement provenu dans la nature du calorique qui rend impossible cette imitation ; l'art ne peut parvenir à imiter ce rapport intime qui existait, dans le sein de la terre, entre les matières pondérables et mesurables, et les agents qui ne se laissent ni mesurer ni peser, et qui leur ont imprimé un cachet au moyen duquel elles agissent sur le corps humain d'une manière moins hétérogène que tout autre produit artificiel de ce genre.

C'est dans ce sens qu'il faut prendre la comparaison que j'ai déjà établie ailleurs entre la chaleur produite par une opération artificielle, et celle qui agit dans le sein de la terre même ; et bien que, dans son essence, le calorique soit absolument le même, cette dernière est tout autre dans ses effets que celle provenant de la combustion qui a lieu sur la surface de la terre ; son rapport à la chaleur artificielle est absolument le même que celui de la chaleur animale, de la chaleur vitale organique. L'une n'est qu'une chaleur adhérente, une chaleur qui n'entre point réellement dans le parenchyme de l'eau ; l'autre est une chaleur incorporée dans l'eau par un procédé chimique-vital. De là vient qu'elle est indépendante des changements qui surviennent dans la température de l'air, aussi bien que la chaleur animale, sur laquelle ils n'exercent pas non plus leur influence ; et de même qu'aucune chaleur extérieure ne peut jamais remplacer la chaleur vitale organique, de même aussi la chaleur du feu ne peut communiquer à l'eau les propriétés virtuelles qu'elle a puisées dans son contact avec le foyer de chaleur hydroélectrique de notre planète, et dans les métamorphoses à nous encore inconnues de ce support de tous les êtres vivants, qui lui-même est doué d'une activité organique toute particulière. De là l'énorme différence qui existe, quant à leur vertu, entre les sources chaudes naturelles et les artificielles, dont les premières influent sur le corps humain avec un certain degré d'homogénité, et peuvent, sous ce rapport encore, être comparées à l'influence de la chaleur animale. Car on ne saurait nier que notre planète doive être regardée elle-même comme animée à l'instar de l'organisme, soit que l'on porte ses regards sur sa surface tournée vers la lumière, où règne une inépuisable activité vitale, soit que l'on considère les métamorphoses qui s'opèrent dans son sein, et les signes de vie électriques (manifestés par les volcans); c'est en vain que le matérialisme géologique s'oppose à cette vérité (¹). Il serait facile d'appliquer le parallèle à tous les attributs de l'être vivant; mais il me suffit d'avoir assigné à cette vie de la terre son influence créatrice sur les parties solides et gazeuses, et surtout sur la température des eaux minérales qui, du sein du globe terrestre, se portent à sa surface, et que l'on peut comparer aux sécrétions et excrétions aqueuses des corps organisés. Ces sources sont

(¹) Je suis du sentiment d'OERSTED qui, dans les forces qui se manifestent dans l'électricité, ne voit que les *forces de la nature en général*, et qui, par forces électriques, ne comprend que la cause occulte des phénomènes électriques, soit qu'elle soit liée à une matière libre, ou que ce soit une activité indépendante.

aussi peu des eaux qui ont servi à laver les différentes sortes de sels qui se trouvent à leur proximité, que les eaux thermales n'ont qu'une chaleur empruntée; ce qui déjà prouve leur nature indépendante, entièrement analogue au système de sécrétion organique, c'est la proportion de leurs substances, éternellement la même, sous le rapport de la qualité et de la quantité; si cette proportion était déterminée par des causes étrangères, il faudrait qu'elle variât de bien des manières, qu'elle diminuât et finit par s'épuiser, au fur et à mesure de la consommation des éléments partiels ou de l'extinction successive du foyer de chaleur; mais l'analyse prouve, au contraire, de temps en temps que la matière contenue depuis long-temps dans les sources augmente plutôt qu'elle ne diminue, ou qu'il s'y forme une matière nouvelle; et cette circonstance est bien de nature à militer en faveur du caractère primitif et indépendant des sources. De là l'impossibilité de représenter, comme substitution complète de leurs propriétés, au moyen d'une composition artificielle de leurs ingrédients palpables, ou de la chaleur du feu, ces écoulements de la terre qu'il faut considérer

comme un produit de l'organisme de notre globe
terrestre ; de là l'indifférence de toutes les substances pondérables , qui généralement ne se
trouvent mêlées qu'en petite quantité dans les
sources chaudes, chaque fois qu'il s'agit de l'influence salutaire de cette chaleur naturelle sur
l'organisme animal malade , influence que rien
n'est en état de remplacer.

Jamais, dans un Carlsbad artificiel ou dans
des eaux d'Aix-la-Chapelle imitées , il ne se
formera une *Oscillatoria thermalis;* jamais,
dans des eaux minérales artificielles, on ne trouvera du *Zoogen,* de la *Barégine,* de la *Glairine,*
etc; sans compter que le gaz azote qui se dégage
en forte quantité des eaux thermales naturelles,
que même l'odeur et le goût animal de plusieurs
d'entre elles , témoignent de leur affinité intime
avec l'Organique. D'ailleurs BERZELIUS , com-
battant l'opinion qui admet un refroidissement
successif de la terre , lequel entraînerait nécessairement le refroidissement des sources chaudes, a prouvé l'état invariable de la température
des eaux thermales de Carlsbad et du Mont
d'Or depuis le temps qu'on les connaît ; de
plus , il n'y a pas d'exemple du refroidissement

permanent d'aucune autre source chaude quelconque; au contraire, les institutions que l'on trouve dans bon nombre de ces sources, et qui datent du temps des Romains, prouvent qu'alors comme aujourd'hui on en faisait usage à température à-peu-près égale. Je dirai plus encore : d'HUMBOLDT a mesuré en 1800 la source de Mariana que j'ai citée plus haut, et les circonstances étaient telles qu'elles ne peuvent laisser aucun doute sur l'exactitude du calcul; il lui a trouvé une température de $47\frac{1}{2}°$ R.; BOUSSINGAULT et RIVERO, dans des circonstances absolument égales, la trouvèrent, 23 ans après, plus chaude de $3\frac{1}{2}°$. A en croire ALIBERT, la température de la source de la Reine à Bagnères-de-Luchon se serait également élevée. Cependant on ne saurait disconvenir que les qualités des couches de terre par où les sources passent pour arriver à la surface, et que l'on peut en quelque sorte regarder comme leur organe sécrétoire, ne modifient leurs propriétés, de même que toute sécrétion organique dépend de la construction des organes sécrétoires. La hausse et la baisse régulière de certaines sources, par exemple du Gaiser en Islande, du Sprudel à Carlsbad, lesquelles à Kissingen se répètent dix fois en 24 heures, et toujours à des intervalles égaux, même le flux et le reflux de la mer, justifient l'idée de gigantesques pulsations dans le sein de la terre, et, si l'on y joint la comparaison avec l'atmosphère, ajoutent à l'analogie avec l'Organique.

Le phénomène que nous présentent de petites plaines d'eau dont le flux et le reflux se règlent sur celui de la mer, quoiqu'ils se trouvent bien avant dans l'intérieur du continent; l'eau et les poissons que vomissent les volcans ; les jets vigoureux qui s'élancent des profondes forures des puits artésiens ; et les sources qui, depuis les temps de l'antiquité la plus reculée, s'élèvent du sein de la terre avec une force toujours égale: tout cela nous autorise à présumer qu'il y a dans ses entrailles une construction cellulaire, et que là, comme sur sa surface, se trouvent des canaux et des rivières, des lacs et des mers ; toujours est-il vrai que nous y reconnaissons une force d'action incessante, qui pousse l'eau de la périphérie du globe terrestre vers le point central, d'où elle la ramène vers la surface avec des propriétés variées à l'infini ; et cette circulation continuelle peut être comparée sous bien des rapports à la circulation du sang. L'invariabilité dans la quantité et la température des sources qui jaillissent d'une immense profondeur, vient encore confirmer avec la même force cette puissance organisante ; quelle que soit la quantité d'eau atmosphérique qui pénètre dans le sein de la terre, la source reste en général la même sous tous les rapports.

> Ainsi voit-on en source jaillissant,
> Sans fin l'une eau après l'autre roulant.
> Et tout de rang, d'un éternel conduit,
> L'une fuit l'autre, et l'une l'autre fuit.
> Par celle-ci celle-là est poussée,
> Et celle-ci par l'autre est devancée ;
> Toujours l'eau va dans l'eau, et toujours est-ce
> La même source et toujours eau diverse.
>
> ETIENNE DE LA BOËTIE.

II.

DE LA VERTU MÉDICATRICE DES SOURCES CHAUDES

DE

WILDBAD.

CHAPITRE IX.

DE L'EFFET DES SOURCES CHAUDES DE WILDBAD EN GÉNÉRAL.

On sait que le corps humain ne produit pas seulement le degré de chaleur animale qui équivaut à la température du sang, mais encore un surcroît de chaleur qu'il distribue sans cesse à tout ce qui l'entoure. Plus ces alentours sont froids, plus est grande cette effusion de chaleur; mais si la température des objets extérieurs surpasse celle du corps humain, cette dépense de chaleur cesse, ou, pour mieux dire, elle se fait en sens inverse : toutefois cette augmentation de chaleur n'a réellement lieu que pour les corps

que quelque maladie a privés de leur chaleur, et
ne dépasse peut-être jamais la température normale du sang. D'un autre côté, le surcroît de
chaleur ne peut point se communiquer à d'autres
objets encore plus chauds, et il se consume par
la transpiration et les évaporations qui se forment sur la peau. Une fois que ce procédé n'est
plus suffisant, il en résulte une irritation de la
périphérie du système nerveux qui, devenue excessive, occasionne des révulsions sur les systèmes intérieurs, des vertiges, des défaillances,
des congestions etc., suites inévitables de la
cause qui a fermé l'issue au surcroît de chaleur
qui s'est formé dans le corps.

D'après ce qui vient d'être dit, les créatures
à sang chaud ne peuvent se bien porter que
dans une température extérieure qui est au-
dessous de la leur; cependant le malaise augmente beaucoup plus par une grande chaleur
que par un grand froid, attendu que le corps
peut bien mieux, par une plus abondante sécrétion de chaleur, se préserver de l'influence
désavantageuse d'un certain degré de froid,
qu'il n'est en état, par une plus forte transpiration amassée sur la surface de la peau, de se

défaire de son surcroît de chaleur et de se défendre de l'absorption de la chaleur extérieure. Il se sentira en général beaucoup plus incommodé et affecté d'une manière plus nuisible de quelques degrés de température au-dessus de la température normale du corps humain (28 à 30° R.), que d'un bien plus grand nombre de degrés au-dessous; il n'y a que peu de personnes qui suportent 32 degrés de chaleur dans l'eau, et 36 degrés pourraient bien être le maximum de la température que quelques individus soient en état d'endurer peu de moments seulement. La main a peine à soutenir ce degré de chaleur, qui, pour des personnes sensibles, est déjà brûlant; comment le corps pourrait-il la supporter, lorsqu'il n'a plus le moyen de se décharger de sa surabondance de chaleur? non seulement il partagera avec la main le sentiment de la brûlure locale, mais encore il sera exposé à une forte réaction, ce qui a ordinairement des suites funestes pour la santé.

Cependant l'homme peut supporter une température bien plus élevée dans les bains de vapeurs; d'un côté, parce que l'évaporation à la surface de la peau n'est pas entièrement interceptée, d'un autre côté parce que les vapeurs sont de plus mauvais conducteurs, et n'ont pas autant de capacité pour la chaleur que l'eau. Pour se faire une idée de l'excessive capacité de l'eau pour la chaleur, on n'a qu'à ne pas perdre de vue le fait suivant: une livre de glace de 0° R. a besoin d'une livre d'eau de 60° pour se résoudre en eau de 0° (de manière que plus la température est faible, plus il reste de glace non fondue); d'après cela la glace a absorbé 60° R. de chaleur; et il ne reste d'autre trace de cette chaleur, si ce n'est que la glace est devenue fluide, l'eau de 0° étant capable de receler une quantité de chaleur qui équivaut à 60°, bien qu'elle ne soit pas mesurable au thermomètre. Les bains chauds, qui contiennent beaucoup de substances minérales qui y sont dissoutes, semblent moins chauds au tact, par la raison que les propriétés de ces substances diminuent la capacité de l'eau pour la chaleur.

D'après ces données, les bains qui ont la température du sang, sont ceux qui, d'un côté, ne provoquent point, comme le font les bains froids, une sécrétion trop copieuse de la surabondance de chaleur, et de l'autre, n'arrêtent point cette même sécrétion, comme le font les bains brûlants; ce sont conséquemment ceux qui conviennent le mieux au bien-être normal du corps. Il n'y a que quelques personnes qui, en entrant dans un bain de 28° de chaud, puissent être affectées d'un léger saisissement, surtout si, avant d'y entrer, elles sortent d'une température très élevée où leur corps a dégagé peu de surabondance de chaleur; mais ce sont des personnes chez qui la surabondance de chaleur est minime, des personnes douillettes et sujettes aux frissons. Mais, hors ces cas, les bains qui ont la température du sang, produiront sur le corps un sentiment de bien-être général, bien que, chez certains individus, ils produisent quelque irritation; de manière qu'une température au-dessous de 28° semble leur convenir davantage.

Il ne sera pas difficile, d'après ce qui vient d'être dit, de juger combien sont convenables les bains de Wildbad, dont la température est absolument celle du sang; il ne faut ni y verser de l'eau froide, comme dans la plupart des bains trop chauds; ni les laisser refroidir pendant la nuit, comme à Leuk; ni en rehausser la température au moyen d'une chaleur artificielle, comme à Tobelbad et à Badenweiler, et comme en général dans toutes les sources chaudes au-dessous de 24 à 25°, pour obtenir le degré de température qui convient. Les bassins différant en chaleur, le baigneur a le choix de la tempé-rature depuis $25\frac{1}{2}°$ jusqu'à 30°; chaque consti-tution, chaque âge et chaque maladie trouve entre ces deux chiffres le degré de chaleur que réclame son état. Cette température si con-venable est, depuis les temps les plus anciens, passée en proverbe parmi le peuple : lorsque l'on veut désigner que la qualité d'une chose convient parfaitement, on dit qu'*elle est juste comme les bains de Wildbad.*

La nature a, en effet, cherché à réunir dans le petit espace occupé par les Bains de Wild-bad, tout ce qui peut répondre à tous les besoins des baigneurs malades; jamais l'intelligence humaine n'aurait pu imaginer des distributions mieux entendues; entre les extrêmes qu'elle a donnés pour le système sanguin et nerveux irrité, ou pour celui qui a besoin d'irritation, elle a placé des températures moyennes, qui sont les plus propres à la majorité des souffrants,

sans toutefois en exclure le passage à une température plus élevée ou à une température plus
basse, selon le besoin qui se fait sentir, soit au
commencement, soit dans le cours du traitement.
Si beaucoup d'autres eaux thermales fournissent
le degré de chaleur qui généralement convient
au corps humain, elles n'ont pas le grand avantage de pouvoir offrir, selon le besoin de chaque
individu, une température ascendante ou des-
cendante, ou une chaleur progressive. On trouve
dans le *Furstenbad* la température des Bagni
di Crana, des sources de Pré St. Didier, de
Pauline à St. Nectaire, et des sources de St.
Gorraise; on rencontre dans le *Herrenbad*
et dans la source récemment découverte la
chaleur de Pfeffers, de Krainisch-Toeplitz,
de Chatel-Guion, du Bain Romain à Tyffer
et du Furstenbad à Ems; le *Frauenbad* fournit la température de Warmbrunn, de San
Massino et de Saut de Pucelle; le *neue Bad*
(bain nouveau) présente la température des
sources de Bertrich et d'Altenburg dans le
Gurkthal, de la source de Léopoldine à Monté-
catini, et des bains de St. Honoré; dans le
Catharinenstift, enfin, règne la température

d'Ullersdorf, de Mariazell et de Pérégrini à Bade près de Vienne.

Cette échelle de températures qui sortent du sein de la terre et que l'art ne règle point, dont la nature a pourvu notre Bain de manière à l'adapter à tous les différents caractères des maladies et à toutes les constitutions, permet au médecin de poursuivre le traitement jusque dans ses moindres détails, et donne sans contredit aux eaux thermales de Wildbad une prépondérance signalée sur toutes les sources chaudes de l'Allemagne. Il n'y a que Pise et les eaux de Bagnères-Adour dans le département des Hautes-Pyrénées qui puissent être comparées à Wildbad pour la riche succession de températures au niveau de la chaleur du sang, les bains de santé ayant $25-26°$, les eaux de Lannes $26-27°$, les eaux du salut $26\frac{1}{2}-27$, les bains du Pré et du Foulon $27-28°$ R.; mais s'agit-il des arrangements du bain, surtout de l'avantage de pouvoir se baigner dans de grands bassins, elles ne peuvent plus soutenir la comparaison avec Wildbad.

Rien n'est au-dessus du sentiment de bien-être que les eaux de Wildbad font éprouver

aux baigneurs; le docteur GRANVILLE, qui l'a
éprouvé lui-même, le décrit de la manière suivante: ,,Après que de la garde-robe j'eus des-
,,cendu le petit nombre de marches qui condui-
,,sent dans le bassin, je m'avançai sur le sable
,,chaud et moelleux jusqu'à l'extrémité du bain,
,,où je me couchai, appuyant ma tête sur une
,,planche très propre et inclinée vers l'eau. Ja-
,,mais je n'oublierai le sentiment délicieux qui
,,vint me saisir, lorsque cette eau douce et
,,chaude de nature passa par-dessus moi avec
,,un léger murmure; elle était limpide et dia-
,,phane comme le diamant le plus pur. Des mil-
,,lions de globules de gaz s'élevaient du sable
,,et semblaient se jouer autour de moi, en mon-
,,tant lentement à travers l'eau transparente,
,,et venant éclater sur sa surface pour faire
,,place à d'autres qui les suivaient. La sensation
,,que ces globules excitent en tremblotant à la
,,périphérie du corps et en l'effleurant légère-
,,ment, peut aussi peu se définir que l'effet
,,tant vanté du chatouillement voluptueux que
,,l'on éprouve quand on se fait magnétiser.
,,C'est un mélange de sérénité et de calme
,,délicieux, c'est l'extase des dévots et le

„voluptueux bien-être d'un homme enivré
„d'opium. La tête, le coeur et tous les sens
„sont calmes; cependant on ne sent ni las-
„situde, ni étourdissement; chaque impres-
„sion est mieux sentie, et l'image des plaisirs
„sensuels gagne en force et en vivacité. Les
„fonctions de l'esprit et du corps semblent
„avoir été suspendues par le charme magique
„d'un puissant agent qui apaise tout; l'homme
„s'abandonne au sein d'un heureux repos, comme
„le matelot qui, après avoir échappé à la fu-
„reur des flots, s'abandonne, paisible et satis-
„fait, à l'aimable balancement des vagues
„adoucies. Jamais je ne serais sorti sponta-
„nément d'un état si délicieux; que n'aurais-je
„pas donné pour pouvoir en prolonger les effets
„enivrants! Mais le maître baigneur vint se
„montrer sur la première marche près de la
„porte, pour m'avertir du danger de ma position;
„car ces jouissances ont aussi leurs dangers,
„quand elles durent trop long-temps.

„Je jetai les yeux sur ma montre et sur le
„thermomètre, avant de quitter le bain; ma mon-
„tre me dit qu'au lieu de quelques minutes que
„je me figurais y avoir passées, il s'était déjà

„écoulé une heure entière ; et le thermomètre
„m'indiqua une température de 98¼° F. Mais
„je trouvai la température encore plus élevée,
„lorsque, portant la main dans la couche de
„sable, je l'enfonçai jusqu'aux rochers, et en
„fis sortir des myriades de globules chauds,
„qui donnent à la peau un doux lustre, assez
„semblable à celui du satin, qu'elle ne prend
„point dans les bains chauds ordinaires. Quand
„on se baigne dans ces derniers à une tem-
„pérature portée au même degré de chaleur,
„le premier effet que l'on éprouve, est, il
„est vrai, à-peu-près le même que dans les
„sources chaudes ; mais là cesse la compa-
„raison, et ce serait en vain que l'on cher-
„cherait dans un bain d'eau ordinaire toutes les
„délicieuses sensations que fait naître un bain
„chaud naturel. "

La principale cause de cette impression avantageuse est d'abord dans le degré convenable
de température, et en second lieu dans le bain
qui se prend aux sources mêmes, à l'eau desquelles on n'a pas besoin d'apporter la moindre
modification ; l'impression se prolonge, attendu
que les sources continuent de couler, et que la

température du bassin reste invariablement la
même; tandis que, dans d'autres bains, la chaleur ne se renouvelle point, et qu'ils finissent
peu-à-peu par devenir plus froids. D'un autre
côté, la douceur du sable, les globules de gaz
et l'agitation continuelle du baigneur, dont les
mouvements ne sont point gênés par les bornes
étroites d'une cuve, ajoutent encore à cette bienfaisante impression; le baigneur se trouve réellement assis dans une rivière chaude. Mais une
autre circonstance qui, plus que tout cela encore,
opère d'une manière très favorable, c'est que
le lien dynamique des éléments solides et ga-
zeux de l'eau, l'esprit des eaux, déjà pressenti
par les anciens, c'est-à-dire la qualité commu-
niquée à l'eau par la présence des substances
impondérables, laquelle forme proprement la
vertu de nos eaux thermales, se présente ici
dans toute sa pureté et dans toute sa force.
C'est principalement cette sensation produite
sur tout l'organisme humain, c'est cette excitation de tous les sentiments à la fois, qui
peut opérer la guérison des souffrances et des
maux les plus divers, parce qu'elle réveille
les forces vitales assoupies ou affaissées, ou

qu'en général elle ramène dans le système sanguin et nerveux une activité qui ranime et qui produit une réaction sur toutes les fonctions du corps animal; qu'elle rétablit dans les organes de la périphérie les fonctions altérées, en opérant du point central de ces systèmes. Les médicaments n'agissent qu'isolément et partiellement sur l'organisme dans quelques systèmes et quelques organes particuliers ; tandis que les eaux thermales opèrent sur toute l'économie animale, et provoquent dans toutes ses parties des révulsions qui mettent à même de diriger le traitement de mille manières différentes.

Il est presque superflu de rappeler que les ingrédients que nos sources contiennent en si faible quantité, entrent pour bien peu de chose dans les effets salutaires du bain ; la chimie elle-même ne peut jamais donner des explications satisfaisantes sur l'efficacité des sources chaudes, même de celles qui recèlent le plus de matières solubles. La propriété tant vantée, que notre bain partage avec le Schlangenbad, de contribuer à embellir la peau, lui vient sans doute en partie de la soude que les sources renferment, et qui, avec la substance onctueuse qui se

détache de la superficie de la peau, forme une
espèce de savon auquel on attribue cette vertu
cosmétique. Mais ce qui, bien plus que cette
composition de savon, sert à expliquer ce ren-
forcement du ton de la peau, c'est cette tendance
de la nature, provoquée par le bain, à répandre
dans toutes les fonctions plus de force, plus
d'activité et plus de vie, et à donner un air
rajeuni, non seulement à la peau, mais encore
à tout le corps. Quoi qu'il en soit, Wildbad
pourrait fort bien être plus propre à rajeunir
et à embellir la peau, que le sâle moyen d'embellissement que l'on porte des citernes dans
les baignoires, et qui a tout-au-plus 21 à 24°
de chaleur, employé dans le bain de Schlangenbad, si célèbre sous ce rapport, quoiqu'il
soit aussi pauvre en substances minérales que
Wildbad, si l'on en excepte la soude, qui s'y
trouve en plus forte dose.

Wildbad, à l'instar de tous les bains chauds,
lors même qu'ils ne dépassent point la chaleur
du sang, exerce sur la température du corps
une influence excitante; cet effet, qui provient
d'une plus grande activité dans le sang, est
bienfaisant et nécessaire; mais, chez bien des

personnes, il fait naître, dès les premiers bains,
un certain sentiment de lassitude et d'abattement dans les extrémités du corps, une envie
de dormir, surtout immédiatement après qu'on
est sorti de l'eau, et principalement lorsqu'au
mépris de l'ordonnance du médecin, relativement
à la durée du bain, on s'est laissé, dès les premières fois, entraîner au-delà de cette durée
par le sentiment agréable et le bien-être que
l'on éprouve dans l'eau. C'est précisément à
cause de cette impression, qui attaque légèrement et qui pourrait facilement affaiblir, qu'il ne
faut rester dans le bain au commencement que 10
à 15 minutes; allant ensuite toujours en augmentant, jusqu'à ce qu'on ait atteint la durée
moyenne, qui est de 30 à 45 minutes. Cette
faible irritation se porte, chez quelques individus, à la tête, et leur cause momentanément de
légers vertiges ou des maux de tête; chez d'autres, elle affecte la poitrine, et se manifeste
par des resserrements et de légères oppressions;
mais cette dernière circonstance provient en
partie des vapeurs de l'eau que l'on aspire. Au
reste, ces accidents passent vite, et ne sont
généralement point nuisibles; ils se perdent dès

les 5 ou 6 premiers bains. On les voit quelquefois durer plus long-temps chez des personnes
faibles et dont le système nerveux est irritable,
se prolonger même jusqu'à la moitié du traitement; ce n'est que quand ils ont entièrement
disparu, que le baigneur sent croître en lui ce
délicieux bien-être, ce redoublement de forces,
qui, chez la majeure partie des baigneurs, se
manifestent dès les premiers jours, et ne les
abandonnent pas, ou du moins reviennent dans
le cours du traitement, après l'époque critique
où la nature a travaillé à expulser la matière
morbifique.

Il faut savoir qu'une partie des baigneurs,
et même la plus grande, éprouvent une fièvre
de réaction pendant le traitement; l'époque en
est indéterminée, et souvent elle opère si légèrement que le malade s'en aperçoit à peine;
c'est là le moment critique qui précède la guérison. Cet état d'irritation ne dure ordinairement que quelques jours, et disparaît généralement sans que les secours du médecin soient
nécessaires. Ces jours-là sont précisément ceux
qui devraient exciter la joie du malade, puisque
cette période de réaction annonce, règle générale,

l'heureux point où son état va changer à son avantage ; mais, au contraire, le sentiment de lassitude qu'il éprouve rembrunit communément son humeur, surtout si, pendant cette période, des souffrances disparues depuis long-temps viennent à se réveiller, quoique passagèrement ; ou bien aussi si ses souffrances actuelles lui font sentir leur aiguillon avec plus de force qu'elles ne l'avaient fait depuis longues années ; au point qu'il commence à se défier de la vertu spécifique du bain. Il devient impatient et morose en sentant renaître des maux depuis long-temps perdus, ses rhumatismes, sa névralgie, de légers accès de goutte, ses hémorroïdes ; et souvent même il ne peut contenir sa mauvaise humeur sur le sentiment douloureux qui lui rappelle d'anciens maux, d'anciennes blessures, qu'il avait depuis long-temps oubliés.

Car une propriété toute particulière au Bain de Wildbad, c'est que, pour pouvoir reconstruire à neuf l'édifice de la santé, il écarte de la charpente toutes les poutres endommagées, afin que la réaction provoquée par le système sanguin et nerveux pénètre si complètement dans toute l'économie animale, que toute matière morbifique, quelque

220

invétérée qu'elle soit d'ailleurs, en soit expulsée ;
et c'est là seulement ce qui rend possibles une réforme et une guérison radicales. Sous ce rapport
les vertus de nos sources étonnent par leurs effets
variés ; tout en guérissant des maux présents,
elles en réveillent d'autres qui étaient répercutés
depuis long-temps ; elles diminuent et arrêtent
même d'incommodes flux hémorroïdaux, en
faisant revivre, pour le bien du malade, des
sécrétions de cette nature supprimées, pour leur
donner un cours régulier ; là, elles remédient
à une trop grande disposition à la transpiration ;
ici, elles relèvent le jeu affaibli de la peau.

I.

Voici un exemple frappant du pouvoir régénérateur
qu'ont nos sources ; je l'ai observé pendant la saison
de 1838. Un officier de notre armée, âgé de 43 ans, en
avait à peine 18 lorsqu'il fit la campagne de Russie, et
plus tard celle de France. Pendant cette campagne, il
fut tourmenté, cinq mois durant, par une gale virulente,
dont il parvint enfin à se débarrasser à Sens au moyen
d'un onguent. D'une constitution robuste et d'un extérieur florissant, il fut depuis lors, jusqu'au mois de février
1837, une image trompeuse de la santé ; il faut en excepter
une éruption peu considérable qui se manifestait chaque
année au bas de la jambe. La grippe qui régnait alors

l'ayant saisi, il lui vint au gosier une inflammation de la membrane pituitaire, qui se fixa de plus en plus, et se montra rebelle à tous les remèdes employés. La membrane pituitaire du gosier s'amollit de plus en plus; il se joignit à cela une extinction de voix complète, et une suppuration continuelle. On essaya un traitement de salivation; il fut sans effet, et ne fit qu'augmenter considérablement l'état d'atténuation générale du malade. Le petit-lait qu'il alla prendre à Kreuth dans l'été de 1837, au lieu de le soulager, empira et son état en général et la partie affectée. Dans l'hiver suivant, tous les accidents devinrent plus alarmants; et la fièvre, renforcée par une transpiration épuisante qui se renouvelait chaque nuit, et par l'excès de l'affaiblissement, menaçait de prendre entièrement le caractère de la fièvre étique, et le mal de finir, comme de coutume, par la phtysie laryngée. Ce fut en cet état que ce malade, souffrant au plus haut degré, vint à Wildbad dans l'été de 1838. A peine se fut-il baigné 15 jours, qu'il se montra, contre toute attente, sur tout son corps une furieuse éruption galeuse qui lui resta pendant les 15 autres jours, et disparut d'elle-même quand le traitement fut à sa fin; lorsque cette éruption se manifesta, le mal de gorge, l'extinction de voix, l'état de fièvre et d'épuisement disparurent; et Wildbad peut se faire gloire d'avoir rétabli la santé de cet officier d'une manière que n'aurait jamais devinée toute la sagacité des médecins, et que peut-être aussi l'on n'aurait pas pu guérir autrement.

2.

Le docteur FRICKER connait un exemple semblable, mais qui cependant présente un caractère particulier de ce pouvoir régénérateur qu'ont les eaux thermales de Wildbad ; c'est encore d'un officier de notre armée, qui, dans la campagne de Russie, avait perdu l'usage de la parole à la suite du froid excessif, laquelle toutefois il avait recouvrée lorsque, en marche pour revenir dans sa patrie, il se trouva dans une température plus douce. Les blessures qu'il avait reçues l'obligèrent à faire usage des bains de Wildbad dans l'été de 1814 ou 1815. Après y avoir pris les eaux pendant 15 jours, il perdit de rechef la voix, mais si totalement, que, malgré tous les efforts, il n'était pas en état d'articuler un seul mot. Cette gênante aphonie l'inquiéta au point qu'il n'y eut que les assurances réitérées du médecin de l'établissement „que dans huit ou dix jours au plus tard il en serait délivré,‟ qui purent le tranquilliser. Cela ne manqua pas d'arriver : la voix lui revint au bout de 8 jours, et le onzième jour elle fut entièrement rétablie, et le resta pour toujours.

3.

Un autre cas, qui prouve de la manière la plus évidente la force réactive particulière à nos sources, lesquelles, pour opérer la guérison du malade, réveillent des douleurs depuis long-temps disparues, est celui qu'a observé le docteur KAISER, ci-devant médecin-inspecteur, sur la personne d'un officier de Pirmasenz, âgé de 26 ans. Il avait eu le malheur de se laisser choir du perron de sa

maison, haut de quatre marches, et était tombé sur l'os
de la hanche droite. Cette chute fut suivie d'une défaillance complète, dont il ne se remit que lentement. Les
médecins et les chirurgiens, appelés en toute hâte, trouvèrent le pied froid comme glace, mais ne découvrirent
ni fracture ni luxation, tant au pied, qu'au reste du
corps. Malgré tous les remèdes internes et externes que
l'on employa, il fut obligé de rester plusieurs semaines
de suite couché sur la même place. Enfin, à l'aide de
deux béquilles, mais non sans de cruelles douleurs, il
parvint à pouvoir se porter d'un lieu à un autre. Ses médecins étaient partagés d'opinions; l'un croyait que le
ligament rond de l'os crural pourrait bien avoir été trop
relaxé par la chute; l'autre, qu'il pourrait y avoir une
déchirure ou une rupture dans l'os crural même. Lorsqu'il
en fut venu au point de pouvoir marcher sans béquilles,
mais toujours en ressentant les plus violentes douleurs,
on l'envoya à Wiesbaden, quatre mois après sa chute.
Il en revint sans avoir éprouvé le moindre soulagement,
et crut dès-lors fermement qu'il resterait dans ce déplorable état tout le reste de sa vie. Il se passa cinq mois
entiers sans qu'il pût s'appuyer sur le talon; ce ne fut
que 13 mois après sa chute, qu'il parvint à pouvoir s'y
poser, en endurant toutefois les incommodités et les douleurs les plus affreuses, au point qu'à chaque pas qu'il
faisait, sa tête, par la force de la contraction, descendait
presque jusqu'aux hanches. Voilà donc l'état horrible
où se trouvait ce malheureux, lorsqu'il vint à Wildbad. Le
premier bain ne fit pas le moindre effet sur lui; le second

lui causa quelques douleurs dans la région lombaire ; elles augmentèrent après le troisième, et au septième elles devinrent si violentes, qu'il ne put le supporter : il fallut le porter dans son lit. Il y était à peine depuis quelques minutes, qu'il ressentit dans le pied malade un froid extraordinairement douloureux, auquel ne tarda pas à succéder une abondante sueur chaude, surtout dans la région de l'os de la hanche ; dès-lors il put mouvoir le pied sans douleur ; et après s'être reposé ainsi pendant une heure dans le lit, il en put sortir sans incommodités et sans canne. Qu'on se figure sa joie, celle du médecin et celle d'un grand nombre de baigneurs qui s'intéressaient à son sort. Il marcha depuis ce temps aussi droit, aussi naturellement, que s'il n'avait jamais rien eu à la hanche. Il ne lui resta dans tout le pied qu'une légère faiblesse, qu'il ne ressentait que quand il marchait sur un pavé inégal, ou qu'il descendait les escaliers.

Ces exemples, qui prouvent jusqu'à quel point nos eaux thermales remuent tout l'intérieur de l'économie animale, et que je pourrais multiplier facilement tant par ma propre expérience que par celle du docteur FRICKER, déposent en faveur de leur vertu presque spécifique de réveiller toutes les humeurs âcres occultes, quoique assoupies depuis long-temps : ce n'est qu'après qu'elles ont été expulsées, que la nature, à l'aide de la chaleur et de la force résolvante de nos

sources, réorganise ou consolide le tissu organique lui-même, ou bien ramène l'équilibre
régulier dans les fonctions ou dans la sphère
d'activité des différents systèmes. Cette vertu
seule, que ne saurait jamais atteindre l'eau
chauffée artificiellement, et que d'autres sources
chaudes ne possèdent pas à un aussi haut degré
que Wildbad, sera toujours un problème inso-
luble pour les incrédules qui ne voient dans les
sources chaudes que de l'eau chauffée, et qui,
de nos jours, affectent de méconnaître le rapport
homogène de ces productions de la nature avec
l'animal, comme aussi en général le rang qu'on
leur assigne dans la pharmacopée dynamique.

A la vertu que possèdent ces eaux de réveiller les matières pathiques et les causes
latentes des maladies, se joint la propriété accordée de tout temps à Wildbad, de chasser hors
du corps les substances étrangères qui y
séjournent, les esquilles des os et les produits
des sécrétions, comme on en trouve des exemples
rapportés par GESNER et J. J. MOSER. Dans l'une
des deux dernières campagnes de France, un
officier reçut dans l'avant-bras gauche un coup
de feu qui le traversa; les deux ouvertures se

referment paisiblement quelque temps après, et se cicatrisent parfaitement bien. Cependant, la guérison opérée, il reste encore quelques douleurs qui de temps à autre se renouvellent, et une sorte de paralysie du bras; comme on ne peut pas en deviner de cause satisfaisante, on lui conseille, assez long-temps après, les eaux de Wildbad. Au bout de 11 bains, il ressent au bras des douleurs plus violentes, la cicatrice antérieure du bras s'enflamme, et s'ouvre d'elle-même peu de jours après; il en sort une assez grande quantité de pus, ce qui diminue de beaucoup les souffrances. Le lendemain matin, en apposant l'appareil sur la plaie, on trouve un corps étranger couvert de pus, qui se montrait à l'orifice; on achève de le tirer avec les pincettes. Après qu'on l'eut proprement lavé et nettoyé, on reconnut que c'était un petit morceau de flanelle qui était entré avec le coup dans la plaie. Le malade continua de se baigner journellement, et au bout de quelques jours la plaie se referma, les douleurs cessèrent; et en peu de temps l'officier recouvra, au moyen des bains, l'usage complet de son avant-bras, qui avait repris toute sa force.

Mais c'est aussi sur les organes sexuels que les bains exercent une influence toute particulière ; à la première impression voluptueuse qu'ils font sur tout le corps, l'homme se sent excité de ce côté. Cependant cette excitation devient bientôt secondaire ; d'autres systémes prédominent, par exemple celui de la membrane pituitaire, accompagné d'une légère diarrhée ; et elle se perd dans l'effet général du bain ; il se répand dans tout le corps un calme délicieux, qui ne cesse que vers la fin du traitement , et lorsque les forces se sont renouvelées. Il en est tout autrement de l'effet que les eaux font sur les organes sexuels de la femme , où il faut chercher en général le siége de la plupart des maladies de ce sexe ; ils sont entretenus dans une action plus soutenue, afin que de là ils puissent agir aussi sur des régions plus écartées qui servent à rétablir l'équilibre, et à ramener avec ce dernier le calme. C'est ainsi que s'explique l'efficacité reconnue de ce bain, et la réputation dont-il jouit depuis les temps les plus anciens, relativement à la vertu qu'il a de guérir les maladies des femmes : tandis que, chez les unes, il remet en ordre des menstrues

irrégulières et trop abondantes, chez d'autres il
fait couler les règles qu'elles n'attendaient point
encore, ou qui même n'avaient encore point du
tout paru; tandis que, chez celles-ci, il rajuste
le jeu dérangé du système nerveux de l'utérus,
sujet à des crampes et à des attaques d'hystérie,
chez d'autres il remet en vigueur l'activité cessée de ce système, et rétablit ainsi l'équilibre
de tous les autres systèmes du corps avec ce
grand régulateur de l'état de la santé des
femmes. La propriété de rajeunir, que les dames
vantent tant dans le bain de Wildbad, il faut
moins la chercher dans sa vertu cosmétique,
que dans la circonstance que je viens de signaler. Outre cela, les eaux thermales ont la propriété d'améliorer ou de corriger des affections
locales diverses dans le système génital, et
méritent encore sous ce rapport la réputation
dont elles jouissent.

En résumé, on pourrait dire que le caractère du bain de Wildbad consiste à produire une
excitation modérée, et cette propriété est, règle
générale, commune à tous les bains avec diverses gradations et modifications, quelles
qu'en soient d'ailleurs la température et la

composition chimique. Cette excitation générale n'est que la fièvre médicatrice des anciens mise en jeu ; elle pénètre, anime et détruit les formes congestionnelles ; elle rétablit ce mouvement vital que nos maîtres désignaient sous le nom de forces centrifuges. Ce balancement des forces était enchaîné par la maladie, qui concentre toujours la vie, et qui rassemble toute son irritation sur ce point de congestion inflammatoire. Qu'y a t-il de plus propre à rétablir ce désaccord des forces, qu'une puissance qui, en déterminant dans toute l'organisation des excitations soutenues pendant long-temps, exerce une action révulsive d'autant plus efficace qu'elle est plus étendue ?

C'est d'après ces considérations qu'on peut ramener le traitement des maladies chroniques à la méthode révulsive par les eaux thermales. Ainsi donc les affections abdominales, les flux atoniques, les états nerveux, les paralysies, les rhumatismes, etc., qui, selon les vues ordinaires des auteurs, exigent des agents thérapeutiques si variés, si dissemblables dans leurs propriétés, peuvent avoir une terminaison favorable par la pratique d'une seule médication.

Au reste, ce n'est pas chez tous les malades, ainsi qu'il a été dit plus haut, que cette action révulsive se manifeste d'une manière sensible ; chez un grand nombre d'entre eux, c'est sans aucune excitation violente, par une douce progression de l'activité de la peau et des reins, que les bains opèrent, sous une influence plus résolvante, plus heureusement calmante, leur réaction critique, sans irritation locale ou générale. Les malades de cette catégorie urinent beaucoup, ont des évacuations plus fréquentes, ou un redoublement d'exhalaisons cutanées ; le système des vaisseaux et des nerfs reste dans son repos accoutumé, et néanmoins le mal disparaît de plus en plus d'une manière sensible, attendu que le sommeil est plus fortifiant, l'appétit plus grand, et le sentiment des forces de jour en jour plus dominant. Ces favoris de nos sources thermales sont traités avec beaucoup plus de ménagement par la tendance révulsive de la nature, qui sait apprécier au plus juste la mesure de réaction que réclame la guérison de chaque individu.

Cependant la nature se montre moins indulgente dans les cas où elle rencontre, soit de la

part de la susceptibilité de l'individu, soit de
la part du caractère de la maladie, une plus
opiniâtre résistance aux efforts qu'elle fait pour
amener le moment critique de la guérison.
Alors elle met en jeu un ou plusieurs systèmes
et même tout l'organisme; et la lutte, qui
s'anime jusqu'à produire une fièvre réelle, peut
provoquer une foule d'accidents qui semblent
indiquer que l'état du malade a empiré. Un
grand désaccord dans l'humeur, une forte irritation des vaisseaux et des nerfs, un pouls plein
et dur, un sommeil agité, des rêves inquiétants,
un manque d'appétit, une peau sèche et brûlante,
etc., précèdent quelquefois de pénibles flux hémorroïdaux, les évacuations alvines et urinaires
spécifiques, les dépôts arthritiques ou éruptions
cutanées; et à ces violentes agitations succèdent l'équilibre et le calme, le délassement et
la santé. La nature, contrairement à la pharmaceutique, n'emploie, pour déloger l'ennemi, aucune violence extérieure; elle n'appelle dans
l'arène ni plus ni moins de forces qu'il lui en
faut pour vaincre son adversaire, bien qu'elle
ne parvienne pas toujours à triompher de son
obstination, ou que même elle soit obligée

de le reconnaître pour le plus fort et de lui céder.

Cependant il faut bien se garder de confondre cette fièvre de réaction avec cette autre irritation fébrile qui, dans des cas semblables, n'entraîne aucune crise à sa suite, et qui ne vient que de l'usage impropre des eaux: ou bien la température du bain n'est pas adéquatement choisie; ou bien le baigneur n'a pas su régler convenablement la durée et le nombre des bains, ni la conduite qu'il aurait dû tenir; circonstances qui ont pour suite une fièvre artificielle ou qui sont le résultat d'un nombre de bains outré:

> Notre mal s'empoisonne
> Du secours, qu'on lui donne.
>
> MONTAIGNE.

La peau se charge du rôle de la crise sous des formes bien variées. Chez les malades qui souffrent de rhumatismes et de la goutte, c'est ordinairement une abondante transpiration d'un caractère spécifique, visqueux, qui répand une odeur toute particulière, souvent même fétide. Les éruptions furonculeuses ou érésipélateuses ne se présentent que dans des cas rares; tandis qu'on voit se manifester souvent les exanthèmes, qui annoncent l'effet critique ou symptomatique du bain. Cet *exanthème critique* a beaucoup de rapport avec les éruptions de la gale, et se manifeste ordinairement à la suite d'éruptions dartreuses et galeuses supprimées ; j'en ai cité un exemple plus haut. Il a lieu dans la seconde ou la troisième semaine du traitement par les bains, disparaît de lui-même si l'on continue de se baigner, et est souvent la seule condition attachée à une guérison possible. L'*exanthème symptomatique* ne vient de coutume que plus tard, quelquefois même seulement quand le traitement est à sa fin, et se présente sous la forme de petites pustules rougeâtres, et voilà pourquoi on l'appelle le pourpre des bains. Les individus dont la peau est très sensible, sont sujets, surtout par les grandes chaleurs, à cette éruption qui n'est accompagnée d'aucune fièvre ; sa présence ne doit jamais être considérée comme un signe défavorable, bien qu'elle ne paraisse pas toujours essentielle pour la réussite du traitement.

Un autre grand effet critique qui dépose en faveur de l'efficacité de nos sources thermales, c'est la sécrétion urinaire devenue plus abondante et changée dans sa nature. La sécrétion copieuse qui s'opère notamment quand on joint l'usage de la boisson à celui du bain, est une déjection presque aussi claire que l'eau, inodore, et extrêmement abondante, et ce n'est que par sa durée et d'une manière indirecte qu'on peut la regarder comme une crise opérée par les urines. L'urine proprement critique, telle qu'elle ne manque jamais de se produire surtout dans les affections de la goutte et de la peau, est de couleur foncée et saturée, d'une odeur âcre toute particulière, mêlée de substances glutineuses, quelquefois aussi graveleuses, qui se précipitent comme sédiment au fond du vase.

Les crises qui s'opèrent par le canal des intestins, au moyen d'évacuations des matières gluantes, bilieuses, de la nature de la poix ou de la gélatine, sont celles qui se présentent le plus rarement à Wildbad, attendu que l'eau ne procure que des selles douces, et occasionne même chez beaucoup d'individus des constipations; et que, dans bien des cas, des déjections alvines de ce genre doivent avoir été amenées par des moyens évacuants , soit avant soit pendant le traitement. Mais en revanche la vertu qu'ont nos sources thermales de provoquer des crises hémorroïdales et menstruelles, leur est particulière au suprême degré. Les maladies de l'abdomen , les pléthores abdominales , et toute cette foule d'embarras du bas-ventre dont il faut chercher la cause dans les hémorroïdes ; les affections de poitrine , les asthmes provenant des hémorroïdes , d'une goutte anomale etc. , trouveront du soulagement et même leur guérison dans l'usage de nos sources, pourvu toutefois qu'il n'y ait point déjà altération organique dans les poumons , dans le coeur et dans les grands vaisseaux sanguins ; soit que les malades boivent l'eau , soit qu'ils s'y baignent, ils devront leur rétablissement à la réaction normale du mal primitif, aux crises qui s'opèreront régulièrement dans le sang et se manifesteront à la surface ; et surtout encore , dans le dernier cas, à une copieuse sécrétion pituiteuse dans les bronches, et à une légère expectoration.

Outre que les sources thermales de Wildbad se signalent de la manière la plus éminente pour la guérison de nombreuses familles de

maladies, elles se montrent encore de grande
utilité contre les *prédispositions*, soit aux maladies aiguës, soit aux maladies chroniques;
c'est une propriété que l'on n'a pas encore assez
appréciée en elles jusqu'ici, pas plus que dans
la plupart des sources minérales. Elle consiste
à corriger et à améliorer un mélange vicié dans
le sang et dans la masse des humeurs, et un jeu
altéré du système nerveux qui est avec lui en
communication directe, lesquels ne se sont pas
encore développés au point qu'il en résulte une
maladie prononcée, mais qui rendent le corps
susceptible de la matière morbifique, ou d'une
maladie aiguë ou chronique; et à prévenir ainsi
les suites du mal. Cette propriété préservative,
dont jusqu'à présent on n'a pas fait cas, mérite
bien certainement d'être appréciée presque à
l'égale de l'indication qui a été donnée pour la
guérison de maladies et de difformités existantes.
Quand la masse du sang est altérée, que ses parties fluides et ses parties solides ne sont plus entre
elles en rapport normal, d'où résulte une constitution veineuse, atrabilaire ou leucoflegmatique,
alors il y a une base pour le développement
de maladies opiniâtres et funestes, aiguës ou

chroniques; et c'est aussi bien le devoir du médecin d'employer dans ce cas la méthode prophylactique, que ce l'est dans l'autre de guérir le mal.
Ces dispositions, qu'elle qu'en soit l'origine,
soit qu'elles aient été transmises avec la vie,
ou qu'elles proviennent de causes accidentelles,
n'exercent pas seulement une influence bien
prononcée sur les maladies nées du hasard, elles
les hâtent même et les développent. L'eau de
Wildbad, qu'on la boive ou qu'on s'y baigne,
étouffera d'autant plus facilement et plus vite
ces prédispositions dans leur germe, au moyen
de sa vertu révulsive qui rétablit l'équilibre et
la norme, qu'elle a la force d'en déraciner même,
dans bien des cas, quoique avec plus de peine,
les excroissances parasites et les fruits.

Il faut ranger dans la catégorie des causes
prédisposantes, curables par les eaux de Wildbad, les dispositions aux congestions ou même
aux inflammations, notamment dans la région
de l'abdomen, du foie, de la rate et des reins.
Cette prédisposition est souvent une suite de
la pléthore abdominale, qui se manifeste par
une circulation ralentie du sang dans le système
de la veine-porte, par la prédominance du côté

veineux dans l'action du sang; et elle gît dans
l'altération des fonctions nerveuses et digestives
qui en dépendent. Cette pléthore abdominale
conduit très souvent à l'hypocondrie, aux hémorroïdes, à la goutte et aux maladies de la peau,
et ne se présente que dans l'âge moyen et dans
l'âge avancé. Il n'arrive que trop souvent que
de cette stagnation du sang dans le système de
la veine-porte, il s'élève vers la poitrine et la
tête des congestions, qui, dans la première de
ces deux régions, occasionnent des oppressions
et d'apparentes maladies des poumons; et dans
l'autre, des migraines, des vertiges et des symptômes d'affections cérébrales. La régularisation
de la circulation du sang dans le bas-ventre, qui
toutefois n'est pas exclusivement réservée à
Wildbad, toutes les sources chaudes de la même
température modérée, et même beaucoup de
sources minérales, ayant la même propriété,
préservera surtout la poitrine d'altérations organiques qu'entraîne d'ordinaire à sa suite la
trop fréquente affluence du sang, dont elle fixera
la direction vers les vaisseaux hémorroïdaux.
La suppression d'une prédisposition de ce genre
sera d'autant plus permanente, si, après avoir

du l'eau de Wildbad ou s'y être baigné, on va pour peu de temps boire les eaux de *Rippoldsau*, de *Cannstatt* ou de *Kissingen*, dont celles de Wildbad auront préparé et facilité l'effet direct sur la circulation du sang dans le bas-ventre.

Wildbad modifie de même et allège la cause prédisposante nerveuse qui siége dans le désaccord du système nerveux de l'abdomen. Des impressions, qui ne laissent aucune trace chez d'autres, font une sensation désagréable sur des individus atteints de cette prédisposition; elles excitent en eux des agitations et une humeur sombre, qui à leur tour troublent la digestion et la sécrétion bilieuse. Cette disposition est une source fertile de crampes, d'attaques d'hystérie et de désordres dans les menstrues chez les jeunes dames. Une seconde saison de peu de durée que l'on ira faire aux eaux de *Teinach*, d'*Immnau* ou de *Cannstatt*, servira à consolider les avantages que l'on aura retirés de celles de Wildbad.

Est-on disposé aux rhumatismes, aux affections cutanées, aux érésipèles et aux esquinancies, à des affections catarrhales, à des coliques, à la névralgie, aux chloroses, aux scrofules et aux tubercules ; une femme accouche-t-elle difficilement ou avant terme : nos sources fournissent un puissant remède contre tous ces maux, ou même les guérissent pour toujours.

Pour donner une idée de la vertu qu'ont nos sources thermales de prévénir les altérations organiques et pseudo-pathiques de tout genre, il suffira d'appeler l'attention sur le rapport qu'elles ont avec le fluide-formateur parenchymatique propre à tous les organes, et à tous les procédés pathologiques qui dépendent de ce fluide. Un organisme ou une partie organique entièrement sèche n'est susceptible d'aucune métamorphose ; le seul fluide, partout répandu, qui pénètre, tantôt en forme de gouttes, tantôt en forme de vapeurs, tout le vital de l'organisme, c'est la matière aqueuse semblable au blanc d'oeuf, le fluide primitif qui a présidé à la formation de la structure animale. Sans compter que ce fluide, qui dans l'organisme a précédé la formation du sang, devient le véritable siége des dyscrasies héréditaires ; sans compter que c'est de ce point seulement que l'on peut juger d'une manière naturelle les bizarres procédés des hydropisies : c'est aussi de là seulement que l'on peut facilement comprendre et poursuivre les nouvelles formations des maladies existantes, depuis la phlyctène jusqu'aux excroissances fongueuses, depuis le tubercule jusqu'au scirrhus, comme produits résultant de ce fluide primitif.

Or nos sources thermales exercent une influence directe sur ce fluide-formateur parenchymatique, sans se paralyser elles-mêmes par une température impropre; elles opèrent sous ce rapport tant par la résorption de l'eau que, d'une manière dynamique, par la régularisation de la plasticité de ce fluide; et voilà ce qui explique comment on peut, par leur usage, prévenir une foule de maladies chroniques, et c'est peut-être aussi la vraie cause pourquoi les altérations pathiques déjà survenues, pourvu toutefois qu'elles ne soient point trop invétérées, peuvent être disposées à la rétrogradation par la vertu des eaux de Wildbad, et guéris radicalement.

Une propriété toute particulière à nos eaux, comme en général à toutes les sources thermales, c'est que, tout en guérissant, elles le font sans désavantage pour le corps ou sans jeter la maladie sur d'autres parties. Les traitements entrepris par les médecins les plus consciencieux, par exemple des affections cutanées, de la goutte et d'une foule d'autres maux, ne sont souvent que symptomatiques, c'est-à-dire, qu'ils chassent le mal de son siége; mais ils attirent dans d'autres organes et dans d'autres systèmes des maux qui prennent la place des premiers, et qui souvent même deviennent plus pernicieux que ceux-ci; si l'on en excepte l'exanthème produit par les bains, qui souvent ne se manifeste que très tard, et qui est toujours de bon augure, un traitement par les bains bien dirigé n'est jamais suivi d'une autre maladie, ni de ces accidents de maux secondaires qui sont les conséquences de maladies palliées, ainsi que cela n'arrive que trop fréquemment à la suite de la répercussion opérée par les médicaments pharmaceutiques; et le malade peut s'abandonner à la vertu médicatrice de nos sources avec une confiance qu'il ne peut accorder à aucun traitement médicamenteux.

Que l'on se garde bien de confondre avec les maladies secondaires, dont il vient d'être question, les effets postérieurement ressentis du traitement par les eaux, lesquels se manifestent souvent encore, dans les premiers temps qui suivent l'usage des bains, par une légère irritation de toute la constitution, par une réaction critique survenue après coup. Quelquefois le malade ne sent aucun soulagement pendant la durée du traitement; il s'en retourne, n'emportant d'autre sentiment que celui d'être attaqué, et se répandant en plaintes; ce n'est que quelques semaines, souvent même seulement quelques mois plus tard, que la guérison radicale s'opère. Souvent il faut aux forces de la nature, réveillées par l'usage des eaux, mais paralysées ou réprimées par la maladie, un plus long espace de temps que celui pendant lequel on emploie ce moyen réactif, pour remuer toutes les matières morbifiques cachées dans le corps, et les en faire sortir par des sécrétions matérielles.

Mais quoique les forces générales de la nature, recelées dans les sources minérales, aient le pouvoir d'opérer au moyen de cet auxiliaire des guérisons qui d'ordinaire ont depuis longtemps bravé toutes les ressources de l'art, et que n'auraient probablement jamais effectuées ces dernières, il ne faut pas croire pour cela qu'elles soient toutes - puissantes ; elles sont renfermées dans des bornes prescrites, tant pour certaines classes de maladies, que pour le degré auquel le mal est parvenu. Toutes les forces sont limitées ; il en est de même de l'efficacité des sources thermales. Leur usage n'est généralement point convenable dans les maladies aiguës, ne fût-ce que parce que ces dernières passent trop vite pour que les eaux thermales aient le temps de déployer leur vertu ; attendu, comme nous l'avons vu, que ce déploiement exige toujours un certain laps de temps, qui souvent est assez long. Elles sont ordinairement nuisibles dans les fièvres continues et dans toutes les maladies où le corps, étant d'ailleurs déjà trop excité, ne pourrait l'être que davantage par l'effet des sources. Il ne faut jamais perdre cet effet de vue, lorsqu'il s'agit de calculer d'avance l'usage du traitement par les eaux et le succès qu'on s'en promet. De même que tous les bains en général, les bains dans les sources thermales sont nuisibles chaque fois que l'absorption de l'eau, qui, d'après le plus ou moins de capacité de la peau, varie de $\frac{1}{2}$ jusqu'à $1\frac{1}{2}$ livre par chaque bain, doit nuire par elle-même, comme dans les hydropisies accompagnées de fièvres, dans les cachexies invétérées qui annullent toute force réactive, etc.

En revanche, les bains chauds naturels en général, et, par les raisons que nous en avons données, celui de Wildbad en particulier, ont la propriété d'opérer des guérisons dont l'énumération absorberait la plus grande partie de la liste de toutes les maladies connues. ALIBERT a dit: „On voit des eaux (bains) minérales avec des principes différents opérer les mêmes guérisons, et agir d'une manière identique dans les mêmes maladies.“ Quoique cette assertion, basée sur une riche expérience, ne puisse point être combattue sous le rapport virtuel, et qu'on y trouve même la confirmation d'une force naturelle générale qui règne dans toutes les sources minérales, la mesure de cette force n'est pas donnée à toutes ni en nature ni en quantité égales, et chaque bain possède, à un degré éminent, ses propriétés particulières, différentes d'après cette proportion. Si, dans les chapitres suivants, je fais ressortir quelques familles de maladies dans lesquelles les bains de Wildbad ont prouvé leur efficacité, j'en ai omis un bien

plus grand nombre, uniquement parce qu'à leur
égard nos sources opèrent avec une force moins
constante, et pour ainsi dire, moins spécifique;
et que ce n'est point par leur guérison qu'elles
ont mérité la réputation qui leur est justement
due pour les familles de maladies qui vont
être citées.

J'ai séparé l'effet des bains de celui de la
boisson; ce n'est pas à dire pour cela que ces
deux modes de traitement soient séparés dans
la réalité; je ne l'ai fait que pour pouvoir signaler à part l'efficacité particulière de l'un et
de l'autre, quoique, à peu d'exceptions près,
ils marchent de pair. Je crois que les guérisons que je vais rapporter seront instructives,
convaincantes et propres à inspirer la confiance.
Je les ai puisées dans l'expérience et les observations que j'ai faites moi-même pendant ces
dernières années, ou dans celles des médecins
qui les ont traitées; mais, pour la plus grande
partie, je les tiens des mains du docteur FRICKER,
qui, depuis 25 ans, inspecte les sources de
Wildbad, et qui a bien voulu, avec la plus obli-
geante complaisance, me communiquer le dépôt
de ses nombreuses expériences. Je n'ai choisi

dans ce volumineux répertoire que quelques exemples surprenants ; mais j'espère que des faits prouveront mieux en faveur de nos eaux thermales, que de pompeux éloges dans le genre de ceux que les Balnéologues prodiguent à leurs sources favorites.

Au reste, il est bon de remarquer ici que, dans les ouvrages plus anciens qui ont traité des vertus efficaces de Wildbad, on trouve à-peu-près l'énumération des mêmes formes de maladies contre lesquelles nos sources prouvent de nos jours encore leur efficacité à un degré si éminent. Le grand catalogue des maladies dans lesquelles elles ont rendu de si importants services, au rapport du docteur JEAN MECHINGER (WIDMANN), le premier qui ait écrit sur Wildbad au commencement du 16e siècle, d'AGRICOLA et de DEUZER dans le 17e siècle, de GAERTNER et de GESNER dans le siècle suivant, peut-être, à peu de chose près, appliqué aux classes de maladies dont la guérison soutient et confirme de plus en plus aujourd'hui la réputation de nos bains. Puisse la force organisante qui opère dans le sein de la terre, les préserver du sort qu'ont éprouvé les sources thermales de PISE connues depuis les temps les plus reculés de l'antiquité, lesquelles, sans avoir subi aucune altération ni dans la quantité de l'eau, ni dans le degré de température, ni dans ses ingrédients chimiques, ont perdu de leur efficacité, au dire des médecins et d'autres personnes de ces contrées, et ont ainsi fourni la preuve négative qu'il y a dans ces écoulements de la terre un principe médicateur qui échappe à toute mesure.

CHAPITRE X.

EFFETS SALUTAIRES DES SOURCES DE WILDBAD CONTRE LES RHUMATISMES ET LA GOUTTE, ET CONTRE LES MALADIES QUI EN PROVIENNENT.

Ces deux sortes de maladies, quoique essentiellement différentes quant à leur origine, attendu que la goutte présente une maladie formée dans l'intérieur du corps et qui se manifeste extérieurement, tandis que les rhumatismes proviennent de l'interruption des fonctions de la peau, et se portent de la périphérie vers l'intérieur, ont, d'après leur nature, une affinité si intime, et offrent tant d'analogies dans leur apparition, qu'on ne peut se dispenser de les ranger dans une seule et même famille. Nos bains ont montré de tout temps l'efficacité la plus prononcée pour ces deux formes de maladies, qui tourmentent de tant de manières la majeure partie de ceux qui ont besoin de prendre les eaux, pour cette foule d'affections rhumatismales du bas-ventre, des nerfs, de la peau et des articulations, pour les paralysies, les contractures et les névralgies provenant de cette source. Cependant leur usage est moins propre à la forme aiguë qu'à la forme chronique des rhumatismes et aux maladies métastatiques qui en sont la suite; de manière qu'ordinairement on ne vient dans notre bain que pour chercher du soulagement contre les formes de maladies secondaires, compliquées avec le mal rhumatismal qui en est la base, ou de maladies secondaires qui alternent avec lui, ou bien contre la disposition rhumatismale prédominante. Car il est rare que le malade apporte ses rhumatismes lorsqu'ils sont encore dans toute leur violence; ils sont ordinairement déjà devenus maladies secondaires, où ils sont passés à la forme chronique ou habituelle; en sorte qu'il y a déjà une irritation maligne des organes du bas-ventre, et que tout l'édifice de la santé est attaqué, quelquefois même une véritable dyscrasie rhumatismale. La peau a déjà rejeté toute la matière pathique sur quelques organes intérieurs ou sur toute la constitution, et il s'agit presque moins de guérir les rhumatismes que d'opérer une rétrogradation des matières pathiques qui ont pénétré bien avant dans l'intérieur, pour les ramener vers la peau, le siége primitif du mal, dont les fonctions ont été troublées.

Dans ces sortes de cas où il y a direction centripète de la diathèse rhumatismale, il faut un puissant moyen d'exciter le jeu de la peau, pour chasser du corps, par ce jeu, ce qui par lui y est entré; et ce moyen, on le trouve dans nos sources thermales, qui agissent fortement sur la peau, la disposent à une plus grande sécrétion fluide et gazeuse, et la rendent susceptible d'une réaction critique. La peau sèche se ramollit; la circulation y prend, ainsi que dans tout le reste du corps, un essor plus vigoureux; la qualité et la quantité de la transpiration s'y porte à la me-

sure propre à repousser la matière pathique,
et cet essentiel effort critique du corps est secondé par le redoublement d'action dans tous
les appareils critiques. C'est surtout l'usage de
l'eau prise comme boisson qui offre un secours
important pour écarter l'àcreté rhumatismale,
attendu qu'elle augmente considérablement le
jeu des membranes pituitaires du canal des intestins et la sécrétion urinaire, et qu'elle favorise
ainsi en antagoniste la force sécrétoire de la
peau. Mais une condition indispensable, c'est
que la hauteur aiguë des rhumatismes, marquée
par la fièvre encore existante ou depuis longtemps
cessée, soit complètement descendue à la forme
chronique, parce qu'autrement la réaction provoquée par les bains pourrait facilement ajouter
à l'irritation de l'inflammation locale et nuirait
conséquemment plus qu'elle ne ferait de bien.

On peut dire en toute conscience que l'efficacité des sources de Wildbad a le pouvoir de
guérir les rhumatismes chroniques, quelque
invétérés qu'ils soient, et sous quelque forme
qu'ils se présentent, et qu'en ce point elles ne
le cèdent à nulle autre source thermale; bien
au contraire, elles semblent ne manifester nulle

part aussi évidemment la préférence qu'elles méritent quant à la température, que précisément dans cette classe de maladies, où la provocation d'une réaction excessive opérée par une température trop élevée, n'amène que trop facilement un excès d'irritation locale ou générale, et s'oppose ainsi à l'expulsion critique de la cause morbide.

Un grand nombre de maladies plus ou moins douloureuses ne proviennent que des rhumatismes, et il n'y a aucune région dans le corps qui ne soit exposée à être affectée directement ou indirectement, une fois que cette maladie a pris racine. Les névralgies de tout genre, les tics douloureux, les migraines, la dureté de l'ouïe, et les affections des yeux qui vont jusqu'à la cécité; les affections asthmatiques, les battements irréguliers du coeur, les maladies de la membrane pituitaire du gosier, du larynx et de la trachée-artère; les diarrhées chroniques, les coliques, les crampes d'estomac, les catharres des reins et de la vessie, les affections menstruelles et de la matrice, les hydropisies et les douleurs dans les articulations, les tumeurs blanches, les contractures, les courbatures,

mais surtout la lombagie et les affections ischia-
tiques ne viennent très souvent que d'une seule
et même source. Sans compter que souvent ces
maux cruels exercent des ravages locaux, pour
la guérison desquels il faut, en dernière instance,
recourir aux bains, ils sapent toute la constitution, et n'entraînent que trop souvent à leur
suite le dépérissement et une cacochymie complète, ou bien ils épuisent les forces vitales et
réactives au point que le malade tombe dans un
état étique qui ne lui permet même plus l'usage
des eaux.

Tout ce que j'ai dit jusqu'ici du rhumatisme
s'applique assez généralement à la goutte, qui
ne diffère de l'autre maladie qu'en ce qu'elle a
sa source dans les fonctions altérées des organes du bas-ventre. La cause principale en est
le dérangement de la circulation dans les grands
vaisseaux du département de la veine-porte de
l'abdomen ; le sang coulant plus lentement vers
le coeur et les poumons, il en résulte dans ce
dernier organe une diminution de décarbonisation. L'organisme, en cherchant à écarter de
sa sphère toute matière hétérogène, se décharge
de ce travail sur le système artériel, qui, à son

tour, a pour fonction de délivrer le système de la veine-porte du mélange vicié de son sang veineux, en provoquant la goutte aiguë, accompagnée de fièvre. Si le système veineux se charge lui-même d'opérer la sécrétion, il en résulte des hémorroïdes qui fluent ou d'autres écoulements passifs de sang; mais ordinairement la goutte sert de canal de dérivation, quelquefois aussi elle alterne avec les affections hémorroïdales. Ainsi les altérations qui surviennent dans les fonctions digestives se trouvent toujours liées aux affections arthritiques, telles que les aigreurs, les crampes d'estomac, les constipations, la disposition aux flatuosités, le manque d'appétit, les vomissements fréquents, la langue chargée et l'humeur atrabilaire.

Nos sources thermales ne conviennent point pour la goutte aiguë, pas plus que les bains en général. Mais Wildbad peut être considéré comme un remède spécifique contre la goutte chronique, contre ses métastases et ses dépôts dans les jointures, contre les fluxions chroniques qui en proviennent, les courbatures ou les contractures des articulations. On ne saurait croire en combien peu de temps des affections extra-

ordinaires de ce genre, qui pendant longues
années avaient bravé toute autre thérapeutique,
trouvent souvent du soulagement et une parfaite
guérison dans nos eaux. L'effet salutaire de
l'usage des bains, renforcé par l'emploi des
douches, est puissamment secondé par la boisson,
qui corrige les altérations survenues dans le
système de la veine-porte, et dans tous les organes digestifs. L'eau que l'on boit va même
jusqu'à susciter, pendant l'usage des bains, de
nouvelles attaques légères et de peu de durée,
et prouve évidemment la puissance qu'elle a de
repousser du corps toutes les matières morbifiques. Il arrive rarement, quand ces douloureux
accès de goutte se réveillent, qu'on soit obligé
d'interrompre l'usage des bains pendant plus de
quelques jours; en rentrant dans le bain, on ne
tarde pas à voir toutes les anciennes souffrances
disparaître avec les nouvelles attaques. Mais si
l'efficacité incontestable de nos sources procure
un soulagement éminent à tous les goutteux qui
viennent en prendre les eaux, si les suites les
plus compliquées de cette maladie sont ordinairement radicalement guéries dès la première
saison, Wildbad ne parvient pas toujours à

expulser à jamais du corps la diathèse arthritique, de même qu'il n'est pas en état non plus de convertir toutes les gouttes anomales en des gouttes régulières : bien des goutteux sont condamnés à répéter plusieurs années de suite l'usage des bains, et n'en retirent que l'avantage, considérable à la vérité, d'être délivrés pour long-temps de leurs souffrances, qui d'ailleurs ne sont plus aussi violentes, et ne renouvellent leurs attaques qu'à de plus longs intervalles.

Les cures suivantes, qui ont été choisies parmi une foule de guérisons surprenantes, opérées sur des rhumatismes chroniques, et sur des maladies invétérées provenues de la goutte, serviront à prouver que d'éminents, que de nombreux, et, pour ainsi dire, que de miraculeux effets nos sources ont déjà produits dans ces sortes de maladies.

1.

Une jeune villageoise, âgée de 17 ans, autrefois pleine de force et de santé, avait jusque-là passé heureusement toutes les maladies, et n'en avait essuyé aucune qui fût sérieuse. Dans sa 17e année, pendant qu'elle avait ses règles, elle passa plusieurs jours de suite dans la forêt, par un temps froid et humide, et s'attira, à la

suite de plusieurs refroidissements, un rhumatisme opiniâtre et très douloureux au bras droit, dont elle ne
put se débarrasser, bien que, pendant 9 mois, elle em-
ployât toutes sortes de remèdes d'ailleurs efficaces.
D'abord l'avant-bras droit fut la seule partie souffrante;
mais plus tard le rhumatisme se jeta sur tous les muscles
du bras, et la violence, ainsi que la durée des douleurs,
surtout pendant la nuit, devint telle, qu'elle était obligée
de quitter 6 à 8 fois le lit, pour se procurer pour quelques moments un peu de relâche.

Par suite de l'excès des douleurs, qui étaient toujours accompagnées de fièvre, le bras s'était recourbé
à la jointure, de manière que l'avant-bras avec la main
fermée se repliait sur la partie supérieure; et tous les
muscles s'étaient tellement ramassés en peloton, qu'en
les touchant par-dessus la peau, qui était d'un bleu
livide, on croyait sentir une pierre froide. On employa
inutilement tous les remèdes imaginables (les sangsues,
les ventouses, les vésicatoires et différentes frictions):
rien ne fit effet. Elle était dans cet état lorsqu'on
l'amena à Wildbad, pour lui faire prendre les eaux.
Elle s'était à peine baignée une quinzaine de jours,
qu'il se manifesta peu-à-peu sur tout le corps une éruption
cutanée très prononcée, qui fut suivie d'un grand allége-
ment à ses douleurs, et elle fut en état de mouvoir le
membre paralysé. L'éruption fut guérie en moins de
5 semaines, et non seulement toutes les douleurs avaient
disparu avec elle, mais encore la malade recouvra toute
la mobilité et l'usage de son bras, au point qu'il ne
lui resta pas la moindre défectuosité.

2.

Une dame, âgée de 40 ans, souffrait depuis assez long-temps d'une goutte anomale, dont le siége variait souvent. Elle avait déjà été dans plusieurs bains, à Neustadt, Niedernau, Sébastiansweiler, Baden-Baden, etc., sans en avoir retiré aucun avantage qui fût de durée. Dans l'été de 1837, la goutte s'était portée au bas-ventre; autrefois elle se plaignait d'en éprouver les atteintes aux parties extrêmes et à la tête, tandis que la région de l'abdomen en était presque entièrement exempte; maintenant elle y ressentait une douleur cuisante continuelle; avec cela le ventre était gros, dur, et il y avait ordinairement constipation. Les menstrues ne s'étaient plus montrées depuis 6 mois. Le Ragozzi de Kissingen, dont elle fit usage, lui procurait des évacuations alvines journalières, de sorte que la grosseur du ventre diminuait, et même les douleurs se calmaient. Mais rien ne put opérer une guérison durable de cette forme de goutte atonique, ni rétablir les menstrues, que l'usage des bains et la boisson des eaux de Wild-bad en 1838.

3.

Une dame mariée, de moyen âge, avait souffert d'un rhumatisme arthritique depuis une série d'années, et notamment depuis 1830 et 1831, où elle avait eu à supporter une grossesse pénible, et pendant cette grossesse une péricardite sérieuse. Ce rhumatisme, d'abord errant, après avoir parcouru la région lombaire, la

claviicule, mais surtout les deux avant-bras et les jointures des mains, où il avait laissé plusieurs ganglions
dans les parties tendineuses, attaqua dans l'été de 1837
l'os sacrum, et de là gagna la région sciatique du côté
droit; enfin, au printemps de l'année suivante (après
que l'hiver se fut passé heureusement), il assaillit la
région de la hanche et de l'aine droites, et cela d'une
manière si violente, que le médecin de la dame crut
avoir à combattre une inflammation des muscles du
bassin, et une métamorphose qui pouvait en résulter.
Dix-mois avant de prendre les eaux, elle avait eu à
souffrir d'une fièvre typhoïde, et depuis lors il s'était
manifesté de plus en plus une diathèse hémorroïdale.
La dame fut radicalement guérie de ses longues douleurs arthritiques dans la saison de 1838, surtout après
que les hémorroïdes se furent mieux prononcées.

4.

Une femme de 66 ans, de complexion délicate, fut, dans
l'hiver de 1834 à 1835, atteinte à la partie supérieure et
inférieure de la cuisse droite d'un rhumatisme aigu et opiniâtre, qui dura tout l'hiver. La malade éprouvait des
douleurs inexprimables; elle avait perdu entièrement
l'usage du pied. Le mal avait bravé tous les remèdes
internes et externes auxquels on avait eu recours; et
au bout de quelque temps il en était résulté une paralysie complète de tous les muscles, qui étaient devenus
raides; les jointures avaient perdu leur flexibilité au
point que le moindre essai qu'elle faisait de les ployer,

lui causait les plus horribles souffrances. Ce rhumatisme devenu habituel, après avoir duré plus de 6 mois, se changea, d'affection rhumatismale qu'il était d'abord, en une rhumatalgie nerveuse formelle, comme dans la sciatique, et réduisit cette pauvre femme, dont les nerfs étaient faibles d'ailleurs, à un tel état de faiblesse, que le moindre bruit, même celui que l'on faisait en marchant dans la chambre, lui était presque insupportable. Elle vint à Wildbad, où elle fit pendant 6 semaines usage des bains; il s'établit chez elle une forte éruption cutanée; et non seulement elle fut délivrée de toutes ses douleurs, mais elle recouvra encore l'entier usage de la jambe.

5.

Une femme de 50 et quelques années, et de constitution robuste, était sujette à un violent tic douloureux, qui semblait provenir d'une affection rhumatismale, attendu qu'il se présentait ordinairement, quand le temps venait à changer subitement. Peu-à-peu le mal augmenta au point de devenir un véritable tic douloureux de FOTHERGILL, dont l'apparition périodique était si violente, qu'il causait à la malade des souffrances presque insoutenables. Après qu'elle eut lutté, plusieurs mois durant, contre ce mal opiniâtre qui la tourmentait au plus haut degré, sans qu'aucun de tous les remèdes employés fît effet, on lui conseilla les eaux de Wildbad. Une forte éruption qui, au bout de 15 jours, se manifesta et couvrit peu-à-peu tout le corps, calma de beaucoup le mal; et 4 semaines plus tard, l'éruption ayant disparu paisiblement; ainsi au bout de 6 semaines en tout, la malade fut entièrement délivrée de ses douleurs. Une seconde saison qu'elle vint faire l'année d'après, servit à consolider le bon effet qu'avait produit la première.

Dans la saison de 1837, je vis un homme de 28 ans, c'était un suisse; il était maigre et décharné, et venait à Wildbad chercher du soulagement contre un tic douloureux qui le tourmentait horriblement. Le mal provenait, disait-il, de refroidissements; de périodiques que les douleurs avaient été pendant quelques années, elles avaient fini par devenir presque permanentes. Lors de son arrivée, elles ne lui laissaient pas de relâche; le malade ne pouvait ni manger ni dormir. Après les 10 premiers bains, les douleurs commencèrent à perdre de leur violence, et bientôt aussi de leur durée. Dans les premiers jours de la seconde moitié de la saison, elles se firent sentir à de plus longs intervalles; et quand le traitement fut à sa fin, il n'y eut plus aucune trace du tic douloureux. Le malade n'étant point revenu aux bains l'année suivante, il est à présumer que la guérison a été durable.

6.

Une fille de 25 ans souffrait depuis six ans de diverses affections arthritiques et spasmodiques très douloureuses; elle avait entre autres de cruelles souffrances à la tête, au visage et aux membres; elle ressentait une

grande faiblesse, des tremblements et des crampes, surtout au côté gauche de tout le corps, qui souvent était
assez long-temps comme dans un état de paralysie; le
mal lui avait même à la fin affaibli les sens de la vue,
de l'ouïe et du toucher. La plupart des remèdes ne
lui procuraient qu'un soulagement passager, aucun n'était
parvenu à la guérir; encore fallut-il à la fin, vu l'extrême
pauvreté de la fille, se borner à lui administrer les
médicaments les plus indispensables. On la reçut dans
le Catharinenstift, et dès la première année l'usage du
bain fit sur sa santé l'effet le plus salutaire; elle se
baigna encore l'année suivante, et eut une très forte
éruption cutanée. Dès-lors elle fut complètement rétablie.

7.

Un père de famille, âgé de 40 ans et d'une constitution débile, souffrait depuis plusieurs années d'une
goutte chronique et irrégulière, qui se manifestait
ordinairement au printemps sous la forme d'un rhumatisme opiniâtre et douloureux dans les membres, ou
sous celle d'accès de goutte dans les jointures des membres inférieurs, ou bien sous celle d'une violente sciatique ou d'affreux maux de reins. Ces douloureux accès
furent combattus par différents remèdes et par l'usage
de bains domestiques, de sorte que le printemps suivant
(1830) le malade ne ressentait plus que des atteintes
légères et peu douloureuses. Mais à ces légères atteintes
de la goutte se joignit une inflammation des yeux, qui
empirait dès que les douleurs des membres étaient sup-
portables et légères, et disparaissait presque entièrement,

quand la goutte attaquait les membres avec violence. Cette inflammation périodique, parfois aussi très douloureuse, qui faisait cause commune avec le mal dominant, la goutte, et qui par cette raison dépendait beaucoup de l'influence de la température, s'était peu-à-peu, à la suite d'un mal de tête continuel, transformée en ophtalmie habituelle ; elle était accompagnée de douleurs périodiques et insupportables que le malade ressentait aux yeux, et auxquelles succédait chaque fois un ruisseau de larmes d'une âcreté surprenante, qui était en quelque sorte la déjection critique de la matière morbifique.

Cependant la faculté de voir s'affaiblissait de plus en plus ; les pupilles s'étendirent et devinrent inégales, anguleuses, sans perdre toutefois leur brillante couleur noire naturelle ; on ne pouvait rien découvrir qui fût irrégulier dans le fond des deux yeux. Dans cet état le malade se plaignait d'une tension et d'une pression continuelles au front et au-dessus des orbites, et sa vue affaiblie était tellement obscurcie par des figures noires qui se présentaient sous la forme de mouches et d'araignées, qu'on craignait à bon droit qu'il n'en résultât une amaurose. Le médecin du malade avait long-temps employé contre cette maladie une foule de remèdes très convenables, et cela avec le plus grand succès pour le mal général ; mais avec tout cela la vue ne se rétablissait plus parfaitement, ce qui inquiétait fort le malade ; et ce fut ce qui engagea le médecin à lui prescrire les eaux de Wildbad.

L'été suivant le malade fit usage des bains pendant 6 semaines avec le plus grand succès ; il y joignit la boisson, et but 8 à 10 verres d'eau par jour; la vue se rétablit et se fortifia au point qu'au bout de deux mois il put lire au moyen de lunettes convenables, sans éprouver la moindre fatigue. En 1831 il revint à Wildbad; il ne ressentait plus aucune atteinte de goutte dans le corps, et les accès ne s'étaient plus renouvelés au printemps; son état s'améliora si bien pendant cette seconde saison, qu'il ne lui resta pas même de faiblesse dans les yeux; et Wildbad prouva dans ce cas, comme dans mille autres, que ses sources sont des plus efficaces pour opérer des guérisons durables.

Il y a plusieurs années qu'un employé, âgé de 50 ans, eut à l'oeil droit une cataracte lenticulée, pour avoir regardé dans le soleil à travers une lunette d'approche.

Il se forma, il y a un an et demi, un glaucome arthritique sur ce même oeil; outre le cristallin déjà affecté, les autres membranes et humeurs perdirent leur transparence, et l'oeil fut perdu sans retour. Longtemps avant et après ce mal, le malade avait eu beaucoup à souffrir d'affections rhumatismales, tant aux membranes fibreuses de la poitrine, aux muscles et aux tuniques séreuses du ventre, qu'aux enveloppes tendineuses et aux nerfs, par exemple au nerf ischiadique et au nerf crural; ajoutez à cela que la vie sédentaire du malade occasionna encore, pour surcroît de malheur, des crudités et des stagnations dans la région de la veine-porte, si bien qu'à la fin le mal rhumatismal et arthritique se jeta aussi sur l'œil gauche, qui jusque-là avait été épargné. Un traitement long-temps soutenu parvient, il est vrai, à sauver l'œil; mais un certain nuage qui, de temps à autre, se présente plus ou moins à l'organe de la vue, et qui a la forme d'un brouillard ou d'une boule colorée, prouve que le mal n'est pas encore entièrement sorti de l'œil, et que la cause morbide qui l'y entretient est encore dans le corps.

Cette circonstance, ainsi que les stagnations qui se manifestent dans l'abdomen et auxquelles se sont jointes encore tout récemment les hémorroïdes cachées, qui ont disparu bientôt, engage le malade, sur le conseil de son médecin, à chercher dans l'été de 1838 un soulagement durable dans les eaux de Wildbad. Outre l'usage des bains qu'on lui a prescrit, en calculant toutefois soigneusement les congestions qui pourraient se porter à la tête, surtout au commencement, on lui recommande aussi la boisson, attendu qu'il est impossible de méconnaître une liaison intime entre le ventre et le mal d'yeux.

Le malade passa 5 semaines au bain, et fut parfaitement content du résultat; l'œil menacé semble avoir été délivré de toute affection arthritique.

Un autre cas semblable, mais où le mal avait déjà fait plus de progrès, est celui que nous présente un ecclésiastique badois; des affections arthritiques l'avaient privé de la vue à la suite d'une amaurose; en cet état il venait dans la saison de 1837 chercher à Wildbad un soulagement que toutefois il ne trouva point tout le temps qu'il y resta. Mais les effets postérieurs du bain furent si extraordinaires et si salutaires, que, de retour dans sa patrie, il recouvra peu-à-peu la vue, et qu'il fut entièrement rétabli l'été suivant; ce qui le dispensa d'une seconde saison.

Une veuve de 45 ans souffrait depuis long-temps d'affections rhumatismales arthritiques compliquées d'hémorroïdes. Au printemps de 1838 elle fut atteinte d'une espèce de goutte à la tête, qui provenait de la suppression de ses menstrues, à la suite d'un incendie qui avait éclaté dans sa demeure. Ses yeux étaient tellement affectés que, lorsqu'ils étaient l'un et l'autre ouverts, elle voyait toutes choses doubles. La malade prit les eaux pendant l'été de la même année; son état s'améliora en général beaucoup, mais notamment son mal d'yeux.

Les sources de Wildbad guérirent aussi parfaitement la dureté d'ouïe, provenant de la goutte, de deux baigneurs qui, après avoir pris les eaux en 1837, vinrent en 1838 faire une seconde saison.

9.

Une dame, âgée de 50 et quelques années, de forte complexion, éprouvait annuellement depuis 8 ans, le plus souvent au printemps, de violentes attaques de goutte, qui pour l'ordinaire duraient plusieurs semaines, sans qu'il y eût de grands paroxismes de fièvre; les douleurs, sans être continuelles, étaient quelquefois très vives; elle les ressentait surtout dans les articulations des extrémités inférieures, et notamment dans le tarse. La goutte formait d'année en année des dépôts considérables dans les jointures affectées, principalement dans la région de la capsule articulaire, mais surtout autour des articulations de la partie antérieure du pied, et y occasionnait de fortes ankyloses; ces articulations grossissaient de plus en plus et prenaient une forme tout irrégulière, et vu l'extrême dilatation et la raideur des jointures, le marcher devenait impossible. L'usage de plusieurs bains chauds n'avait apporté aucun remède au mal. La dame fréquenta deux ans de suite les eaux de Wildbad, 6 semaines chaque fois, se fit appliquer en même temps les douches, et recouvra le mouvement de ses pieds; dès-lors elle fut entièrement délivrée de ce mal opiniâtre. Dès la première saison, les *tophus* formés par la goutte s'étaient diminués de moitié, et étaient devenus en général moins douloureux; comme le printemps suivant il ne se manifesta plus aucune attaque de goutte, et que, pour la première fois, il ne s'était plus amassé de nouveaux dépôts autour des jointures, les tumeurs restantes se ramollirent, et se résorbèrent d'autant plus aisément pendant la seconde saison; ajoutez à cela que les exhalaisons de la peau, devenues chaque année plus fortes, et une sécrétion extrémement abondante d'une urine trouble, chargée d'un sédiment rougeâtre de la nature de la craie, accélérèrent la guérison en expulsant la matière morbifique.

10.

Un homme âgé de 50 ans, qui, pendant une longue série d'années, avait souffert d'une goutte chronique, et qui, dans les deux dernières années, avait vu se perdre entièrement la flexibilité de ses pieds, à la suite de grandes tumeurs arthritiques qui lui étaient survenues aux jointures des genoux et du tarse, ce qui l'avait mis dans l'impossibilité de vaquer aux fonctions de son état, fut, dès la première année, après s'être baigné pendant 7 semaines, et avoir fait en même temps usage des douches, qui contribuèrent puissamment à résoudre et à partager les tumeurs formées par la goutte, si parfaitement rétabli, qu'il put tout de suite après reprendre les travaux de sa profession.

11.

Un homme de 28 ans, de complexion peu robuste, souffrait depuis plus de deux ans d'une maladie articulaire. Le mal était parvenu à un si haut degré, que toutes les articulations des extrémités, surtout des pieds, des genoux et du tarse étant fortement enflées et chargées de tumeurs, il ne pouvait plus, dans l'hiver de 1834 à 1835 et dans l'été qui succéda, bouger de la place, à tel point qu'il fallait le retourner dans son lit, ce qui lui causait les plus horribles douleurs. Il était dans cet état, pour ainsi dire, paralytique, lorsque, sur le conseil de son médecin, il vint au mois de Juillet 1835 aux eaux de Wildbad, qui lui procurèrent un soulagement considérable. Quand il fut de retour

chez lui, les effets du bain opérèrent si avantageusement, que, 6 semaines après le traitement, au bout
desquelles toutes les tumeurs formées par la goutte
étaient presque entièrement disparues et résorbées, il
put, sans aucun secours étranger, faire usage de ses
jambes. La seconde saison qu'il fit l'année d'après, le
guérit si parfaitement de son état pitoyable, qu'il fut
à même, comme auparavant, de vaquer à ses affaires.

12.

Un invalide avait ruiné sa santé dans les campagnes de 1814 et 1815, à la suite de refroidissements et
de fatigues de tout genre; il commença par être atteint
d'une fièvre froide; elle dura long-temps, mais finit
cependant par disparaître subitement; bien loin que la
santé s'ensuivit, il en résulta une arthrite, qui se déve-
loppa de plus en plus sous des formes anomales, et
fut cause qu'on mit le malade hors de service pour
cause d'infirmité. Plusieurs années après, il lui vint
à l'articulation de l'épaule droite une tumeur blanche
arthritique qui suppura, et qui s'ouvrit en plusieurs
endroits. Après cela, il se montra des enflures à plusieurs parties du corps, par exemple à l'angle droit de
l'omoplate, au côté droit de la mâchoire inférieure,
à la jointure du genou gauche, au cartilage costal du
côté droit de l'os de la poitrine. L'enflure de la mâchoire
inférieure s'enflamma, suppura, et forma un abcès,
qui jeta beaucoup de pus intérieurement dans le gosier.

L'enflure du genou n'était autre chose que le commencement d'une tumeur blanche arthritique ; et l'on craignait qu'il ne prit la même tournure que celle de l'épaule, qui n'était pas encore guérie. Il est inutile de dire qu'au milieu de toutes ces souffrances la constitution fut extrêmement affaiblie ; à tout cela se joignit une fièvre hectique continue.

Ce malheureux, dans ce piteux état, fut traité assez long-temps avec tous les soins que les circonstances permettaient, mais sans succès ; de manière que son médecin vit bien que le malade dépérirait peu-à-peu, d'une manière lente, il est vrai, mais d'autant plus cruelle, si un mode de traitement plus puissant, qu'il se promettait des bains de Wildbad, ne venait au secours des forces de la nature. La prédiction du médecin s'accomplit : un séjour de 6 semaines aux bains de Wildbad rétablit son malade au point, qu'il s'en retourna beaucoup mieux portant et fortifié de beaucoup ; les effets postérieurs du bain lui rendirent complètement la santé.

13.

Un particulier, âgé de 40 ans, d'une constitution débile et nerveuse, fut atteint pendant l'hiver de 1834 d'une goutte nerveuse très douloureuse, qui le retint au lit jusqu'au printemps, en lui faisant éprouver les affections nerveuses les plus différentes ; il souffrait notamment de maux de tête violents et continuels ; il était privé de sommeil et tombait en délire; Il éprouvait une grande irritation et était extrêmement sensible à toutes les impressions qui venaient du dehors. Cette maladie, si violente dans sons cours, avait entièrement amaigri le particulier, dont le corps était devenu d'une faiblesse et d'une susceptibilité extraordinaires; toutes les articulations des extrémités s'étaient raidies et enflées au point que, lors de son arrivée, il ne pouvait marcher qu' à grand, peine, à l'aide de deux cannes. Après qu'il eut, pendant 5 semaines, pris les bains et bu l'eau de nos sources, les enflures arthritiques s'étaient dissipées peu-à-peu, de manière qu'il pouvait marcher librement sans aucun secours étranger, et qu'au bout de 6 semaines, à sa grande satisfaction, il quitta les bains parfaitement rétabli.

<h2 style="text-align:center">14.</h2>

Un vieux goutteux souffrait en partie d'une inflammation d'yeux arthritique, en partie d'une véritable arthritis errante; la plus forte attaque qu'il éprouva de cette dernière, eut lieu au mois de mars et d'Avril 1832. Le mal principal commença aux pieds, d'où il se porta tout-à-coup sur le cerveau, ou, à ce que croyait le médecin du malade, sur le nerf optique, car le vieillard fut, pendant plusieurs jours, tantôt complètement, tantôt en partie, amaurotique (aveugle de la goutte sereine). Les douleurs arthritiques ayant reparu dans les pieds au mois de mars, l'affection cérébrale cessa, et la vue se rétablit comme auparavant. Mais un mois d'Avril les douleurs des pieds disparurent de rechef subitement, et il se manifesta une affection pulmonaire très sérieuse, accompagnée d'une nouvelle attaque de goutte sereine. Le médecin, au moyen d'un traitement convenable, parvint cette fois encore à écarter ces affections métastatiques; les douleurs rentrèrent dans les pieds, d'où elles n'étaient pas encore ressorties dans les premiers jours de Juillet. Pour mieux affermir sa santé, le malade, sur le conseil de son médecin, vint à Wildbad; à son arrivée, sa vue était assez régulière, et l'affection pulmonaire avait complétement disparu. Après qu'il se fut baigné 15 jours, les douleurs qu'il éprouvait encore dans les extrémités inférieures se perdirent peu-à-peu, sans que les yeux et la poitrine en souffrissent le moins du monde; il survint dans la troisième semaine une éruption, à la suite de laquelle la faiblesse des yeux cessa complétement. L'usage intérieur que le malade fit de l'eau des sources thermales, contribua puissamment à amener un prompt soulagement, et à rétablir sa santé d'une manière durable, parce que l'eau bue lui causa une diurèse qui dura assez long-temps, et expulsa du corps une grande masse de matière arthritique rougeâtre.

15.

Un campagnard de 50 et quelques années, d'une constitution saine et vigoureuse, lequel travaillait assidument et avec calme, mais qui souvent éprouvait plusieurs jours de suite des douleurs arthritiques dans les membres, s'attira, à la suite d'un refroidissement, un mal de tête affreux, qui, lors de sa naissance, fut accompagné d'une fièvre violente, qui se renouvelait tous les soirs avec un redoublement de souffrances, et causait pendant la nuit de grandes douleurs au malade, qu'elles empêchaient de dormir; ce n'était que vers la pointe du jour qu'elles cessaient. Comme le malade avait été, de tout temps, sujet à des indigestions et à des constipations, et vu que les affections de la goutte sont le plus souvent en relation étroite avec les désordres de la digestion, et qu'ordinairement elles s'empirent quand les organes digestifs sont affectés, on lui donna au commencement des purgatifs; plus tard on employa des irritants intérieurement et extérieurement, ce qui n'eut d'autre effet que de calmer un peu le mal. L'usage assez long-temps continué qu'on lui fit faire du sulfate de quinine, pour arrêter les violentes céphalalgies qui se présentaient le soir, et qui étaient accompagnées de paroxysmes fébriles, n'eut non plus que très peu de succès. Le malade était dans cet état lorsque, dans l'été de 1838, il vint à Wildbad, pour se débarrasser de la goutte qu'il avait à la tête, en prenant les bains et en buvant l'eau de la source. On procéda au commencement avec les plus grandes précautions pour l'usage des bains; on avait toujours soin entre autres de lui mettre sur la tête des compresses froides pendant tout le temps qu'il se trouvait dans l'eau. Au bout de peu de jours, le malade fut en état de supporter les bains. Il s'établit une

forte diurèse, et il y eut de jour en jour de plus
fortes émanations de la peau; il s'était à peine
écoulé 10 ou 12 jours que déjà le violent mal de tête
diminua peu-à-peu; il fut remplacé par les premières
douleurs dans les membres, qui se manifestèrent à un
assez haut degré, mais qui, quand le traitement fut à
sa fin, se perdirent totalement; de sorte que le malade,
délivré de toutes ses souffrances, quitta, au bout de
5 semaines, Wildbad, très réjoui du succès de la cure.

CHAPITRE XI.

____

EFFETS SALUTAIRES DES SOURCES DE WILDBAD CONTRE LES AFFECTIONS DE LA MOËLLE ÉPINIÈRE ET CONTRE LES PARALYSIES QU'ELLES ENTRAINENT.

Les affections de la moëlle épinière, qui, à leur naissance, sont difficiles à reconnaître, et qui, parvenues à un certain degré, se changent en paralysies le plus souvent des extrémités inférieures, sont assez généralement inaccessibles aux secours de l'art, d'autant plus que, dans le commencement, on les estime à peine, qu'on les prend pour une faiblesse, pour des rhumatismes, pour la goutte ou pour des affections hémorroïdales, et qu'on n'en fait sérieusement cas que lorsque des organes essentiels sont déjà attaqués, et qu'il n'est plus possible d'écarter le mal, qui a jeté de trop profondes racines. L'attention ne se porte ordinairement sur le véritable siége des diverses douleurs, que quand les suites, en seconde et troisième instance, la réclament impérieusement; et c'est le plus souvent la paralysie commençante, ou déjà à moitié terme, ou même tout-à-coup complètement déclarée, de toutes les extrémités inférieures, qui sert en cela de mesure. Mais aussi il faut dire qu'il est extrêmement difficile de reconnaître cette maladie, quand elle n'est encore qu'à son origine; le malade sent, dans les commencements, si peu de douleurs, qu'il ne lui vient pas même l'idée qu'il est menacé d'un mal dangereux; car il n'y a guère de maladie dont l'approche soit si lente et si inaperçue, pour se montrer plus tard dans toute sa violence.

Malheureusement les affections de ce genre se multiplient de nos jours d'une manière alarmante, et nos bains peuvent, dans ces dernières années, fournir les preuves les plus frappantes de l'effrayante augmentation de ces souffrances, attendu qu'en aucun temps on n'a trouvé à Wildbad autant de paralysies complètes ou partielles des membres inférieurs, que dans les saisons de 1837 et 1838. Il semble que ces maux, à en juger tant par la disposition héréditaire qu'on y apporte, que par les sources d'où ils nous sont transmis, menacent de devenir de plus en plus l'apanage de notre éducation, de nos coutumes et de notre manière de vivre (¹). Il pourrait bien y avoir dans la génération actuelle une plus grande disposition de la moëlle épinière, et du système nerveux qui est en communication avec elle, à recevoir le germe des maladies, un état d'irritation généralement plus grande dans les fonctions nerveuses, qui seraient la source des paralysies, de même que, dans les deux sexes, la propagation croissante des affections hémorroïdales, qui pourraient bien être en liaison intime avec celles de la moëlle

(¹) Dès l'année 1820, *Baillie* a fait l'observation que, depuis 15 à 20 ans, la paralysie des extrémités inférieures provenant de la moëlle épinière, avait fait en Angleterre d'immenses progrès, *although it be very difficult to assign any satisfactory reason for it.* La même observation semble pouvoir s'appliquer au continent

épinière, ne saurait être contestée. D'un autre côté, dans un grand nombre de ces paralysies, dans celles surtout qui attaquent l'âge tendre, le mal pourrait bien provenir du ramollissement rachidien des os, qui devient de plus en plus général, et qui peuple nos établissements orthopédiques; c'est à lui sans doute qu'il faut attribuer le nombre toujours croissant des difformités de l'épine du dos qu'on remarque dans des enfants bien portants d'ailleurs, depuis l'épaule haute jusqu'à la bosse prononcée.

Le développement lent de la paralysie qui provient de la moëlle épinière a de quoi surprendre; tandis que d'autres paralysies, celles, par exemple, qui sont produites par l'apoplexie, se déclarent tout-à-coup, ou du moins à la seconde ou à la troisième attaque: on a peine à démêler le commencement de celle-ci; elle se glisse en rampant insensiblement de bas en haut, de la périphérie au centre; et comme il n'y a point de douleur dans le dos, ainsi que cela arrive souvent dans toutes les périodes de cette maladie, on est porté à ne prendre que pour des apparitions symptomatiques les coliques non accompagnées de fièvre, les vomissements chroniques, les affections bilieuses du système digestif, les douleurs périodiques éprouvées à une seule et même place dans l'abdomen, et ordinairement à une place opposée à la partie affectée de la moëlle épinière, les violentes céphalalgies qui souvent n'occupent qu'une seule place, les constipations, le besoin d'uriner fréquemment, les douleurs caractéristiques ressenties dans l'anus, et à supposer d'autres formes de maladies; et comme il n'y a pas de maladie dont celui qui souffre de la moëlle épinière ne puisse à cette époque présenter le masque, la connaissance du vrai caractère de ces sortes d'affections échappera au médecin lui-même, qui ne distinguera point le serpent caché sous l'herbe pour épier sa proie. Souvent les dérangements dans les menstrues, les affections hystériques, les crampes, les vertiges continus ou périodiques, les désordres survenus dans les organes de la vue, les mélancolies, les extinctions de voix et les difficultés que l'on éprouve d'avaler, n'ont point d'autre base que la moëlle épinière fortement attaquée. Cette observation s'applique surtout à une foule de souffrances que l'on prend pour des névralgies, et qui se font sentir dans des parties très distantes de la moëlle épinière, mais qui ne laissent pas que d'être en communication avec elle au moyen du système nerveux ; car c'est un fait physiologique que l'on perd facilement de vue, que les impressions malignes qui affectent une grande tige nerveuse, se ressentent moins à l'endroit même où elles ont lieu, que dans ses petites ramifications. Il y a d'autres cas où la diagnose devient encore plus difficile, attendu qu'il y a absence totale de ces signes indicateurs qui avertissent de la présence du mal, et que, sans perturbation d'une partie quelconque, c'est l'être en général qui souffre, et cette souffrance ne se manifeste que par une faiblesse toujours croissante, un pouls faible et lent, une grande pâleur, une certaine paresse pour tous les exercices du corps, bien que, du reste, les facultés intellectuelles n'aient éprouvé aucune altération, que souvent même elles soient excellentes, et que l'humeur n'ait point cessé d'être enjouée.

Vers la fin de cette période, il se manifeste déjà, dans les membres inférieurs, des sensations qui, sans déceler aucune trace de paralysie, se font reconnaître par une pesanteur inaccoutumée, une prompte lassitude, le refus de service que fait plus tôt que de coutume l'un ou l'autre pied, ou par de légères douleurs qu'on y ressent. Bien que, parmi le nombre des baigneurs, j'en aie déjà trouvé qui, ne connaissant pas eux-mêmes leur état, étaient venus, se croyant affectés d'autres maux, chercher dans nos bains un soulagement qu'ils trouvèrent en effet, contre cette terrible maladie encore à sa naissance, il n'en est pas moins vrai que jusqu'ici la période de son origine a échappé aux observations des médecins, d'un côté parce que la plupart des malades qui souffrent de la moëlle épinière arrivent aux bains avec des attaques périodiques déjà fortement prononcées, ou même avec des paralysies complètes; d'un autre côté, parce qu'on n'en a pas tenu un compte assez exact, et qu'on l'a confondue avec les périodes d'autres maladies. Elle ne peut conséquemment point trouver place parmi les expériences qui ont été recueillies dans le Bain même, qui ne commencent qu'à l'époque où les douleurs se font sentir, ou, plus souvent encore, quand l'une ou l'autre des extrémités se trouve déjà dans l'état de paralysie. Il est certain que l'eau de nos sources a étouffé le mal à sa naissance chez un grand nombre d'individus qui étaient menacés de ce fléau ; les exhalaisons de la peau, le jeu du tube digestif, presque toujours supprimé dans ces sortes de maladies, ayant été remis en activité, l'ont, de concert avec la sécrétion urinaire, écarté du centre et repoussé vers la surface.

En général, on ne commence ordinairement à se douter d'une paralysie qui se prépare, que quand le malade se plaint de lassitude dans les pieds, sans qu'on puisse en alléguer aucune raison ; quand l'un ou l'autre pied est sujet à s'endormir, qu'il s'engourdit ou devient lourd, sans qu'on puisse remarquer aucune variété survenue dans la température ; ou enfin, quand la sensibilité du pied diminue, ou qu'il s'y manifeste quelque douleur, surtout dans la plante. La démarche devient moins assurée, et le malade est plus sujet que de coutume à faire des faux-pas ou à tomber. Il se fait sentir dans l'un ou l'autre genou une faiblesse extraordinaire, sans toutefois que le malade soit déjà mis hors d'état de marcher sans soutien. Cet état, je l'appelle, pour pouvoir mieux signaler la vertu de nos sources contre ces sortes d'affections, le *premier degré* de la paralysie commençante, la distinction exacte des périodes dans lesquelles les maladies de la moëlle épinière paraissent dans notre Bain, étant de grande importance sous le rapport de la prognose.

Le premier degré de la paralysie qui ne fait que commencer, est celui que Wildbad guérit le plus sûrement, et, ce qui au reste s'applique à tous les degrés, d'autant plus sûrement qu'il y aura quelque matière pathique en corrélation avec l'affection nerveuse. Les âcretés exanthématiques, arthritiques et hémorroïdales sont repoussées dans leurs régions, et déchargent la moëlle épinière de l'irritation dangereuse; même abstraction faite de ces différentes influences antagonistes, ce degré, qui toutefois se présente le plus rarement à nos sources thermales, se montre le plus facile à guérir. Cependant, ainsi qu'on le verra par les exemples rapportés plus bas, il est arrivé qu'il a fallu une seconde saison pour opérer une guérison complète.

Dans le *second degré* le mal est déjà parvenu jusqu'à une demi-paralysie; il est rare que

le cours de la maladie saute cette période pour
passer incontinent à la paralysie complète. Le
sentiment a quitté d'une manière plus ostensible les extrémités, le malade se plaignant
continuellement d'un certain engourdissement
et d'un certain froid. Sa démarche n'est plus
du tout assurée ; les pieds sont sujets à se croi-
ser, et se lèvent avec une espèce de crispation
que je ne saurais mieux désigner qu'en la com-
parant à la démarche du coq ; quoique, pendant
la durée de cette période, le malade ne soit
point encore absolument obligé de recourir à
un appui pour marcher, il lui faut ordinairement
une canne ou un guide ; et s'ils lui manquent,
sa démarche ressemble à la démarche incertaine
d'un homme ivre. Les individus paralytiques à
ce point, se portent du reste assez bien, si l'on
en excepte quelques désordres survenus dans
les déjections alvines et les excrétions urinaires,
et divers embarras dans le système de la digestion. Ils sont en général d'une humeur enjouée,
appartiennent à la bonne classe de la société,
et ont l'esprit cultivé. Il ne sera peut-être pas
hors de propos de faire observer ici que je n'ai
encore vu aux sources que très peu d'individus

femelles portant les caractères de ce degré de
paralysie, et qu'elle n'attaque d'ordinaire que
les hommes de moyen âge; on la voit beaucoup
plus rarement parmi les jeunes gens. Le mal
s'arrête souvent des années entières à ce degré
de restriction dans la faculté de marcher et
de sentir, avant de faire un pas de plus des
régions inférieures vers les régions d'en haut,
et je pourrais citer des cas où cet état est resté
au même niveau pendant plus de 20 ans, sans
aucun changement. Enfin, quand tôt ou tard la
paralysie est devenue complète, arrive le dépérissement, qui se fait surtout voir aux membres
paralysés, et l'état d'étisie.

Cet état est remarquable par une opiniâtreté
à rester dans un statu quo qui brave tous les remèdes; si cette période tire en général beaucoup
plus en longueur que les autres, c'est aussi celle
qui se montre le plus rebelle au traitement; elle
résiste aux remèdes les plus énergiques avec une
constance qui fait qu'ils amènent un épuisement
total, et la paralysie complète dont le malade
est menacé, plutôt que d'opérer la guérison.

Je suis obligé de dire à mon grand regret
que je ne puis rapporter aucun exemple de

guérison complète de ce degré opérée par les eaux de Wildbad, bien que, dans presque tous les cas, elles exercent une influence salutaire, et que, dans la plupart, elles procurent une amélioration notable. J'ai vu souvent qu'après une seule saison, le malade s'est trouvé en état de pouvoir se passer de son guide, de ses béquilles ou de sa canne; mais je n'ai pas vu un seul cas où plusieurs saisons même aient fait disparaître toutes les traces de la démarche coqueline. Les exemples que je puis rapporter pour ce degré de paralysie, ne parleront conséquemment que d'une amélioration considérable, dont le malade peut d'autant mieux se contenter, qu'il ne l'aurait trouvée à ce point au moyen d'aucun remède pharmaceutique.

Enfin, le *troisième degré* de la paralysie des membres inférieurs qui provient de la moëlle épinière, se caractérise par l'impuissance totale de marcher, et de se tenir debout sans appui, c'est-à-dire que les pieds sont complètement paralysés. Il est rare qu'alors le malade soit encore en état de se porter d'un lieu à un autre avec des béquilles; il a besoin de tous les efforts de la partie supérieure du corps pour se traîner à une faible distance en s'accrochant de ses deux mains à tous les objets qu'il rencontre. Mais quoique la faculté de se mouvoir soit perdue pour lui, celle de sentir existe encore à un certain degré; rarement elle disparaît entiérement. La chaleur n'est que faiblement diminuée dans les membres inférieurs, bien que le malade les sente toujours froids, engourdis, et nullement comme étant sa propriété. Cependant il ressent fréquemment une démangeaison très importune, que l'on remarque plus souvent dans ceux qui ont été paralysés par un coup d'apoplexie; le malade impatienté se déchire quelquefois à force de se gratter; il est sensible au toucher superficiel, au froid, etc., lors même que de plus fortes impressions qui pénétrent la peau, les brûlures, les piqûres et les écorchures qu'il se fait ordinairement à force d'être couché ou assis (*decubitus*), ne l'affectent que très légèrement. Le paralytique ressent en général peu de douleurs, pas même dans le dos, et a d'ordinaire peu à se plaindre de son état de santé, abstraction faite des incommodités que lui causent ses constipations et le besoin qu'il éprouve d'uriner fréquemment. On aime à le

voir, sur son siége à roulettes, sur son brancard
ou dans son char, prendre part aux amusements
de la société des baigneurs, et chercher lui-
même, par tous les moyens qui sont en son pouvoir, à se distraire de la sombre pensée de sa
triste position. Quelque désespéré que cet état
paraisse dans tous les cas, et qu'il le soit même
dans un grand nombre, il est surprenant qu'il
n'ait point, comme dans le second degré, cette
opiniâtreté qui résiste à tous les médicaments ;
l'art parvient de fois à autre à se frayer un passage jusqu'à la source profonde du mal, et à
rendre à la volonté son influence sur des membres qui ne lui obéissaient plus. Nos eaux thermales se montrent de même beaucoup plus
efficaces pour ce degré que pour le second :
non seulement elles procurent, dans une foule
de cas, du soulagement et une amélioration
considérable ; mais encore, et c'est peut-être là
le plus beau service qu'elles puissent rendre,
on les a vues guérir radicalement des paralysies
complètes des membres inférieurs.

Quelque surprenantes que de semblables
guérisons paraissent, ce merveilleux succès
peut s'expliquer par la nature même du mal,

qui prend un caractère plus actif dans les personnes sanguines et sujettes aux congestions, surtout quand elles se trouvent encore dans l'âge de la jeunesse; par une irritation inflammatoire ou congestive de la moelle épinière ou de ses enveloppes, il attaque d'une manière plus violente l'activité vitale de cet organe, et pénètre plus promptement jusqu'à la paralysie. Or, c'est précisément dans ces cas que la force réactive, et avec elle la possibilité de ramener le malade à l'état normal, s'éteignent le plus lentement; et quoique, dans l'ordre des paralysies, ces cas soient beaucoup plus avancés que les autres, les secours de l'art, et bien plus souvent encore la vertu plus efficace de nos sources thermales, parviennent de temps en temps, non seulement à rétablir en partie la faculté de marcher et de sentir, mais même, dans une foule de circonstances, à les rappeler entièrement. C'est ce qui arrive aussi quand, d'une manière métastatique, la moelle épinière a été attaquée violemment par d'autres maladies, ou par des âcretés morbifiques d'un caractère particulier, par exemple par des âcretés psoriques, herpétiques ou par des transports d'autres affections exanthématiques, ou bien par les directions vicieuses qu'ont prises les menstrues, les hémorroïdes et la goutte; nos eaux thermales ramènent toutes ces âcretés à la place qu'elles doivent occuper, et font cesser l'effet en faisant cesser la cause.

Mais chez les personnes vieillies de bonne heure, épuisées, souffrantes dans toute leur constitution, la maladie sera plus passive, et il en sera tout autrement de la moëlle épinière; on aura beau employer les moyens les plus énergiques et les plus efficaces, on ne parviendra pas à exciter dans cette région nerveuse une irritation satisfaisante et durable; ou la force vitale à son déclin a besoin d'une serie d'années pour tomber de degré en degré; ou bien, une fois arrivée à un certain degré, elle s'y arrête pour toujours. Dans cette dernière classe de paralytiques, la moëlle épinière éprouve le plus souvent un changement organique, soit dans sa substance, soit dans ses plus proches enveloppes; et comme il est impossible de détourner entièrement cette altération, les eaux thermales n'y pourront apporter qu'un remède partiel, mais toujours un soulagement considérable. Il faut encore ranger dans cette catégorie les paralysies qui proviennent de causes mécaniques dont l'action est violente, ou de quelque maladie de la colonne vertébrale; dans ces cas, il y a des adhésions et des changements dans le tissu, ou bien des dislocations d'os et des exostoses qui, en entretenant une pression continuelle, entretiennent la cause de la paralysie. C'est encore ici qu'appartient cet état atrophique de la moëlle épinière qui est propre à ce que l'on appelle la consomption dorsale.

Si, d'après la définition que je viens de donner en traits généraux des affections de la moëlle épinière et de leurs différentes périodes, pour lesquelles on trouvera à Wildbad ou une amélioration importante ou une guérison complète, on pèse mûrement les indications données pour l'usage de nos sources, il y aura bien peu de paralytiques qui quitteront le séjour des eaux sans avoir été satisfaits. Je connais des cas où des individus frappés depuis 20 ans d'une paralysie complète, après avoir fréquenté sans succès une foule de bains, qui en partie ne convenaient point à leur maladie, se sont enfin adressés aux sources de Wildbad, et qui, obligés de s'en retourner comme ils étaient venus, ont cherché à rendre suspecte l'efficacité de nos eaux thermales si célèbre pour la guérison des paralysies; ils y auraient certainement trouvé du soulagement ou même leur rétablissement, s'ils avaient réclamé leur secours en temps opportun. Il y a à ma connaissance des cas de tabes dorsal dans des personnes épuisées et parvenues au plus haut point de paralysie des membres inférieurs du second degré, qui, après avoir, dans l'espace d'une vingtaine d'années, parcouru la plupart des bains de l'Europe, se sont aussi arrêtées pour un mois aux eaux de Wildbad, pour continuer de là, munies d'un certificat d'apparition à nos sources, leur tournée dans les bains dont elles n'avaient point encore fait l'épreuve.

L'indication des eaux de Wildbad est entièrement déplacée dans des cas semblables; car il faut les fréquenter soit dans la période convenable du mal, soit dans un temps opportun de cette période; et, règle générale, cette classe de maladies demande presque toujours deux ou plusieurs saisons de suite, si, ainsi que le prouveront les cures que je vais citer, on veut que le bain produise tout son effet.

L'usage des bains et des douches réclame une attention toute particulière pour les paralysies. Le malade cherche ordinairement le siége de son mal dans les membres affectés, et, comme l'irritation même la plus forte agit faiblement sur ces parties qui sont peu sensibles et toujours froides, il croit devoir choisir les sources les plus chaudes; il est donc essentiel que, pour ce genre de maladies, comme pour les maux de tête, le médecin de l'établissement soit préalablement consulté. Car s'il se trouve encore dans la moëlle épinière quelque vestige d'une irritation inflammatoire, que l'on parvient parfois à découvrir en pressant sur les vertèbres, le malade ne peut point faire usage du bain avant qu'on lui ait d'abord tiré du sang dans la région de la partie affectée, ou du moins il devra commencer par les sources les moins chaudes, et ne s'y arrêter que peu de temps. Plus d'un malade, en négligeant cette précaution, n'a pas tiré du bain tout le profit qu'il aurait pu, et quelquefois même il l'a tourné à son désavantage.

Si l'usage des douches en général demande beaucoup de précaution, la manière de les administrer, la force qu'il faut leur donner, le temps qu'elles doivent durer, en demandent beaucoup plus encore; et jamais elles ne devraient être appliquées, ainsi que je l'ai vu faire souvent, d'après le bon plaisir du malade et la fausse mesure qu'il prescrit, selon l'utilité qu'il croit retirer de ce moyen violent, dont il n'est pas à même de juger. Il n'y a pas de genre de maladies où les règles générales soient moins applicables, où l'avis du médecin soit plus impérieusement requis pour individualiser, que dans les paralysies provenant de la moëlle épinière; car, d'un côté, un effet trop violent pourrait souvent plus nuire qu'il ne serait profitable; tandis que, d'un autre côté, si l'on ne mettait pas en jeu tous les irritants dont on peut disposer, la réaction ne serait point poussée jusqu'au degré que le mal aurait exigé. Il y a une mesure à observer dans l'emploi des bains, de même qu'il y en a une dans l'emploi des remèdes en général; et s'il est dangereux d'aller au-delà, il ne l'est pas moins de rester en deçà; or, pour en juger sainement, il faut souvent beaucoup d'expérience, que ne peut acquérir qu'un médecin qui a une longue pratique, et qui s'est familiarisé avec toutes les subtilités, souvent essentielles, que peut présenter le traitement.

Cures opérées dans le premier degré de la maladie.

I.

Le fils d'un médecin célèbre, âgé de 18 ans, souffrait depuis un grand nombre d'années de douleurs que l'on croyait être une affection des tiges nerveuses et de quelques branches de nerfs des membres inférieurs du côté droit; le mal avait commencé dans l'hiver de 1832 à 1833, à la suite d'un refroidissement sur la glace; d'abord il ne se manifesta que dans quelques nerfs de la périphérie, notamment du dessus du pied, autour de la cheville et de la plante; plus tard, suivant tout le cours du nerf ischiadique, depuis sa sortie de la cavité du bassin jusqu'à l'endroit où le nerf tibial postérieur, au dessous du condyle intérieur, se tire vers la plante du pied, il prit un caractère alarmant et occasionna de violentes douleurs; de manière que le jeune homme ne pouvait presque plus ni se tenir debout, ni marcher, ni être couché sur le côté droit. Il demeurait autrefois à Biberich et à Wiesbaden, où l'on avait tout tenté pour sa guérison, mais sans effet. Au printemps de 1834, il y eut d'un côté un redoublement de susceptibilité dans les parties déjà malades, de l'autre le mal se répandit sur la partie antérieure de la jointure du genou, et sur les parties de devant de la join-

ture de la hanche. En même temps le malade avait beaucoup à souffrir tantôt de constipations, tantôt de diarrhées,
avec une douleur continuelle dans la région du coecum.
Dans le courant de l'été, il survint quelque soulagement,
en tant que le jeune homme put se passer de canne pour
marcher; les anciennes douleurs ne reparaissaient que lorsqu'il marchait trop long-temps, ou qu'il restait trop long-
temps sur ses jambes; comme aussi quand il y avait at-
touchement ou pression à la partie maladie. Le mal en
resta là jusqu'au mois de Janvier 1835, où le malade,
en s'aventurant sans canne sur le verglas, se laissa choir,
et tomba malheureusement sur le côté malade. Peu de
temps après cette chute, et après un refroidissement qui
s'y était joint, il survint encore une affection douloureuse
dans le bras droit, notamment à l'aisselle, vers le milieu
de l'avant-bras antérieur et au poignet, de même que dans
le creux de la main; ces membres perdirent beaucoup de
leur souplesse, surtout la main et les doigts. Pendant le
printemps de la même année se manifesta la disposition
aux diarrhées qui s'était déjà présentée l'année précédente, accompagnée des douleurs d'alors, et d'une disposition à des aphthes. Tel était son état, lorsque le Dr.
KOESTLIN, son médecin, de Stuttgart, l'envoya pour
la première fois dans notre bain, pendant l'été de 1835.
On commença le traitement par les sources les moins
chaudes. On frotta les parties malades avec le sable fin
du bain; on entreprit en outre des frictions avec de la flanelle; outre cela, on fit respirer fréquemment au malade
l'air des montagnes et des forêts, qui contribua beaucoup

à améliorer son état. Cependant cette première saison ne suffit point pour opérer sa guérison complètement et d'une manière durable; mais la troisième saison, entreprise en 1838, effaça jusqu'à la moindre trace de la maladie de la moëlle épinière, qui avait déjà jeté de profondes racines, et l'en guérit totalement, comme je m'en suis convaincu de mes propres yeux.

2.

Madame *..., ayant perdu son enfant unique à la suite d'une affection de cerveau, avait eu à supporter, dans les mois de Janvier et de Février 1837, une violente fièvre nerveuse typhoïde, dont elle se remit très lentement. Elle s'était mariée dans un âge un peu avancé; et après cette première et seule grossesse, il lui vint, à la suite de ses couches, un ulcère au bas de la cuisse gauche, qui resta long-temps ouvert, et qui se rouvrit, après avoir été déjà guéri. Un an après la mort de son mari, on lui avait appliqué un fonticule à la partie inférieure de la cuisse, et l'ulcère était sur le point de guérir. Elle assurait, au reste, s'être bien portée pendant tout l'été et pendant l'automne. Lorsque le Dr. KOESTLIN eut repris le traitement de la maladie dont il vient d'être parlé, il regretta fort, et avec raison, que l'ulcère, qui autrefois était ouvert et en pleine activité, et qui avait servi à détourner les divers dangers dont le système nerveux de la dame était menacé, fût fermé; il fit aussitôt rouvrir et mettre en jeu le fonticule qu'on avait laissé également se fermer. Pendant la durée de ce typhus, et après

que les plus violentes affections gastriques et de la bouche
(le gosier avait été excorié au plus haut degré) se furent
calmées, les attaques s'étaient portées surtout à l'occiput
et à la moëlle épinière; de fortes crampes avec des battements douloureux derrière la tête, des étourdissements,
et d'autres douleurs dans la région lombaire de l'épine
du dos, se répétaient de la manière la plus alarmante; et
la seule circonstance, qui pouvait en diminuer la gravité,
c'est que cette dame avait été de tout temps très sujette
à des crampes musculaires de cette espèce. Il se manifesta alors une éruption miliaire dans les exacerbations
de la fièvre, qui dura à-peu-près trois semaines; elle diminua peu-à-peu et finit par se perdre, sans laisser néanmoins aucune trace d'esquamation à la peau; mais en
revanche il se montra plus tard des abcès dans le palais
supérieur, et il s'établit à la partie inférieure de la cuisse
un oedème gros, douloureux et de longue durée. Espérant que les sources de Wildbad contribueraient à calmer
le système nerveux de cette dame, et qu'elles feraient se
prononcer les crises défectueuses de la maladie; espérant surtout que l'usage du bain rouvrirait l'ancien
ulcère, qui d'ailleurs commençait à se faire sentir vivement, et qu'ensuite, à la faveur des eaux, cet ulcère
pourrait préparer les voies de la guérison, le médecin
envoya la dame à Wildbad, et eut la satisfaction de voir
toutes ses prévisions s'accomplir.

3.

Une fille, âgée de 29 ans, avait eu, dès sa 17e. année,
un ganglion sur le revers du carpe droit, qui, comme

d'ordinaire, était mobile et ne causait aucune douleur. Elle avait cherché à le faire disparaître, en le pressant avec une balle de plomb; mais cela n'avait point réussi, et le mal avait fini par devenir douloureux. L'enflure ayant augmenté, et le mouvement de la main se trouvant gêné, on lui fit l'opération en 1832, et l'on fit sortir la matière gélatineuse. La tumeur enkystée, peu de temps après, reprit la grosseur d'une petite noix; à la moindre pression, elle devenait de plus en plus sensible, et le mouvement de la main occasionnait des douleurs qui se faisaient sentir jusque dans la jointure de l'épaule. Cependant la fille perdait de plus en plus l'usage du bras et de la main; la douleur, qui s'était répandue dans tout le bras, devenait de plus en plus vive; le bras et la main se décharnaient; ce membre finit par s'endormir; la main était plus froide au toucher que l'autre, et chaque fois que la malade la mettait en mouvement, il se faisait entendre un craquement dans la jointure de l'épaule. La malade heurta, par hasard, du revers de cette main à un mur, et la tumeur enkystée s'ouvrit intérieurement. Quoique l'enflure disparût presque entièrement, la douleur n'en resta pas moins dans le bras et dans la main comme autrefois. On chercha à la fin à arrêter cette névralgie par la méthode endermatique en y répandant de la strychnine.

Mr. le docteur de LUDWIG de Stuttgart, consulté sur son état, déclara que le mal était une névralgie provenant de la moëlle épinière, et prescrivit les eaux de Wildbad.

Il faut encore faire observer au sujet de la constitution de la malade, qu'elle était en général bien formée, mais qu'on ne pouvait méconnaître en elle une disposition aux scrofules. Elle avait régulièrement ses périodes menstruelles, et jamais elle ne fut affectée de quelque éruption cutanée périodique.

Elle vint en 1836 à Wildbad, et n'eut qu'à se louer du bain, où elle passa 5½ semaines; elle en revint bien portante et fortifiée, ainsi que le rapporte son médecin, Mr. le docteur LEBKUCHNER. Mais neuf mois plus tard elle eut de rechef à souffrir de maux de tête et de douleurs au dos, accompagnées d'une sorte de paralysie de membres, surtout du bras droit, de manière que ses précédentes souffrances semblaient se reproduire à un plus haut degré. Elle revint faire une seconde saison à Wildbad dans l'été de 1837; et cette fois le bain guérit parfaitement, et sans retour, dans l'espace d'un mois, cette affection de la moëlle épinière, qui déjà menaçait de passer à la seconde période.

4.

Madame *... souffrait depuis plusieurs années, dans la colonne vertébrale, d'une douleur qui, quoique périodiquement exacerbante, ne cessait jamais entièrement; les accès se manifestaient surtout dans les nerfs des membres tant supérieurs qu'inférieurs, jusque dans leurs extrémités périphériques, et cela avec de vives douleurs et en partie aussi avec une sorte d'insensibilité; il y avait déjà aussi affaiblissement des muscles volontaires, et

302

quelquefois encore un sentiment d'oppression à la poitrine.
Son médecin, le Dr. KOESTLIN, crut que ce mal s'était
développé et augmenté à la suite d'une disposition primitive aux scrofules, surtout depuis les trois dernières gros-
sesses et couches de la malade; les attaques étaient notamment violentes pendant la dernière grossesse, et ne
laissaient pas que de causer quelques inquiétudes à cause
de leur action continuelle sur les muscles du ventre.
Quand elle avait ses accès de douleurs accompagnés de
crampes, le remède qui lui faisait le plus de bien, c'étaient
les sangsues qu'on lui appliquait au dos, que l'on faisait suivre de vésicatoirs ou de frictions prolongées avec
de l'huile de croton; ensuite on lui faisait prendre pendant
quelque temps, tantôt des bains de douches de pluie fine
(mais avec peu de succès, attendu qu'ils fatiguaient beaucoup la malade), tantôt des bains d'eaux salines, et surtout des bains ferrugineux artificiels; ces derniers soula-
geaient et fortifiaient le plus la dame, sans toutefois
guérir entièrement le mal. Elle prit le parti de chercher
du secours à Wildbad pendant l'été de 1838. Il faut encore faire observer, que, quand les accès de douleurs
étaient violents, il s'y joignait le plus souvent une éruption de taches rouges sur la peau, à la poitrine et dans la
région de l'estomac, lesquelles disparaissaient bientôt
après sans se développer davantage. Il n'y avait aucun
désordre dans les évacuations alvines, la digestion et les
périodes menstruelles. L'eau de Wildbad fit un effet
merveilleux; elle fit cesser la douleur locale, calma le
système nerveux, et affaiblit considérablement l'affection

de la moëlle épinière; mais, pour l'extirper entièrement, il sera probablement nécessaire que la malade fasse encore une seconde saison.

Exemples du second degré de la paralysie.

1.

Monsieur *..., de complexion atrabilaire, avait souffert déjà assez souvent de douloureuses affections rhumatismales et de la goutte à la tête et aux membres, surtout aux membres inférieurs; et ces affections s'étaient montrées toujours très opiniâtres. Au commencement de 1838 il fut atteint de rechef d'une semblable attaque; et ce fût à cette occasion que, pour la première fois, son médecin apprit que, depuis assez long-temps, le malade éprouvait de plus en plus des difficultés à marcher, et de grands embarras dans les voies urinaires. En même temps il se manifesta une certaine insensibilité dans les membres inférieurs, et un dépérissement ostensible, surtout de la jambe gauche; il y avait aussi de l'insensibilité dans les fesses. Les médecins avaient reconnu qu'outre des stagnations veineuses et hémorroïdales, il y avait encore une métastase de goutte rhumatismale sur la partie inférieure de la moëlle épinière ou sur les nerfs qui en émanent, et c'était d'après cette opinion qu'ils avaient traité la maladie. Des évacuants et l'usage des bains russes avaient fait au malade un bien visible. Il alla dans l'été de 1838 prendre les eaux de Kissingen pendant 4 à 5 semaines, et en revint un mois avant le voyage qu'il fit à Wildbad.

Plus tard Mr. le docteur KIRNBERGER le rencontra à Mayence; il était dans un état de grande irritation. Le malade passait la plupart de ses nuits dans l'insomnie, et faisait, pendant le jour, remarquer une humeur hypocondriaque très prononcée. Le médecin attribua son état en partie aux effets postérieurs des eaux de Kissingen, en partie aux suites d'une violente agitation intérieure, que le malade eut à éprouver peu de temps après son retour de Kissingen. Le malade quitta Wildbad, après y avoir pris les bains et bu les eaux régulièrement; il était beaucoup mieux; il est à présumer que les effets postérieurs lui auront procuré plus de soulagement encore dans la faculté de marcher, et plus de calme dans le système des ganglions nerveux fortement affectés, et que par-là son agitation intérieure aura complètement cessé; néanmoins on ne peut espérer un rétablissement complet que d'une seconde saison.

2.

Un curé des provinces rhénanes souffrait depuis assez long-temps d'un fort tremblement dans les membres du côté gauche. On ne pouvait trouver aucune cause extérieure qui eût amené le mal; et son médecin, Mr. le docteur APPING de Spire, supposant que le mal avait son siége dans la moëlle épinière ou dans le cerveau, envoya le malade aux eaux de Wildbad dans l'été de 1838. Jusque-là aucun traitement n'avait encore fait quelque bon effet sensible sur le mal; il paraissait seulement, depuis les derniers temps, que des bains tièdes et de l'eau

froide versée sur la tête et les nerfs du malade lui faisaient plus de bien que tout le reste. Comme il semblait
très disposé à des congestions vers les organes du centre,
on lui fit prendre d'abord les sources les moins chaudes,
en réglant soigneusement la durée du bain, et plus
tard on lui appliqua les douches sur le dos. Le malade
était beaucoup mieux quand il quitta Wildbad.

Un officier, âgé de 45 ans, qui, dès sa jeunesse, avait
eu à supporter de grandes fatigues, et qui avait surtout
beaucoup souffert du froid, fut atteint, par suite de ces
souffrances, d'une affection de la moëlle épinière avec une
grande faiblesse et un refroidissement des membres inférieurs, à quoi se joignit encore une dyspepsie. Il vint
à Wildbad en 1837, et se sentit beaucoup plus soulagé
de ses eaux que des bains d'eaux salines ou des bains
martiaux, tels que ceux d'Ems, etc.

3.

Un maître d'école, âgé de 36 ans, prétendait avoir,
dans ses jeunes années, joui de la plus parfaite santé,
si ce n'est que, dans son enfance, il avait souffert de douleurs arthritiques. En 1833 il lui vint des douleurs dans
les deux jointures des hanches, et à ces douleurs se joignit
en même temps une demi-paralysie des deux membres
inférieurs. Le mal vint insensiblement, et garda jus-
quelà une marche très lente.

De fois à autre il se faisait aussi sentir des douleurs
dans les membres supérieurs, avec des désordres dans
la digestion, etc. La température de l'air exerçait de

même une grande influence sur l'état du malade. En
prenant en considération les sueurs arthritiques, le
sédiment qui restait dans l'urine et la cause probable du
mal, on ne pouvait nullement douter de la présence d'une
coopération arthritique. Ce fut aussi ce qui dirigea le
premier médecin qui traita le malade ; le second médecin regarda le mal comme une demi-paralysie, et en
chercha plutôt la cause dans quelque affection de la moëlle
épinière, etc. ; il dirigea le traitement en conséquence.
Cependant le malade restait toujours dans le même état ;
bien plus, cet état empira. Un troisième médecin fut
tenté de supposer dans la cauda equina un état d'inflammation lente, et ordonna en conséquence des sangsues,
des dérivatifs, etc. Mais son amélioration apparente ne
fut pas de longue durée, et ne parvint pas à un haut degré. Au mois de Février 1834, le mal se montra plus
fort, et il s'y joignit de sérieuses affections de poitrine, etc. Après qu'elles eurent disparu, le système digestif fut long-temps en très mauvais état.

Quant aux causes qui pouvaient avoir amené le mal,
on ne pouvait alléguer que d'excessives fatigues, des refroidissements, etc., tels qu'on en supporte en temps de
guerre (le malade avait été militaire). Il n'y avait pas
le moindre soupçon qu'il y eût eu des excès in Baccho et
Venere, des maladies vénériennes, des éruptions réper-
cutées, une disposition héréditaire, etc.

Ce maître d'école vint prendre les eaux de Wildbad
dans l'été de 1834. Le médecin de l'établissement assure
que le malade s'est considérablement amélioré dans son

état pendant son séjour à Wildbad; et que, quoiqu'il n'ait plus rien appris de lui depuis lors, il ne doute point que les effets postérieurs du bain ne lui aient encore procuré de plus amples avantages.

4.

Une femme, à la suite d'un exanthème qui ne s'était point développé suffisamment, souffrait depuis plusieurs années d'une grande faiblesse dans les membres, qui dégénéra peu-à-peu en une demi-paralysie des membres inférieurs; et tous les remèdes tant internes qu'externes, employés par Mr. le docteur DUVERNOY, avaient été sans aucun effet. Comme la femme n'était pas encore très âgée, et que la paralysie n'était pas encore avancée au point qu'il n'y eût plus de guérison à espérer, le médecin conçut quelque confiance dans les bains de Wildbad, et y envoya la malade dans l'été de 1836. La demi-paralysie des membres inférieurs éprouva une amélioration surprenante, et si la malade revenait faire une nouvelle saison, il serait possible, quoique le mal soit très invétéré, qu'il y eût guérison complète dans ce cas, qui est en liaison causale avec les âcretés exanthématiques.

Une jeune fille de 11 ans avait eu à l'âge de 7 ans une violente fièvre scarlatine, qu'elle avait passée heureusement; cependant il se manifesta bientôt une faiblesse paralytique dans un bras et dans la jambe gauche, qui fut rebelle à tous les traitements qu'employa, pour la combattre, Mr. le docteur ELSAESSER de Stuttgart.

Elle vint à Wildbad dans l'été de 1838; elle y subit un traitement par les eaux, dirigé avec toute la prudence voulue, et se trouvait beaucoup mieux à son départ.

5.

Une femme déjà avancée en âge, avait eu, dans les années précédentes, beaucoup à souffrir de toutes sortes d'affections rhumatismales. Après qu'elle eut perdu ses périodes menstruelles, elle eut des embarras de ventre et fut sujette aux constipations. Il se manifesta surtout aux membres inférieurs des tumeurs variqueuses qui se convertirent en abcès. Ces varices se corrigèrent peu-à-peu; en revanche, la malade eut à lutter tour-à-tour avec des congestions et des accès de crampes nerveuses. Son mal principal était en 1836, où elle vint prendre les eaux, une faiblesse dans la moëlle épinière avec une demi-paralysie des membres inférieurs, qui, pour n'être pas encore très avancée, n'en subsistait pas moins depuis assez long-temps. Mr. le docteur LAVATER de Zurich avait employé sans succès contre cette demi-paralysie le traitement le plus convenable, et essayé inutilement les bains de Schinznach et de Bade en Suisse. Cette dame quitta de même Wildbad sans aucune amélioration visible.

Un officier, âgé de 30 et quelques années, dont le mal avait commencé, quatre ans auparavant, par des vomissements périodiques, et s'était changé peu-à-peu en une affection de l'œil et des membres inférieurs, vint, dans l'été de 1838, à Wildbad, où il passa 5 semaines, sans que ni cette affection, ni sa démarche incertaine, semblable à celle du coq, en éprouvassent aucune amélioration considérable.

Une foule d'autres individus de la même catégorie trouvèrent dans les eaux de Wildbad beaucoup de soulagement pour leur démarche pénible, de manière à pouvoir se passer des soutiens dont ils avaient besoin auparavant, et faire même de longues promenades à pied; mais il leur resta toujours dans un certain degré des crispations visibles quand ils soulevaient les pieds.

Exemples du troisième degré de la paralysie.

I.

L. W...., né en Décembre 1822, souffrait depuis sa plus tendre jeunesse d'une ophthalmie scrofuleuse, et d'une hernie inguinale provenue d'une toux violente, mais qui fut bientôt guérie: à l'âge de 5 ans de morbilles bénignes, et dans sa sixième année de maux de tête. Il n'était presque jamais exempt d'une douleur sourde à l'occiput; tantôt elle se tirait à la nuque; tantôt elle pressait la tête comme aurait fait un bonnet; tantôt, devenant plus forte, elle lui causait les plus vives douleurs, souvent pulsatives, mais ordinairement de peu de durée. Elles étaient souvent accompagnées de douleurs et d'une faiblesse dans les yeux, ainsi que de vertiges. Tous les dérivatifs que l'on avait employés pour extirper le mal, étaient restés sans succès.

Depuis cet âge jusqu'à l'époque où sa maladie se prononça, il eut à combattre des embarras dans le rectum qui faisaient conclure qu'il y avait des ascarides; mais aucun des remèdes mis en usage ne faisait effet. Il est à remarquer que dès-lors déjà, quand il était assis plusieurs heures de suite, surtout si en même temps le dos était penché en avant, il éprouvait dans cette dernière partie une douleur piquante, dont toutefois il ne faisait pas grand cas, attendu qu'il la croyait naturelle, l'ayant eue depuis son enfance. Dans les six derniers mois qui précédèrent sa maladie, il vint se joindre d'autres souffrances à celles dont j'ai déjà fait mention, et elles le réduisaient souvent à un état demi maladif. C'était surtout une certaine pesanteur dans les jambes qui souvent refusaient le service, et une disposition à faire des faux pas; et en effet, quant à ces derniers, il ne tarda pas à se donner une entorse; il ressentait de plus des lassitudes, de l'abattement, de la tristesse, souvent aussi des agitations de nerfs, du froid par tout le corps, même par un temps chaud, et quelquefois des affections gastriques.

En 1835 il se forma sur sa tête plusieurs abcès furonculeux purulents, que son médecin, Mr. le docteur EISENMENGER d'Oehringen, regarda comme un augure favorable. Après qu'ils furent guéris, et que le malade se sentit passablement bien, il se manifesta un jour tout-à-coup au mois de Décembre l'impuissance de marcher. Le premier jour il put encore avec grande peine se traîner dans sa chambre; le second jour déjà il ne put plus sortir du lit, qu'il ne quitta que dans la seconde moitié du mois de Février 1836. Quand il essayait de de marcher ou de se tenir debout, tout le corps s'affaissait, comme si tous les membres s'en détachaient. Il lui semblait que la terre s'enfonçait sous lui. Tout se portait en bas, les jambes tremblaient et vacillaient. Il se joignait à cet état des douleurs dans les articulations, surtout dans celles des pieds, et plus tard aussi au dos. Ses membres ne cessèrent jamais d'être mobiles, et la faculté de sentir ne souffrait point; il ne manquait que la force nécessaire pour leur faire faire leur service accoutumé. Souvent même il fallait les mettre en mouvement, attendu qu'en restant trop long-temps à la même place, ils se raidissaient. Au reste, la faiblesse était répartie également dans les bras, dans les jambes, dans les épaules et dans les hanches. Les douleurs qu'il avait dans les membres, dont d'ailleurs aucun n'était plus affecté que les autres, ressemblaient aux douleurs arthritiques; tantôt elles étaient errantes et changeaient subitement, tantôt elles se fixaient pour assez long-temps, plusieurs jours de suite, sur une seule place. Quelquefois aussi, quand il était couché, il éprouvait un tremblement dans l'un ou l'autre membre, parfois aussi des crispations intérieures dans les muscles. Quant à l'épine dorsale, c'étaient surtout les vertèbres cervicales qui, pendant cette première période, semblaient avoir été souffrantes. La nuque était si faible, que le malade fut assez long-temps hors d'état de porter la tête.

La tête aussi souffrait toujours beaucoup; mais c'était notamment tout le système nerveux qui était attaqué; une grande irritabilité, de l'agitation et de la faiblesse dans les nerfs se succédaient alternativement; quelquefois il survenait un état de faiblesse semblable à une défaillance; d'autres fois un rire spasmodique, ou un pleurer nerveux, ou bien l'un et l'autre ensemble; les agitations intérieures semblaient surtout exercer sur lui une forte influence, et conduisaient facilement à des accès de crampes, qui consistaient principalement dans une contraction convulsive du corps, accompagnée de palpitations de coeur, de douleurs à la tête, de crampes au cou, etc., et finissaient par une crampe de poitrine. Il paraissait sensible au magnétisme, mais cette opération ne fut jamais continuée sur lui.

Quant au bas-ventre, on ne pouvait y remarquer qu'une grande disposition aux constipations; la diurèse était presque toujours régulière.

Ce qu'il y avait de singulier, c'est que la grande faiblesse (qui souvent était telle qu'il ne pouvait être qu'au lit, et qu'il n'était pas même en état de rester couché sur le sopha) disparaissait subitement, pour faire place à un sentiment de force, de manière que le mal présentait de temps en temps des moments lucides. Cependant le corps, en grandissant, se développait à vue d'oeil; on s'en apercevait surtout par l'expansion des os, et par les grosses dents et les dents oeillères qui se renouvelèrent régulièrement. La maladie, dirigée avec le plus grand soin, semblait vouloir prendre une tournure favorable. Le malade commença à se rétablir vers la fin du mois de Février; il apprit à s'asseoir, à se tenir debout, à faire des pas. Au mois de Mars 1836, il était en état de faire péniblement, il est vrai, et à l'aide d'une canne, quelques centaines de pas.

Au commencement du mois d'Avril, la maladie reprit un cours plus défavorable; le malade devint de jour en jour plus faible; les anciennes souffrances se réveillèrent avec plus de force. Au mois de Mai, il fut obligé de se coucher, et ne quitta plus le lit avant les premiers jours du mois d'Août.

La digestion et l'appétit n'avaient presque jamais manqué. Il arrivait souvent qu'il éprouvait tout-à-coup une faim dévorante avec un brûlement dans le gosier. Il se manifesta pendant toute la durée de la maladie une disposition aux fièvres gastriques; elle était jointe à une forte sécrétion bilieuse. Les nuits étaient généralement bonnes, et meilleures que les journées. Il ne pouvait se plaindre que de s'endormir un peu tard, ses facultés intellectuelles, dont la nature l'avait richement doté, ne se réveillant que vers le soir, et d'avoir de temps en temps le sommeil inquiet. Le dos et la nuque étaient très faibles pendant cette période, et n'avaient pas même la force nécessaire pour que le malade pût s'asseoir quelques instants; les recherches faites par le médecin firent voir aussi une grande susceptibilité dans beaucoup de vertèbres de l'épine dorsale.

Parmi les remèdes employés pendant cette seconde période, on lui fit prendre surtout des bains d'eau de lessive, de scories et de vapeurs avec des fourmis, et plus tard avec de l'alcool; mais il avait peine à les supporter, et n'en retirait aucun profit; il en était de même des frictions fortifiantes et des ablutions.

Enfin au commencement du mois d'Août ses forces étaient revenues au point qu'il put faire le voyage de Wildbad. Non seulement il n'eut point de peine à supporter dès le principe les bains, dans lesquels il fallut le porter, mais encore, pendant qu'il les prenait, ils faisaient sur son corps un effet salutaire; ils rendirent son humeur plus tranquille, plus égale. Il prit 30 bains des moins chauds, de peu de durée chacun; et se fit appliquer des douches sous la forme de pluie et sous celle de jets. Il était encore à Wildbad, qu'il apprit déjà à s'asseoir et à rester debout quelques moments. Il remarquait que, quand il était assis, ses jambes étaient froides comme glace, souvent jusqu'à la hanche, et cela lors même que la température était chaude, et qu'elles étaient bien couvertes. Outre cela, elles étaient le plus souvent humides. Quand elles restaient un peu long-temps suspendues, elles s'enflaient ordinairement.

Quand cette première saison fut à sa fin, le malade commença à se remettre peu-à-peu. Ses indispositions diminuèrent, et les forces reprirent. Il commença à apprendre à marcher avec des béquilles, et y réussit au point qu'avec le faible secours d'une canne, il pouvait se promener long-temps dans la chambre, faire même quelques centaines de pas dans la rue, comme aussi passer plus de la moitié de la journée hors du lit.

Cependant les douleurs du dos, qui n'étaient point considérables autrefois, prenaient un caractère de plus en plus prononcé; et c'était là un mauvais signe. Quand l'épine du dos se trouvait dans une position verticale, quand surtout elle n'avait pas d'appui, c'était un effort qui ne tardait pas à être suivi de douleur et d'épuisement; lorsqu'il faisait de plus grands efforts, son dos se recourbait. Pendant ce temps les congestions du sang vers la tête devinrent de plus en plus fortes et fréquentes; il y avait avec cela des palpitations de coeur, des oppressions, des resserrements, souvent des enrouements, de la tristesse, une grande anxiété, etc.

Dès la seconde moitié du mois de Janvier, les anciennes douleurs se réveillèrent peu-à-peu dans un plus haut degré. Le jeune homme, tourmenté de tant de manières, devint si malade que, quatre mois durant, il ne put plus quitter le lit. Son dos semblait n'avoir plus aucune consistance; le malade n'était plus en état de s'asseoir sur son séant, ou tout au plus, dans le cas le plus favorable, en éprouvant des douleurs; et alors il balançait et retombait comme un roseau. Dans ce temps-là aussi il commença à avoir de fréquentes pollutions pendant la nuit, ce qui dura long-temps sans interruption.

Outre les constipations dont il souffrait ordinairement, il lui survenait souvent dans le rectum un resserrement spasmodique, une pression, un tiraillement et des douleurs; un peu plus tard il se manifestait de fois à autre une diarrhée avec des douleurs à l'anus. A côté des fonticules qu'il portait, on lui donnait intérieurement de légères gouttes d'éther phosphoré. Son état commença à s'améliorer vers la fin du mois de Mai, et le malade revint au commencement de Juin aux eaux de Wildbad pour la seconde fois. Il était plus fort que lors de la première saison; il pouvait rester une demi - journée assis hors du lit, et même rester quelque temps debout; le froid de mauvais augure qu'il sentait aux membres inférieurs, avait entièrement disparu. Cependant il ne pouvait point encore faire quelques pas, ou ce n'était qu'en employant toutes ses forces. Un sentiment de bien-être et de calme dans le système nerveux reparurent pendant le traitement; il prit 42 bains des moins chauds, dont douze douches sous la forme de jets, et cette dernière opération l'affecta visiblement.

L'effet se fit sentir successivement et lentement, plus lentement encore que la première fois; le malade pouvait déjà, dès le mois de Septembre, un peu marcher et être assis; les forces reprenaient de plus en plus. Il commença par marcher dans la chambre à l'aide de deux béquilles; dès le mois d'Octobre, il fut en état de franchir les degrés, toujours avec les béquilles. Dans les mois suivants, il ne s'en servait plus en partie que pour se ménager, et par mesure de précaution, et les déposa entièrement au mois de Janvier 1838.

En 1838, le malade rétabli vint prendre les eaux pour la troisième fois; il était plus de la moitié de la journée sur ses jambes, faisait des tours de promenade d'une assez longue étendue, et n'éprouvait pas la moindre gêne, soit dans la tenue, soit dans la démarche; il était cette fois revenu aux bains plus pour se distraire et

consolider ses forces, plus pour témoigner sa reconnaissance envers Wildbad, qui avait fait, pour ainsi dire,
l'impossible pour lui, que par besoin de se baigner; il
y excita l'intérêt général; tout le monde prit part au
sort de ce jeune homme aussi aimable que spirituel,
qui, maltraité si cruellement par le destin, avait été
rétabli comme par miracle.

2.

Un individu, âgé de 19 ans, bien fait, vigoureux,
souffrait d'une paralysie presque totale des membres
inférieurs, qu'il s'était attirée tant en s'affaiblissant par
un péché d'impureté, auquel il était adonné depuis sa 12e
année, qu'en se refroidissant par des études prolongées
bien avant dans la nuit; ce n'était qu'avec peine qu'à
l'aide de deux béquilles il pouvait se transporter d'un
endroit à un autre. Il y avait d'autant moins de doute
sur la nature de son mal, que les évacuations alvines,
les déjections urinaires étaient également irrégulières,
et que ces dernières coulaient quelquefois involontaire-
ment. Les moxas, le cautère actuel, la strychnine
employée par la méthode endermatique, et une éruption
copieuse provoquée sur la peau par un onguent mordicant,
firent disparaître la partie rhumatismale de la maladie;
mais la faiblesse des membres inférieurs et une irritabilité anomale des parties génitales restèrent toujours
in statu quo. Tel était l'état de ce jeune homme
lorsqu'il fut amené pour la première fois aux eaux de

Wildbad dans la saison de 1837; il se baigna d'abord dans les sources les moins chaudes, et se fit appliquer les douches sur le dos de différentes manières. Tant que dura le traitement, on ne remarqua pas beaucoup d'amélioration relativement à la souplesse des membres inférieurs, qui refusaient toujours d'obéir à sa volonté; en revanche lorsque, l'année suivante, le jeune homme revint à Wildbad, il avait fait des progrès considérables dans sa guérison; mais ce ne fut que quand cette seconde saison fut à sa fin, qu'elle commença réellement à se manifester et à gagner de plus en plus; quoique sa démarche fût encore pénible, il pouvait se passer de l'usage des béquilles, une simple canne lui suffisait. Bien que, dans la saison de 1838, la guérison ne fit pas des progrès surprenants, il n'en faut pas moins espérer que les effets postérieurs du bain avanceront le rétablissement du jeune homme, comme l'avaient déjà fait ceux de l'année précédente, et qu'une troisième saison, dût-elle même ne pas opérer une guérison parfaite, mettra le jeune homme en état de se servir de ses membres sans aucun secours étranger.

3.

Madame ....., âgée de 28 ans, mariée depuis 6½ ans, et mère de 5 enfants, s'était toujours bien portée autrefois, et avait notamment un extérieur florissant. Il y a à-peu-près deux ans qu'elle fut atteinte d'une affection chlorotique, qui n'offrait rien d'extraordinaire.

A peine fut-elle délivrée de ce mal, qu'elle devint enceinte, et accoucha au mois de Septembre 1835 d'un garçon bien portant. Cette grossesse avait eu un cours tout régulier, si ce n'est que, 4 ou 6 mois avant l'accouchement, la malade se plaignit d'éprouver de la difficulté à marcher par suite de faiblesse dans les jambes; on regarda cette circonstance comme un effet tout naturel de l'état où elle se trouvait. Les couches furent heureuses, et elle fut à même d'allaiter son enfant pendant quelques semaines, conformément à l'avis du médecin. Cependant, dans la troisième semaine des couches, le pied gauche s'enfla, sans qu'il y eût toutefois d'autres suites. L'accouchée, se portant d'ailleurs bien, remarqua, sans toutefois en connaître la cause, une insensibilité dans la jambe gauche, qui se perdit peu de temps après, mais qui se jeta sur la jambe droite, et, en suivant la même marche, sur les membres supérieurs. Cette insensibilité fut bientôt suivie d'une telle faiblesse dans les membres inférieurs, qu'elle tomba enfin tout-à-coup par terre, et ne put plus marcher toute seule. Le mal commença dès-lors à empirer et à alterner entre les deux extrémités inférieures; de manière que, quand, par exemple, la jambe droite, qui du reste était la plus malade, semblait s'améliorer, la jambe gauche devenait pire. Quand la malade faisait des essais de marcher, elle traînait ordinairement le pied droit, tandis qu'elle pouvait encore lever librement le pied gauche. Il en était de même des membres supérieurs; le bras droit était le plus faible, de manière qu'au fort de la maladie, elle ne pouvait tenir avec assurance ni fourchette ni couteau. En même temps il se manifesta une insensibilité dans la peau du visage, du cou et de la poitrine, de même que, mais seulement passagèrement, dans le gosier. Il n'y avait pas de doute qu'il ne fallût chercher le siége du mal dans l'épine du dos; en examinant la colonne vertébrale, on trouva une sensibilité douloureuse dans presque toutes les vertèbres du dos et des lombes; et cette circonstance détermina le médecin à employer assez à temps les moyens les plus propres; le succès néanmoins fut très varié. Il ne se montrait, il est vrai, nulle part une paralysie complète; cependant, outre les accidents déjà décrits, des embarras dans les voies urinaires et alvines, de fréquents maux de tête, accompagnés quelquefois de vomissements, un affaiblissement des yeux, etc., devaient inspirer, au sujet du rétablissement de la malade, des inquiétudes d'autant plus fondées, que l'usage assez prolongé des sangsues, des vésicatoires appliqués le long de l'épine du dos, des fonticules, d'un séton, avec les remèdes internes les plus convenables, entre autres, vers la fin, la strychnine employée tant intérieurement que par la voie endermatique, ne produisit point l'effet qu'on s'en promet'ait. Dès-lors son médecin, Mr. le docteur PLIE-NINGER, mit tout son espoir dans les eaux de Wildbad; il y avait sept mois que la maladie durait, et l'état de la dame s'était amélioré au point que, ayant toujours régulièrement ses périodes, les déjections alvines et urinaires allant mieux, elle pouvait passer toute la

journée assise dans un fauteuil et s'occuper de rechef
de petits ouvrages de femme; elle jouissait, comme
auparavant, de toute sa vue; mais elle ne pouvait qu'avec
peine et à l'aide d'une personne robuste, faire de temps
en temps quelques tours dans la chambre, toujours
obligée dans ces promenades de traîner le pied droit.
Elle alla faire un séjour de 6 semaines à Wildbad,
où elle joignit à l'usage des bains celui des douches
appliquées à la colonne vertébrale; ce ne fut qu'au
bout d'un mois qu'on remarqua une amélioration sensible dans la santé, et elle fit des progrès si rapides
qu'au bout de 6 autres semaines, qu'elle passa dans
le lieu qu'elle habitait, la malade se trouva de rechef
en état de reprendre, comme autrefois, les occupations
de son ménage, et que, dès le mois d'Octobre de la
même année, elle se sentit soulagée au point qu'elle
pouvait entreprendre d'assez longues promenades, et,
quelques mois plus tard, être regardée comme complètement rétablie. D'après ce qu'elle dit elle-même, elle
se trouve en ce moment (Janvier 1839) aussi bien portante et aussi forte que jamais.

4.

Une fille, âgée de 23 ans, de faible complexion dès
son enfance, et, par suite d'une affection scrofuleuse,
atteinte, depuis le temps de son développement, d'une
légère gibbosité à la colonne vertébrale (scoliose), eut
en 1834, par une inflammation de l'épine dorsale, suivie
d'une suppuration partielle des vertèbres affectées et

21

provenant de ce que l'on appelle un abcès congestif, le malheur non seulement de perdre tout sentiment dans les jambes, mais encore d'être paralysée des deux membres inférieurs. Elle resta près de deux ans dans cet état pitoyable, jusqu'à ce que Mr. le docteur PLIENINGER parvint à la rétablir au point que l'abcès de congestion, qui était toujours resté ouvert, mais qui était devenu fistuleux, se ferma, et que la fille recouvra la faculté de marcher. Cependant non seulement elle n'avait point retrouvé sa santé d'autrefois, mais encore au bout de plusieurs mois, il vint se joindre à l'irritation inflammatoire réitérée de l'épine du dos, cet accident fâcheux, que l'ancienne fistule de l'épine dorsale se rouvrit, laquelle, jointe à la faiblesse de rechef croissante des membres inférieurs, résistait à tous les moyens de guérison que l'on tentait, de sorte que le médecin n'eut plus d'autre espérance de pouvoir améliorer ou rétablir l'état de la malade qu'en l'envoyant aux eaux de Wildbad. La perte continuelle d'humeurs qui se faisait par cette fistule, et l'état d'irritation de la vertèbre entretenu à cette place, durent amener une diminution constante de forces dans cette fille, déjà affaiblie d'ailleurs; et comme sa maladie durait déjà depuis long-temps, on craignit beaucoup pour ses jours.

Le mal s'améliora considérablement pendant le traitement même, entrepris en 1837; et, d'après ce que j'ai ouï dire, les effets postérieurs furent tels, qu'elle peut de rechef sans beaucoup de peine vaquer à ses occupations journalières.

5.

Une demoiselle, âgée de 18 ans, qui, dans l'hiver de 1834 à 1835, fut dangereusement attaquée d'une violente fièvre muqueuse et nerveuse, compliquée de violents accès de crampes, se vit, à la suite de cette maladie, complétement privée de l'usage des membres inférieurs. Les crampes, d'après la description qu'elle en faisait, étaient si cruelles, que, quand elles paraissaient, elles lui causaient périodiquement des grincements de dents et des contorsions par tout le corps, lui faisaient perdre connaissance, et que, vers la fin de l'attaque, qui durait le plus souvent 1 à 2 heures, elle éprouvait, notamment dans les jambes, des douleurs et des convulsions si affreuses, qu'elles se crispaient et se retordaient pendant quelques moments dans toutes les directions, à un tel point que chaque fois le relâche était suivi d'un violent tremblement, d'un épuisement profond et de défaillances. Ces terribles accès de crampes avaient amené une paralysie complète des membres inférieurs (la malade n'avait plus qu'un faible sentiment à la surface de la peau); et cette paralysie se montra rebelle à une foule de remèdes excellents, et mit le médecin dans la nécessité d'envoyer la malade à Wildbad au milieu de Juillet, pour lui faire prendre les eaux. Elle y était à peine 15 jours, que déjà ses forces s'étaient ramassées; la peau et les muscles étaient tellement fortifiés, que la malade manifesta le désir de se faire conduire de haut en bas dans la chambre par deux personnes; plus tard elle fit elle-même l'essai d'y marcher seule à l'aide de deux béquilles ; depuis lors la paralysie diminua en peu de temps si visiblement, qu'au bout de 15 autres jours (en tout au bout de 5 semaines), elle déposa ses béquilles, et fut en état de marcher sans aucun soutien.

6.

Une femme, âgée de 26 ans, de beaucoup d'embonpoint et ayant les fibres un peu relaxées, était accouchée quatre fois, et toujours heureusement. Au commencement de sa dernière grossesse, en Janvier 1833, elle fut atteinte d'un asthme rhumatismal. Quand elle fut convalescente, elle sentit une grande faiblesse dans les membres inférieurs, et un froid dans la partie supérieure de la cuisse droite, sans toutefois y éprouver de fortes douleurs. Quand elle ne pouvait pas s'appuyer des deux mains, ses jambes ne suffisaient pas pour la porter. Pendant le mois d'Août, Mr. le docteur LAIB vint traiter le mari de cette femme; il fut étonné de la voir, bien avancée en grossesse, chanceler en marchant. Elle accoucha heureusement et sans secours étranger; elle n'eut point à se plaindre de ses couches, si ce n'est qu'elle avait plus de peine à marcher qu'auparavant; quand elles furent passées, elle continua d'avoir toujours un sommeil régulier de 6 à 7 heures; l'appétit était bon; on ne trouvait rien d'extraordinaire aux membres inférieurs. Le médecin essaya bien, il est vrai, différents remèdes locaux; mais il mettait sa plus grande espérance dans les eaux thermales de Wildbad. Quand la malade était au lit, elle pouvait à son gré remuer ses pieds; il en était de même quand elle était assise sur une chaise; elle n'éprouvait aucune douleur dans les articulations des cuisses. La jambe droite était la plus faible. Quand elle marchait ou qu'elle était debout, tout son corps tremblait de faiblesse; elle craignait à chaque instant de tomber. Depuis quelque temps elle se plaignait d'une petite place à l'os sacrum qui lui causait des douleurs. Elle vint à Wildbad en 1834, et y prit les eaux avec beaucoup de succès; mais il lui restait toujours une certaine faiblesse dans les jambes. Le médecin de l'établissement n'a pas appris si cette faiblesse a été guérie.

Une veuve, paralysée de la même manière depuis plusieurs années, qui fut envoyée à Wildbad dans l'été de 1838 par Mr. le docteur DUVERNOY, en revint presque entièrement guérie.

7.

Un petit garçon de $3\frac{1}{2}$ ans, de constitution débile, souffrait depuis 18 semaines, sans avoir été malade auparavant, d'une paralysie des membres inférieurs; il n'avait point de douleurs; mais, à la moindre irritation de la peau, il était toujours extrémement sensible. On fit pendant long-temps usage de remèdes internes, mais sans aucun succès. Plus tard on trouva, autour de la prolongation spinale des dernières vertèbres des lombes une cavité suspecte, qui fit présumer que la paralysie provenait d'un mal qui avait attaqué les os à cette place.

326

On employa d'abord des cautères, et plus tard des bains
aromatiques et des frictions excitantes. Les parents, sans
doute pour ménager l'enfant, laissèrent fermer les cautères trop tôt. Néanmoins, dans la suite, les muscles
reprirent en quelque sorte leur activité, et les parties
supérieures des cuisses leur souplesse. Les choses
étant ainsi, et le mal dominant paraissant dès-lors être
un état de faiblesse, dans lequel la place suspecte devait nécessairement entrer en ligne de compte, le médecin prescrivit à l'enfant l'usage des eaux de Wildbad.
Après qu'il y eut fait un séjour d'un mois, la cavité de
la place suspecte disparut un peu; les pieds reprirent
plus de souplesse; et le petit malade, qui commença
à pouvoir mieux se servir de ses jambes, quitta Wildbad dans la 6e semaine; il se trouvait beaucoup mieux
et avait gagné des forces, de sorte que l'on peut présumer que, rendu chez lui, il fut complètement délivré
de son mal par les heureux effets postérieurs du bain.

8.

Une femme souffrait depuis quelques années d'une
paralysie prononcée des membres inférieurs, par suite
d'un refroidissement qu'elle s'était attiré les premiers
jours de ses secondes couches. Depuis lors elle a encore passé deux autres couches; elle est accouchée
chaque fois à terme et régulièrement; ce qui ne con-
firma pas tout-à-fait l'avis d'un célèbre médecin de
Zurich, qui prétendait que le mal de cette femme consistait en une abnormité complète du système sexuel,
que c'était une inflammation lente de l'utérus et de

la moëlle épinière, etc., qui aurait amené une faiblesse dans ces parties; il avait prescrit l'usage des bains de Baden, mais surtout l'application des douches, et l'emploi fréquent des ventouses. Il ne se montra aucune amélioration, et ce fut en vain que l'on eut recours à la strychnine. On lui appliqua plus tard le moxa, qui, loin de produire l'effet désiré, ne fit qu'empirer le mal. Au mois de Juin 1835, malgré l'augmentation visible de sa paralysie, cette femme accoucha de nouveau et régulièrement, à l'exception de la 5e période, d'un enfant fort et bien portant. Cette période s'écarta de la règle, le placenta était fortement adhérent, et convulsivement ensaché au fond de la matrice, les pertes de sang furent considérables. Il fallut recourir à l'art pour détacher le placenta; et en faisant cette opération, Mr. le docteur ELMINGER de Lucerne crut remarquer un grand ramollissement du promontoire. Il y avait à la jointure de droite de l'os sacrum et de l'ilion une intumescence oblongue que l'on sentait jusqu'à l'extrémité inférieure de cette jointure. Les bains qu'elle vint prendre à Wildbad au mois de Juillet 1836 ne purent détruire cette cause mécanique de la paralysie, et la malade en repartit dans le même état qu'elle était venue.

9.

Une femme, âgée de 38 ans, souffrant depuis cinq ans d'une paralysie partielle des membres inférieurs, à la suite d'un accouchement laborieux, qui paraissait avoir enflammé la moëlle épinière, fut entièrement rétablie dans l'été de 1836 par les eaux de Wildbad.

10.

Un jeune anglais, se trouvant très échauffé, avait été obligé de passer un temps assez considérable dans une rivière très froide, et s'était attiré un refroidissement, à la suite duquel il fut atteint d'une paralysie complète des membres inférieurs, qui dépérissaient de plus en plus. Sans consulter le médecin, il fit tout de suite usage des sources les plus chaudes de Wildbad, et régla la durée du bain comme bon lui semblait. Au bout de 15 jours son état fut déjà amélioré au point qu'il put déposer les béquilles, et marcher assez bien à l'aide d'une simple canne. Il était justement aux bains lors de l'époque du couronnement de la jeune reine de la Grande-Bretagne ; il crut devoir y assister. Il partit de Wildbad pour Londres, et au bout de quelques semaines il revint ; non seulement son état ne s'était point détérioré, mais cette interruption ne suspendit pas même l'effet favorable et toujours croissant du traitement. Lorsque, pour la seconde fois, il quitta Wildbad, il pouvait, sinon sans aucune gêne, du moins assez facilement se servir de ses jambes.

11.

Une jeune fille de 17 ans avait, dans l'automne de 1834, à la suite d'une grande frayeur, éprouvé une si forte commotion dans le système nerveux, qu'elle eut pour suite immédiate une paralysie soudaine des membres inférieurs. Une maladie qui survint, et qui commença par une fièvre violente et un prompt dépérissement de tout le corps, amena peu-à-peu une affection ictérique, accompagnée de forts accès de crampes et de la cessation du flux menstruel; cette maladie, jointe à la durée incessante de la paralysie, à un sommeil inquiet, à la privation de l'appétit, à des constipations continuelles, aux douleurs qu'elle éprouvait dans la région précordiale etc., avait tellement affaibli pendant l'hiver cette jeune fille autrefois robuste, qu'elle ne se remit un peu qu'au retour du printemps; plus tard, à mesure que la chaleur de l'été s'accrut, son état s'améliora, à la paralysie des membres inférieurs près, au point qu'on put la transporter à Wildbad au milieu du mois de Juin.

La malade, dès le commencement, n'eut point de peine à supporter les bains, et au bout de 16 jours, après que toutes les affections spasmodiques, surtout les mouvements convulsifs qui se renouvelaient souvent, eurent cessé, et que les périodes menstruelles eurent repris leur cours normal, la jeune fille commença à marcher appuyée sur des béquilles, et s'y exerça si bien au fur et à mesure que ses forces reparurent, qu'au bout de 3 semaines elle fut en état de déposer les béquilles; de sorte qu'il ne lui fallut en tout que 2 mois pour recouvrer l'entier usage de ses jambes et en général une santé parfaite.

12.

Une fille de 21 ans, d'une constitution robuste et d'un extérieur plein de santé, souffrait depuis plus d'un an d'une affection arthritique, et vint dans l'été de 1835 à Wildbad, où elle prit les eaux pendant un mois. La malade se rétablissait à vue d'oeil, à tel point qu'elle recouvra passablement l'usage de ses membres. Une affection de la moëlle épinière, sans doute en liaison immédiate avec la cachexie arthritique, qui survint l'hiver d'ensuite, exerça sur les membres inférieurs une influence si défavorable, que, sans le secours d'une autre personne, la malade ne pouvait plus quitter la chambre. Comme, l'été précédent, les eaux de Wildbad avaient amené dans ses souffrances un changement si salutaire, elle éprouva un désir irrésistible d'y aller faire une seconde saison en 1836, pour recouvrer, s'il était possible, sa santé. L'usage réitéré qu'elle fit des bains dans l'été de 1837, et celui des douches qu'elle se fit appliquer sur la colonne vertébrale, opérèrent une guérison complète.

13.

Une dame, âgée de 32 ans, d'une complexion faible et délicate, et d'un tempérament très sensible et irritable, avait toujours été bien portante, si l'on en excepte les maladies de l'enfance. Depuis sa 16e jusqu' à sa 21e année, où elle se maria, elle avait souffert d'un mal de tête nerveux, qui se renouvelait à-peu-près toutes les 3 à 6 semaines. Ce mal se perdit au commencement de sa première grossesse, et ne se reproduisit plus tard que rarement. Le flux menstruel était toujours régulier, si ce n'est que quelquefois dans l'été il était accompagné de violentes crampes dans le ventre; puis, quand elles avaient cessé, le mal de tête nerveux reparaissait d'ordinaire dans un plus haut degré. Dans l'espace d'un peu moins de 7 ans, cette femme mit au monde heureusement et sans peine 5 enfants bien portants, qu'elle fut en état d'allaiter, selon ses forces, 6 à 7 semaines, au commencement un peu plus long-temps. Pendant ses dernières couches, elle fut attaquée d'une voilente fièvre puerpérale, occasionnée par un évènement fâcheux arrivé dans sa famille; cette fièvre commença par des symptômes alarmants, une grande lassitude et un grand abattement, la suppression du lait et de l'évacuation des lochies, une soif ardente et de fréquents vomissements; la tension tympanitique et la sensibilité du bas-ventre, qui était gonflé et causait de grandes douleurs à la malade, étaient telles, qu'elle ne pouvait pas supporter la moindre couverture. Le 5e jour de la maladie, il survint une forte affection cérébrale, qui toutefois fut heureusement calmée, de même que toute la maladie; le lait et l'écoulement des vidanges reprirent leur cours accoutumé, de manière que la mère put de rechef allaiter son enfant.

Un mois plus tard, une grande frayeur opéra si désavantageusement sur ses nerfs, très affaiblis d'ailleurs, qu'il se manifesta dans tout le système nerveux une altération visible. La malade devint caduque, comme si elle avait été frappée d'un coup d'apoplexie; il se fit voir un affaiblissement général dans la vitalité de tout le système nerveux: impossibilité de faire le moindre mouvement, insensibilité, voix affaiblie et à peine intelligible, respiration difficile. Sa faiblesse allait toujours en croissant; elle ne pouvait remuer aucun membre; impossible à elle de parler à haute voix, et encore tous les sons qui sortaient de sa bouche étaient si peu compréhensibles, qu'elle était obligée de se servir de l'index pour faire connaître aux siens ses besoins et l'objet de ses vœux. Elle avait toute la journée les yeux fermés, et ne pouvait les tenir ouverts $\frac{1}{2}$ ou 1 heure le matin, que quand elle avait été fortifiée pendant la nuit par un sommeil de 3 ou 4 heures; mais ensuite les paupières retombaient et se refermaient d'elles-mêmes, et tous les efforts qu'elle faisait pour les ouvrir étaient en vain. Ce fut en cet état que, malgré les remèdes les plus convenables et les plus réconfortants prescrits par ses médecins, la malade garda le lit plusieurs mois de suite, comme un véritable automate, sans pouvoir faire le moindre mouvement musculaire. On l'amena dans ce déplorable état aux eaux de Wildbad, en ne faisant avec elle que de petites journées; après qu'elle se fut reposée deux jours, elle commença le traitement par les sources les moins chaudes; on ne la laissait qu'un $\frac{1}{4}$ d'heure au bain. Comme, dans le principe, elle eut une grande peur des bains, ne pouvant d'ailleurs se tenir debout sans secours étranger, elle fut soutenue par deux personnes assises à côté d'elle dans e même bassin.

Afin que les bains ne l'affaiblissent point, on n'en prolongeait la durée que de quelques minutes chaque jour, pour y accoutumer ainsi peu-à-peu la malade. Mais peu de temps après, sentant que les eaux exerçaient sur elle une influence bénigne, elle porta brusquement la durée du bain à $\frac{1}{2}$ heure, et s'y tint assez long-temps, comprenant bien elle-même que des bains trop prolongés ne feraient que lui nuire au lieu de lui être utiles. Au bout de 10 jours, elle commença déjà à pouvoir remuer ses membres, sa voix reprit de la force, et comme le plus souvent elle pouvait passer la nuit dans un sommeil paisible, il lui fut possible de tenir les yeux ouverts 4 à 5 heures pendant la journée. Dans la troisième semaine, l'état de la malade s'était déjà tellement amélioré, qu'elle pouvait, à plusieurs reprises dans la journée marcher pendant quelques moments de haut en bas dans la chambre, et même monter les escaliers. Huit jours plus tard, elle fut à même de faire de petites promenades, qu'elle prolongeait de $\frac{1}{4}$ d'heure chaque jour. Vers la fin de la 5e semaine, ses forces étaient revenues à tel point, que, débarrassée de ses longues et douloureuses souffrances, elle put quitter Wildbad au comble de la joie.

14.

Un homme de la contrée de Moscou, âgé de 46 ans, de constitution robuste, avait été, à ce qu'il disait, toujours en parfaite santé depuis sa plus tendre jeunesse, aux maladies d'enfance près, qu'il avait toutes passées heureusement; il avait supporté sans aucun préjudice pour sa santé les fatigues d'une guerre qui dura plusieurs années. Plus tard, ayant commis quelque grand crime, il avait été condamné à la réclusion dans la maison de détention de Gotteszell, au royaume de Wurtemberg, où il ressentait souvent et assez long-temps de violents rhumatismes dans les membres inférieurs, et souvent aussi de vives douleurs dans la région des lombes; ces maux provenaient en partie de fréquents changements de température dans une chambre humide qu'il occupait dans l'établissement, et en partie à des refroidissements réitérés occasionnés par des vents coulis froids. Non seulement ces affections rhumatismales avaient beaucoup augmenté dans les six derniers mois, mais encore ils s'étaient répétés bien plus souvent qu'autrefois, de manière que peu-à-peu il ressentit une grande faiblesse dans les jambes, qui ne lui permit plus d'en disposer à volonté, et finit par prendre le caractère d'une paralysie et d'une insensibilité complètes, si bien qu'il se trouva dans l'impossibilité de les bouger de place.

L'état du malade, ainsi que je viens de le décrire succinctement, engagea les chefs de l'établissement, lors de sa sortie de prison, à le faire transporter à Wildbad dans le Catharinenstift, pour lui faire prendre les eaux. Il y était à peine 10 jours, que déjà il se plaignait d'éprouver dans les jambes jusqu'au-delà de la dernière vertèbre des lombes, une sensation désagréable,

semblable à un fourmillement ; quand il eut pris 6 autres bains, il lui vint un exanthème ; et non seulement
ses douleurs rhumatismales d'autrefois se reproduisirent
dans toute leur violence, mais, selon ses propres dires,
elles étaient beaucoup plus vives qu'avant la paralysie.

Cependant, à l'apparition de ces douleurs, il fut en
état de remuer un peu ses jambes, y étant en quelque
sorte forcé par la violence du mal ; et 12 jours plus
tard encore, il fut à même d'en faire usage au point
de pouvoir marcher commodément à l'aide de deux
bâtons. Enfin, au bout de 5 semaines, pendant lesquelles l'exanthème guérit paisiblement, non seulement
les douleurs rhumatismales avaient totalement disparu,
mais encore la paralysie complète était guérie si radicalement, que peu de temps il fut à même de pouvoir
entreprendre à pied le long voyage qui devait le ramener dans sa patrie.

15.

G. W...., âgé de 14 ans, de constitution nerveuse,
avait eu dans son enfance les maladies ordinaires à cet
âge ; mais il n'avait point eu la teigne ni autres éruptions cutanées chroniques. En 1832 il se présenta pour
la première fois des indices de scrofules, qui se manifestèrent par l'enflure des glandes du cou et par des
maux de ventre périodiques. Le médecin croyait que
ces derniers provenaient également des glandes de l'abdomen. En Octobre 1836 le jeune homme eut une attaque
de maladie aiguë, qui parut accompagnée de fièvre et

336

de bien plus violents paroxysmes de douleurs de l'abdomen. Le 11e et le 14e jour il survint du relâche avec des crises visibles à la peau et dans l'urine. Le malade quitta le lit, et alla imprudemment, quelques jours après, aux lieux d'aisance par un jour de Novembre extrêmement orageux. Au bout de quelques jours, il y eut de rechef un paroxysme beaucoup plus violent que tous les précédents. Les jours suivants les paroxysmes allèrent en augmentant, et montèrent à un degré vraiment désespérant, qui brava tous les traitements rationnels. Les accès avaient lieu jour et nuit, plus rarement cependant la nuit.

D'après les signes diagnostiques, on prenait le mal pour une *neuralgia coeliaca*. Les douleurs ne quittaient point la région ombilicale; elles n'augmentaient pas quand on pressait la partie malade, elles étaient plutôt sous quelque influence psychique. Aucun remède médicamenteux ne produisait quelque effet bien favorable; il n'y avait que le magnétisme minéral qui exerçait une influence éminemment avantageuse en diminuant de beaucoup la qualité aux dépens de la quantité des douleurs.

Dès le mois de Décembre 1836, le jeune homme sentit une faiblesse dans les jambes quand il se dressait; elle ne lui permit bientôt plus de rester debout ou de marcher. Il pouvait néanmoins, quand il était dans une position horizontale, remuer les pieds avec assez de force. Il n'y avait pas moyen, en pressant les vertèbres, de découvrir le moindre indice d'affections locales de l'épine dorsale. Cet état continua jusqu'au mois de Juin 1837, époque à laquelle le malade partit pour Wildbad. Il était alors un peu amaigri, quoiqu'il eût toujours très bon appétit, sans que sa soif fût extraordinaire.

Ce fut avec cette paralysie complète des membres inférieurs que, dans le mois de Juin 1837, il fit son premier voyage à Wildbad, armé de son aimant; il était dans un char à roulettes; on pouvait le voir le long de la route. Il prit 46 bains dans l'espace de 5 à 6 semaines; d'abord il se baigna dans le Catharinenstift, puis quelquefois dans le Herrenbad; mais comme ce dernier bain lui occasionnait des maux de tête et rendait plus violentes les douleurs qu'il avait au ventre, il ne tarda pas à retourner au Catharinenstift. On lui appliqua 22 douches au dos. Son état s'empira pendant le traitement, et il quitta le bain au mois d'Août pour s'en retourner chez lui, sans avoir éprouvé aucune amélioration dans son affection paralytique. Cependant sa constitution s'était considérablement bonifiée. Mais bientôt il y eut un grand changement. On mit de côté les remèdes médicamenteux. Il avait commencé à Wildbad un exercice gymnastique pour ses jambes; il fut continué dans sa maison paternelle. Au mois d'Octobre suivant, le jeune homme se sentit tout-à-coup de la force dans les pieds; il n'eut besoin que de peu d'aide pour faire quelques pas. Les douleurs revenaient plus rarement, et dès le mois de Novembre il put marcher sans soutien, et même glisser sur la glace. Depuis lors, ainsi que me l'a écrit, au mois de Février 1839, Mr. le docteur

PFEILSTICKER de Stettin, ce jeune homme a retrouvé toute la force de ses jambes, et il a beaucoup grandi. Les douleurs des intestins ne se sont plus renouvelées. Par-contre, il souffre depuis ce temps de violents éréthismes nerveux, d'un hochement de tête continuel, de céphalées, d'une grande mobilité des yeux; son sommeil est inquiet avant minuit, et les glandes reparaissent au cou.

En 1838 W . . . est retourné aux eaux de Wildbad, qui ont opéré avantageusement sur sa constitution.

Les paralysies des membres inférieurs provenant d'une altération locale de la colonne vertébrale, à la suite d'une forte chute ou de quelque autre cause mécanique, ou bien encore d'un déplacement spontané des vertèbres dorsales, se guérissent quelquefois totalement par les eaux de Wildbad; de manière que nos sources thermales peuvent, par leurs effets salutaires, servir aux établissements orthopédiques de puissant moyen préparatoire ou auxiliaire.

I.

Un homme, âgé de 40 ans, occupé dans l'hiver de 1836 à abattre un grand arbre, qui, en tombant, l'atteignit à la région lombaire, en éprouva une telle commotion dans la moëlle épinière, qu'elle entraîna à sa suite une paralysie totale des membres inférieurs. Pendant six mois consécutifs, il fut traité de la manière la plus convenable; mais tout le résultat en fut, qu'il pouvait au moins s'asseoir de rechef sur son séant et remuer tant soit peu les pieds. Il fut transporté dans cet état à Wildbad au mois de Septembre 1837, pour chercher dans les bains un remède contre cette terrible maladie. Les eaux opérèrent si avantageusement sur lui, qu'avant son départ il put essayer déjà de marcher avec des béquilles. Les effets postérieurs des bains furent si éminemment heureux, que Mr. le docteur KAISER de Calw disait que „les eaux de Wildbad avaient presque fait un miracle chez cet homme."

2.

Un homme encore jeune, qui avait été paralysé des membres inférieurs à la suite d'une chute grave, qui lui avait causé une violente secousse dans la moëlle épinière, se sentit, il est vrai, beaucoup soulagé après avoir pris les eaux de Wildbad en 1836; mais le résultat fut loin d'être aussi brillant que dans le cas qui vient d'être cité; il parut même que l'usage réitéré des bains dans l'été d'après ne devait point avoir le succès que l'on en espérait.

3.

Un architecte, âgé de 44 ans, mais mort aujourd'hui, se trouvant sur un échafaudage qui s'écroula, fit une chute du quatrième étage d'un bâtiment; il tomba sur les pieds et arriva debout sur la terre, tenant sa canne à la main, sans se casser aucun membre. La canne, qu'il tenait fortement serrée, s'enfonça d'un pied et demi dans le sol. Cette chute, qui produisit une violente commotion dans la moëlle épinière, entraîna à sa suite une paralysie complète des membres inférieurs, de la vessie et du conduit intestinal, laquelle résista à tous les moyens de guérison, et que ne put point dompter non plus l'emploi quatre fois réitéré des eaux de Wildbad.

4.

Un garçon de 15 ans eut le malheur de tomber dans la forêt du haut d'un sapin très élevé; et cette chute produisit une si forte secousse dans la moëlle épinière, qu'il en résulta une paralysie totale des deux jambes, de la vessie et du rectum. Ce fut en vain, comme dans les cas précédents, qu'on employa tous les remèdes possibles, et qu'on lui fit faire deux saisons à Wildbad, de 6 semaines chaque fois.

5.

Un homme, âgé de 38 ans, avait, depuis sa plus tendre jeunesse jusqu'à sa 27e année, joui de la plus parfaite santé; des-lors il commença à tousser, et souffrit, 3 ans durant, de continuelles crampes de poitrine accompagnées d'une inflammation de poumons et d'une fièvre violente; il amaigrit au point qu'on craignait pour lui la phtysie. Les vertèbres cervicales et toute la colonne épinière commencèrent à se courber et à se replier, et la toux cessa. La courbure du rachis devint telle, que le malade ne pouvait presque plus être assis. Il vint prendre les eaux dans l'été de 1834, et cette seule saison guérit presque totalement les affections qui provenaient de l'altération de la colonne épinière; mais ce qu'il y a de plus surprenant, c'est que, deux mois après le traitement, cet individu fut en état de marcher passablement droit, et put vaquer à toutes ses affaires.

Une jeune fille de 17 ans, qui souffrait d'une paralysie complète des membres inférieurs avec intumescence et dislocation de plusieurs vertèbres dorsales, trouva à Wildbad une guérison parfaite pendant l'été de 1838. L'enflure diminua insensiblement au bout de la première quinzaine; les os reprirent leur place dans la même progression, et la souplesse des jambes augmenta de jour en jour; si bien que, quand la malade eut fini sa saison de 6 semaines, elles étaient presque entièrement comme autrefois.

CHAPITRE XII.

PARALYSIES PROVENUES D'APOPLEXIE.

L'hémiplégie, c'est-à-dire la paralysie qui
n'affecte qu'un côté du corps, provient presque
uniquement d'une affection cérébrale, suite de
l'apoplexie; tandis que la paraplégie, c. á. d. la
paralysie des parties supérieures ou inférieures
du corps, prend ordinairement naissance dans
les affections de la moëlle épiniére, et est beaucoup plus rarement une suite de l'apoplexie. Des
congestions sanguines vers la tête, occasionnées

par des hémorroïdes anomales supprimées,
par quelque gêne survenue dans la circulation
du sang de la veine-porte, par des engorgements
dans les viscères abdominaux, par la répercussion du sang lors de la cessation des règles etc.,
ou par des métastases de goutte, des rhumatismes, des affections cutanées etc., sont communément la cause des affections apoplectiques
qui amènent les paralysies contre lesquelles
une foule de baigneurs ont, de tout temps,
cherché du soulagement à Wildbad, et y ont
souvent trouvé la guérison. C'est un aspect
véritablement consolant que de rencontrer, pendant la durée de la saison des bains, tant de
malheureux qui reparaissent dans le monde
d'un pas ferme et assuré, après s'en être vus
exclus peut-être depuis de longues années, relé-
gués qu'ils étaient sur leur lit de douleur, ou
inséparables des béquilles qui leur servaient de
soutiens.

Les paralysies provenant de la pléthore
retirent beaucoup plus de profit de nos sources
que cette classe d'affections apoplectiques qui,
chez des individus pauvres de sang et épuisés,
laissent souvent dans le cerveau des exsudations

lymphatiques. Mais cet état des personnes pléthoriques, dont le sang est si mobile, réclame la plus grande précaution dans l'usage des bains : il faut quelquefois, sur les lieux mêmes, faire précéder leur emploi d'une saignée ; dans tous les cas le régime de vie que le paralytique a à observer, doit être soigneusement marqué par le médecin. La première impression que font les bains, même les sources les moins chaudes, n'amène que trop facilement une irritation passagère du flux du sang qui était déjà rentré dans l'équilibre ; il faut conséquemment toute l'attention du médecin et du malade lui-même tant sous le rapport du régime diététique que sous celui de l'emploi des bains. Les malades sujets à des congestions de sang sont obligés généralement de commencer par des bains de pieds ou des demi-bains dans le Catharinenstift ou dans le neuen Bad (bain nouveau), de se faire appliquer des compresses d'eau froide sur la tête, et, pour ce qui concerne la durée et le choix des bains, de se tenir rigoureusement à ce que leur prescrit le médecin de l'établissement. Les douches, ce mode de traitement plus puissant encore que celui des bains, ne devraient jamais être mises en pratique, sans l'indication précise donnée par le médecin, de la place où il faut les appliquer, de leur intensité et de leur durée. Dans ces cas, comme dans toutes les paralysies nées de causes internes, il faut que l'usage intérieur des eaux se joigne à l'usage extérieur pour le seconder.

Il n'est pas rare que de cette manière des hémorroïdes stagnantes ou des flux menstruels reprennent leur ancien cours, ou qu'il se forme des dispositions aux hémorroïdes, qui détournent les congestions du sang vers la tête ; ce sont là les cas les plus favorables, qui permettent aux bains d'opérer, au moyen de cette voie de déviation qui se forme, un effet plus entier, et qui en général conduisent bientôt à la guérison. Cependant la guérison peut s'opérer même sans aucune évacuation ostensible ; tandis que, dans d'autres cas, malgré ces voies de déviation favorables, on n'obtient qu'une amélioration, jamais une guérison complète de l'hémiplexie.

Les malades atteints d'affections de ce genre ne peuvent assez vanter l'impression agréable et vivifiante que le bain fait sur eux ; c'est avec impatience qu'ils attendent l'heure où on les reportera dans l'eau. Ce qui leur fait surtout du bien, c'est cette douce chaleur qui ranime leurs membres froids, engourdis, insensibles, paralysés; ils aiment d'ailleurs à se trouver dans cette vaste enceinte des bassins, au milieu d'une eau dont la quantité n'est point mesurée, parce qu'ils peuvent s'y agiter de toutes les manières qui leur conviennent, ou que du moins ils peuvent l'essayer. Quand ils se sont baignés quelque temps, et qu'après chaque bain il y a eu la transpiration convenable, qui non seulement soulage beaucoup leur état en général, mais encore ramène peu-à-peu plus de mobilité dans leurs membres paralysés, ils recommencent une nouvelle vie, et cherchent, avant tout, à exécuter tous les mouvements dont ils sont capables: et ils le peuvent avec d'autant moins de gêne, que cette grande masse d'eau donne plus de jeu à leurs muscles, et leur fournit un soutien de vaste étendue et élastique.

Dès qu'ils remarquent le moindre progrès dans leur faculté de se mouvoir, ils sont transportés de joie; cette découverte leur inspire du courage et de la confiance; ils savent, par des expériences qu'ils ont faites eux mêmes, qu'ils ne sont plus

entièrement perclus, et qu'ils sont en état d'exécuter au moins quelques mouvements, quoique ce
ne soit que dans l'eau, et que ces mouvements s'é-
tendent toujours de plus en plus. C'est une chose
vraiment surprenante que des personnes dont les
membres sont paralysés ou incapables d'ailleurs
de se mouvoir, puissent faire dans l'eau les mouvements les plus divers, que, hors de là, elles ne
sont point à même de faire avec autant de facilité ;
d'après cela il n'est point invraisemblable que
les fréquents exercices que l'on prend dans l'eau,
et qui n'exigent l'emploi d'aucune force, contri-
buent puissamment à la guérison.

Avant qu'il survienne quelque amélioration,
le malade éprouve ordinairement un certain
picottement qui se répand insensiblement sur
le membre paralysé ; il est suivi d'un surcroît
de chaleur, de transpiration, de sensibilité, et
enfin, comme disent les malades, de mouvements
qui se manifestent par secousses, que l'on sent
bondir, qui électrisent en quelque sorte les nerfs
affectés ; puis le membre paralysé reprend de
jour en jour plus de force et de souplesse.

En général, la guérison ou au moins l'amélioration de l'hémiplégie sera d'autant plus

facile à opérer qu'elle aura duré moins long-
temps; une fois que le système sanguin du
malade s'est calmé, et que le médecin a perdu
toute espérance d'écarter le mal par la voie
ordinaire, il vaut mieux recourir tout de suite
à nos sources, que de s'en remettre, pour la
guérison, à l'action du temps. Moins la paralysie sera invétérée, plus nos sources en feront
promptement justice; et, dans cette maladie,
comme dans une foule d'autres, c'est sans contredit une faute des plus graves que de remettre
l'usage des bains à la saison prochaine, qui
souvent est encore éloignée de 6 ou de 9 mois.
Aussi ne saurais-je assez louer l'idée que l'on se
propose de réaliser dans la nouvelle organisation, de construire au-dessus des salles de bains
des chambres à feu d'où les malades faibles
et difficiles à transporter, tels que des paralytiques, des individus estropiés à la suite de
blessures compliquées ou de fractures, pourront,
dans toutes les saisons, sans aucun désavantage
pour leur santé, être portés dans les bains.
Cependant les paralytiques à la suite d'apoplexie
ne retirent communément pas de la première
saison tout l'effet qu'il est possible d'obtenir

dans ce cas ; il faut qu'ils reviennent une seconde
et même une troisième fois aux eaux, pour retrouver la libre disposition de leurs membres
perclus. Il n'y en a aucun qui quitte Wildbad
sans que son état soit considérablement amélioré ; ils reprennent de la tournure dans la
démarche, déposent ordinairement de bonne
heure leurs béquilles, et peuvent au moyen
d'une canne s'aider dans tous leurs mouvements.
D'une saison à l'autre, les effets postérieurs du
bain leur ont fait faire de grands progrès sous
le rapport de la souplesse du côté affecté, et il
est rare que, pour marcher, les malades soient
encore obligés de recourir à des secours étrangers. Ce que la 2e et la 3e saison n'opéreraient
point pour l'amélioration de leur état, ils ne pourraient l'attendre d'une plus fréquente répétition
de l'usage des eaux. On trouve dans chaque
saison des exemples par douzaines de cette
amélioration successive ; et c'est aussi pourquoi je me dispenserai de citer ici des cas
particuliers de ces succès progressifs, me con-
tentant de rapporter quelques modèles de guérisons radicales.

1.

Monsieur ....., marchand à Dinkelsbuhl, homme robuste et replet, âgé de soixante et quelques années, était devenu paralytique d'un côté, à la suite d'une attaque d'apoplexie; il avait perdu en partie la faculté de voir, et était sujet aux vertiges. Il vint aux eaux de Wildbad, après y avoir été convenablement préparé par son médecin, Mr. le docteur HOCHSTETTER, et fut débarrassé dans une seule saison de tous ses maux.

2.

Un homme, âgé de 40 ans, de stature haute et robuste, et qui jusqu'à l'âge de 30 ans s'était toujours bien porté, fut depuis lors obligé de se faire saigner souvent, étant devenu pléthorique, et souffrant de fréquents maux de tête. Il était messager, et en cette qualité exposé à toutes les intempéries de l'air. Un jour (c'était au mois d'Août 1834) il fut dans une de ses courses atteint d'une paralysie, et resta dans cet état sur la place depuis 7 heures du matin jusqu'à 8 heures du soir. Le côté gauche était d'abord entièrement perclus; les angles de la bouche et les muscles du visage pendaient mollement; la langue pouvait à peine se mouvoir; il ne faisait que balbutier; tout cela fit conclure qu'il avait été frappé d'un coup de sang. Huit jours après, le malade fut en état de mouvoir un peu la jambe, et plus tard le bras; alors se manifesta clairement une goutte compliquée, attendu qu'il ressentait des accès de goutte, tantôt à la tête, tantôt dans les membres, surtout quand le temps venait à changer; on parvint à les faire cesser au moyen de diaphorétiques, et de dérivatifs par le canal intestinal. Mais comme sa démarche restait toujours incertaine et traînante, que le balbutiement ne s'était point perdu, son médecin, Mr. le docteur LEBKUCHNER, lui conseilla les eaux de Wildbad, qui, d'après des nouvelles reçues postérieurement de ce même médecin, produisirent l'effet le plus heureux.

3.

Un homme aussi estimable par son caractère moral, que distingué dans les arts, d'une constitution très nerveuse, eut au mois d'Août 1831 une attaque d'apoplexie, qui, à ce qu'il paraît, avait notamment attaqué le cervelet; il lui en resta dans les jambes une sorte de faiblesse d'une nature toute particulière. L'attaque fut précédée, trois jours durant, d'une perte de mémoire presque périodique, qui se manifestait vers midi. Quand l'apoplexie eut lieu, le malade tomba dans des convulsions affreuses, et poussa des cris horribles. La suite en fut une hémiplégie au côté gauche. La paupière de l'œil gauche, ainsi que tout le cercle d'alentour, de la grandeur de la paume de la main, était bleu-noir et poché, comme si l'on y avait appliqué un coup de poing. Le malade se remit par les soins empressés du médecin, mais il garda dans les jambes une faiblesse qui le gênait beaucoup, surtout quand il était debout et qu'il marchait, etc. Les sécrétions et les excrétions ne furent aucunement interrompues; il avait aussi de l'appétit et un bon sommeil.

Mr. le docteur DURR de Hall considéra ce cas comme une affection nerveuse d'un genre particulier (avec un surcroît d'irritation et un désaccord dans le système des ganglions nerveux), qu'avait précédé pendant quelque temps une diathèse sourde de goutte hémorroïdale. Les remèdes internes et externes auxquels on eut recours, furent presque tous sans effet. Ce ne fut que lorsque le malade se fut soumis à l'épreuve d'une baguette magnétique, qu'il fit de si grands progrès dans son rétablissement, qu'il pouvait au besoin se transporter d'une maison dans une autre, et vaquer à ses affaires pendant la journée. Ce fut en cet état que le malade, pour consolider le mieux qu'il éprouvait dans son état, et pour prévenir une rechute, vint à Wildbad au mois de Juin 1835; il y fit une saison de plusieurs semaines, et quand il en repartit, sa faiblesse dans les jambes se trouvait considérablement diminuée.

Voici ce que Mr. le docteur DURR m'a écrit récemment sur l'effet général du traitement par les eaux: „Le malade est revenu de Wildbad en beaucoup meilleur état, on pourrait presque dire rétabli; il pouvait faire de grandes promenades à pied, sans que cela le fatiguât beaucoup; son humeur inquiète et sombre avait fait place à une humeur joviale, et cette dernière lui est restée. Les effets postérieurs du bain firent plus encore; sa santé se fortifia de plus en plus, au point qu'il peut aujourd'hui, comme autrefois, vaquer de corps et d'esprit à ses nombreuses affaires. Depuis l'usage des bains, il n'a pas cessé un seul moment de se bien porter, et n'a plus eu depuis lors besoin de mes secours; tandis qu'auparavant il les réclamait souvent pour des embarras de bas-ventre et des affections de poitrine."

4.

Un propriétaire, âgé de 43 ans, souffrait depuis plusieurs années d'affections rhumatismales opiniâtres, auxquelles vint se joindre plus tard une attaque de nerfs, qui fut suivie d'une sorte de paralysie de tout le côté droit. Une saison que ce particulier fit à Wildbad dans le courant de l'été de 1836 ne le délivra pas seulement de ses violents rhumatismes, elle le guérit encore presque totalement de la paralysie dont ils étaient compliqués.

Une fille de 28 ans, souffrait depuis 3 ans d'une hémiplégie du côté gauche. Rien de ce qu'elle employa n'améliora son état, pas même les bains sulfureux de Sébastiansweiler. Elle vint à Wildbad dans la saison de 1838, et s'en trouva si bien que, d'après des nouvelles postérieurement reçues, la faiblesse paralytique du côté gauche disparut entièrement peu de temps après que la malade fut de retour chez elle.

CHAPITRE XIII.

PARALYSIES PROVENANT D'UN EMPOISONNEMENT AU MOYEN DE L'ARSENIC.

L'arsenic s'insinue lentement dans le corps, il s'absorbe en forme de vapeur ou de poussière par la peau ou les poumons, comme chez les ouvriers de fonderies; ou bien ce poison pénètre dans l'estomac, et, après y avoir causé des désordres, ainsi que dans le conduit intestinal, se répand dans toute l'économie, où il produit, en supposant même que la vie puisse être sauvée, une cacochymie qui est la plus affreuse image des infirmités humaines. Outre que toutes les fonctions sont altérées, la vitalité du système nerveux l'est particulièrement ; elle est presque réduite à zéro ; de là les tremblements ou une paralysie complète des membres, un dessèchement de la peau tel qu'on le voit chez les momies, la chute des cheveux et des ongles, une fièvre de consomption et la phtysie, etc.

Dans des cas extrêmes où, pendant des années entières, l'art a épuisé toutes ses sessources pour chercher à ranimer cette vitalité affaissée, les eaux thermales sont souvent la dernière ancre de salut. Pendant les 25 années qui viennent de s'écouler, il n'y a eu que deux cas de cette catégorie pour lesquels on ait cherché, en dernière instance, à Wildbad un soulagement possible à un état si digne de compassion ; quelque désespéré que cet état parût être, les deux malheureux trouvèrent leur guérison dans nos sources thermales.

1.

HAUSER, natif de Floetzlingen, grand-bailliage de Rottweil, âgé de 30 ans, homme robuste et d'un extérieur florissant, fut empoisonné pour la seconde fois avec de l'arsenic au mois de Juin 1815 ; il en revomit

une partie, mais il en conserva aussi dans le corps.
L'auteur de cet empoisonnement fut sa propre femme,
qui, voyant que plusieurs doses d'arsenic ne pouvaient
lui donner la mort, avait encore essayé de l'étrangler.
Les accidents qui furent la suite de l'arsenic, se manifestèrent au mois de Juillet 1815 de la manière la
plus horrible; c'étaient des convulsions, des accès de
délire, le gonflement des membres, etc. On se montra
docile à suivre tous les préceptes du médecin, et ce
fut par cette exactitude qu'on parvint enfin à sauver
les jours de HAUSER. Il fut hors de danger au mois
d'Août de la même année; il n'avait presque plus de
fièvre; tous ses membres avaient repris leur flexibilité
(il était en état de mouvoir tous les doigts des mains
et des pieds, de prendre une prise de tabac, de se
moucher; et l'enflure avait entièrement disparu); mais
il était extraordinairement faible. Ce fut en cet état
que, dans ce même mois d'Août, on le mena à Bade en
Suisse, où il avait demandé expressément à aller.
L'usage de ce bain raffermit beaucoup sa santé, ou,
pour mieux dire, sa convalescence; et HAUSER en revint
au mois d'Octobre; il se trouvait assez bien intérieurement; mais les doigts des mains et le bas des pieds
étaient raides. Vers la fin de Novembre 1815 il vint
dans la salle de clinique de Tubingen; on lui fit prendre
une foule de remèdes internes, on eut recours à une
quantité de frictions, mais sans beaucoup de succès;
on le renvoya au mois de Septembre 1816, pour lui faire
prendre les eaux de Wildbad. HAUSER, pendant qu'il se

trouvait à Tubingen, était comme une véritable momie. Ses mains, qui autrefois avaient été, dit-on, larges, charnues et vigoureuses, à la suite de ses pénibles travaux de charron, étaient flétries, allongées, décharnées, sans force, et assez semblables à celles d'une femme extrêmement délicate. Il en était de même de ses pieds. Mais ce n'étaient pas seulement les membres qui se trouvaient dans cet état de dépérissement, le corps tout entier était desséché, affaissé; on aurait dit un vieillard dans la décrépitude.

Lors de son arrivée à Wildbad, il pouvait à la rigueur, à l'aide de deux béquilles, marcher de haut en bas dans sa chambre; après un séjour de près de 6 semaines, il fut en état de marcher déjà un $\frac{1}{4}$ d'heure, en s'appuyant sur un bâton et sur une béquille. Dans l'intervalle qui s'écoula depuis cette époque jusqu'en 1817, où le malade revint à Wildbad pour la seconde fois, Mr. le docteur HOCHSTETTER, son médecin, qui se trouvait alors à Rottweil, essaya plusieurs remèdes internes et externes. La peau s'était, il est vrai, pelée à la surface; les cheveux étaient tombés et s'étaient renouvelés; mais les ongles étaient restés, et n'annonçaient point encore la santé. Le médecin en conclut que la régénération ne s'était pas encore opérée complètement; il crut que, quoique HAUSER ne parût plus souffrir dans le système de la digestion, il n'en existait pas moins dans son intérieur une cause morbide secrète que l'on ne devait point négliger.

La seconde fois que HAUSER fréquenta les eaux de Wildbad, il en revint tellement avancé dans sa guérison, que ses ongles et ses cheveux avaient repris leur couleur et leur forme naturelles, et qu'il ne se trouvait plus que dans les phalanges de devant des doigts des mains et des pieds, un reste de cette raideur qui naguère donnait à ces parties presque l'apparence de celles d'une momie. Cette raideur toutefois ne tarda pas à se perdre successivement et complètement.

Huit ans plus tard cet homme fit dire à Mr. le docteur HOCHSTETTER qu'il s'était remarié, que les enfants issus de ce nouveau mariage étaient en parfaite santé, et que lui-même jouissait de la santé la plus constante.

2.

Le second cas regarde un nommé DURR d'Apfelbach, grand-bailliage de Mergentheim. Cet homme n'avait proprement jamais été malade; cependant il était très disposé aux rhumes de cerveau; ce qui faisait que, dès qu'il se refroidissait un peu, il était sujet à des catharres et à des érésipèles etc., mais qui disparaissaient bien vite quand il se mettait au lit pour transpirer. Un jour, c'était le 2 Mars 1823, avant midi, il travaillait à la campagne; il avait bu près de deux chopines de vin dans lesquelles se trouvait une forte dose d'arsenic blanc; il crut avoir gagné un érésipèle, et eut recours à des moyens tout contraires, par exemple; à de l'eau-de-vie, à de la poudre émétique etc.; et ce ne fut que quand il vit que ces remèdes restaient sans effet, aussi bien qu'un essai qu'il fit de transpirer, qu'il eut recours au médecin le lendemain.

Bien que ni le malade ni ses alentours n'eussent la moindre idée d'un empoisonnement, le Dr. BAUER, le médecin qui le traitait, n'en conclut pas moins sur-le-champ qu'il était empoisonné, à en juger par les violents symptômes qui se manifestaient. Cependant il fut d'abord incertain s'il devait opérer contre un empoisonnement provenant de plomb ou contre un empoisonnement provenant d'arsenic; il ordonna des tisanes composées d'eau, de sucre, de blancs-d'oeuf, de jaunes-d'oeuf, une mixture d'eau de chaux avec un peu d'opium etc.

Les principaux symptômes que DURR ressentit, furent dès le principe, avec une violence plus ou moins continue, un fort brûlement dans le gosier, l'estomac et les intestins; le bas-ventre rentrait, était dur, sensible; il avait de fortes oppressions; la peau brûlante et sèche; le pouls lent, dur, non intermittent; une soif ardente, inextinguible; des vomissements fréquents et douloureux; défant d'évacuations alvines; sanglots pénibles. Au commencement d'Avril, les accidents qui viennent d'être cités, commencèrent à être moins violents et moins suivis; et dès le 14 du même mois le malade reprit un peu d'appétit, et manifesta le désir de quitter le lit pour quelques moments. Alors il se plaignit de ressentir de la faiblesse dans les jambes; il dit que la plante des pieds lui brûlait, et qu'il éprouvait une tension dans les mollets et les genoux. Vers le milieu d'Avril, ses pupilles, qui naguère étaient extrêmement dilatées et comme paralysées, s'étaient remises et se trouvaient dans leur état normal; mais les déjections alvines continuèrent à être gris-cendré, et l'urine était sans couleur et claire comme l'eau. Vers la fin d'Avril, le malade avait retrouvé l'appétit et le goût du travail; il dormait paisiblement, et n'était point inquiété par des songes; en un mot, il ne se plaignait plus que d'un peu de faiblesse dans les jambes, ce qui toutefois ne l'empêchait pas de vaquer de rechef à ses travaux champêtres. Ce ne fut qu'au milieu du mois de Mai que le malade eut de nouveau recours aux secours de l'art et uniquement parce que la faiblesse qu'il ressentait dans les jambes s'était considérablement augmentée; que la plante des pieds lui brûlait plus fort que de coutume, et qu'il s'était manifesté dans ses mains un tout nouvel état de faiblesse et d'insensibilité; mais, au reste, les autres fonctions naturelles n'avaient éprouvé aucune interruption.

Ce fut dans cet état de paralysie presque complète des mains et des jambes que cet homme vint à Wildbad au mois de Juin; après y avoir pris les eaux pendant 4 semaines, il s'en retourna délivré de tous ses symptômes de paralysie et parfaitement rétabli.

CHAPITRE XIV.

PARALYSIES OU FAIBLESSES PARALYTIQUES A LA SUITE D'AFFECTIONS PARTICULIÈRES DE QUELQUES RAMEAUX DE NERFS.

Les différents groupes de paralysies dont il a été question jusqu'ici, et contre lesquels nos sources thermales se montrent éminemment efficaces, partent tous des organes du centre du système nerveux. Mais il y a une foule de paralysies topiques, où le système central n'est point intéressé, mais dont la cause existe dans quelque métamorphose altérée, survenue dans l'un ou l'autre rameau des nerfs ou dans ses ramifications, soit que cette cause vienne du dehors ou qu'elle réside dans l'intérieur du corps. Des dépôts d'âcretés viciées formés sur ces régions nerveuses, ou le transport métastatique des affections d'autres organes plus éloignés, ou enfin de violentes influences provenant du dehors, telles que des blessures etc., peuvent paralyser l'action d'une ou de plusieurs branches de nerfs.

Toute la série des modes de traitements thérapeutiques et chirurgicaux est ordinairement déjà épuisée contre ces paralysies topiques, quand les malades de cette classe ont recours aux bains; de sorte que communément la dernière susceptibilité d'irritation du nerf attaqué a été absorbée par les traitements, et la paralysie se trouve complète. Malgré cela, nos sources thermales prouvent dans ce cas encore toute leur vertu médicatrice; elles rappellent le mouvement et la vie dans les parties paralysées.

Le nombre des exemples que je pourrais citer à l'appui de cette assertion est tellement grand, que je me contenterai d'en rapporter quelques-uns seulement.

1.

Un militaire, âgé de 43 ans, de haute stature, robuste, et de constitution atrabilaire, ressentait depuis une longue série d'années une douleur sourde qui le pressait dans la région au-dessus des orbites, semblable à celle qui se présente quelquefois comme symptôme prodromal de l'amaurose; il s'y joignit encore plus tard un *nistasme*, et enfin une demi-blépharoplégie avec une photophobie douloureuse. Cette combinaison de maux finit par atteindre un degré qui mettait notre homme hors d'état de remplir ses fonctions; plus la douleur sourde qui résidait dans la région des sourcils commençait à diminuer par suite de la longue durée du mal, plus l'état de paralysie se manifestait; de manière qu'en 1837, pour pouvoir encore voir assez, il était obligé d'ouvrir les paupières avec les doigts. Cependant, malgré cet état pénible, les fonctions des organes du bulbus n'éprouvaient point d'interruption. On ne pouvait soupçonner d'autre cause de ces diverses affections que des âcretés et des congestions hémorroïdales; car il ne paraissait plus, des hémorroïdes que le malade avait eues autrefois à un très haut degré, que ce que l'on a coutume d'appeler des molimina.

Cet état se montra rebelle à tous les remèdes qui furent dirigés contre le mal primitif. Mr. le docteur SCHMETZER l'envoya à Wildbad dans l'été de 1837; le soulagement ne se fit point attendre, et il y a maintenant près de deux ans que ce militaire, redevenu capable de reprendre son service, se trouve radicalement guéri de son mal.

2.

Le baron de . . . . . âgé de 42 ans, de constitution robuste, d'un tempérament sanguin et cholérique, avait autrefois souffert fréquemment de rhumatismes, qui, pendant l'hiver de 1837 à 1838 et au printemps suivant, se concentrèrent sur la moitié de droite de la face, d'où ils ne s'écartèrent plus, malgré une foule de remèdes internes et externes qui furent mis en usage. Peu-à-peu les muscles de l'oeil droit furent enveloppés dans le mal, la bulbe se tourna de plus en plus vers l'angle intérieur de l'oeil, et le muscle externe (*musc. rectus ext.*) parut presque entièrement paralysé. Ce fut en vain qu'on employa tous les remèdes imaginables.

En 1838, le malade fut envoyé aux sources thermales de Wildbad; au bout de 4 semaines, son mal s'était déjà considérablement amélioré; mais quand il eut passé 6 semaines chez lui, il fut complètement rétabli, ainsi que me l'a assuré Mr. le docteur HOERING.

3.

Un grand-bailli, âgé de 38 ans, souffrait depuis à peu-près 3 ans, au pouce, à l'index et au médius de la main droite, du mal que différents auteurs ont décrit tout récemment, tantôt comme une crampe, tantôt comme un tremblement tout particulier des doigts; ce qui gêne beaucoup dans la faculté d'écrire. Le cas cité était une *parcus*

de ces trois doigts; le malade pouvait s'en servir à tout
autre usage qu'à celui d'écrire. Un refroidissement
qu'il s'était attiré en se lavant les mains dans de l'eau
froide immédiatement au sortir du lit, semble avoir
été la cause de cette affection, qui paraît avoir été
produite par un dépôt de la matière rhumatismale sur
les ramifications des nerfs du bras (*ram. superfic: du
nervus medianus*) qui se dirigent dans le creux de la main
jusqu'à l'extrémité des doigts en question.

Après que Mr. le docteur G. SEEGER, son médecin, eut
employé inutilement les moyens les plus divers et les
plus forts pour irriter la peau, des émontoires etc., et
même la noix vomique, il envoya le malade aux eaux
de Wildbad, où, après un séjour de 4 semaines, il fut
complètement rétabli.

J'ai observé, il y a 15 ans, un cas semblable sur
un fourrier qui, après avoir passé inutilement par
d'autres traitements, fut guéri par les eaux de Wildbad.

4.

Un jeune homme de 20 ans, de constitution débile,
souffrait depuis 3 ans d'insupportables douleurs arthri-
ques compliquées de crampes aux jambes, qui étaient
affectées de faiblesse et de tremblement, ce qui lui causait de grandes difficultés dans le marcher, et rendait sa
démarche incertaine, quelquefois même il ne pouvait
point marcher du tout. D'abord les articulations du
tarse étaient enflées, mais seulement passagèrement: toutes les sécrétions et excrétions se faisaient comme de

contume, et il n'y avait point de congestions vers la tête.

Le malade a été très faible depuis son bas âge, il a été beaucoup retardé dans sa crue par des affections rachitiques, compliquées de scrofules, et cette dyscrasie semble être la cause du mal dont il souffre. Comme ce tremblement des jambes ne discontinuait point, le docteur DURR l'envoya à Wildbad dans l'été de 1838; son état a été considérablement amélioré pendant les 4 semaines qu'il y a passées; et s'il va y faire une seconde saison, il n'y a aucun doute qu'il ne se rétablisse parfaitement.

5.

Une femme déjà âgée avait, dans l'été de 1835, passé une fièvre typhoïde, qui avait laissé un sphacèle sur le dessus de l'un de ses pieds. Plusieurs médecins employèrent en vain différents remèdes pour guérir une certaine sensibilité qui était restée dans la plante du pied quand cette femme marchait. Mr. le docteur KOENIG de Stuttgart prenait le mal pour un transport métastatique sur les nerfs de la plante du pied, qui étaient tellement sensibles, que la malade éprouvait de grandes difficultés à marcher. Toutes les peines que ce médecin se donna furent infructueuses, aussi bien que celles de Mr. le docteur de LUDWIG. Ce dernier l'envoya aux eaux de Wildbad dans l'été de 1836, et le médecin qui inspecte ces eaux assure que le bain a produit une amélioration considérable; mais il n'a point appris quels en ont encore été les effets consécutifs.

6.

Une femme, âgée de 31 ans, souffrait depuis plusieurs semaines d'une sciatique nerveuse, qui s'était manifestée à-peu-près 5 mois après des couches dont le cours avait été régulier. La maladie commença par de violentes douleurs dans la partie postérieure du bassin, qui s'étendirent peu-à-peu par la cuisse jusque dans le genou, et qui parfois gênaient tellement les mouvements, que la malade était à peine en état de traîner le pied. Une saison de 5 semaines qu'elle alla faire à Wildbad dans l'été de 1837 lui fit tant de bien, qu'au bout du traitement elle ne fut pas seulement presque entièrement délivrée de ses violentes douleurs, mais encore qu'elle put faire usage de sa jambe, et entreprendre de petites parties à pied, sans avoir besoin de recourir à quelque appui.

7.

Un artiste vétérinaire, âgé de 34 ans, homme cholérique, robuste, dont l'extérieur annonçait la santé la plus florissante, souffrait depuis près d'un an d'une sécheresse très incommode accompagnée de douleurs périodiques dans le gosier; il s'y joignit encore une dysphagie, et le malade, en faisant la description de son mal d'après ce qu'il sentait, disait que c'était comme s'il avait dans le gosier un corps étranger qui causait sans cesse de l'irritation, et qui l'obligeait à avaler souvent, et fréquemment de travers. Le médecin, en faisant l'examen exact du gosier, ne put y découvrir ni abcès, ni érésipèle, ni en un mot, si l'on en excepte une sécrétion excessive de salive gluante et écumeuse, aucun état maladif. On ne put trouver chez cet homme, qui jusque-là avait toujours joui d'une parfaite santé, aucun virus spécifique d'une maladie quelconque qui fût en liaison particulière avec le cou; tout ce que l'on pouvait admettre, c'était que le mal était de nature en partie spasmodique, en partie rhumatismale. Après une foule de remèdes dont l'usage ne fit aucun effet, le malade se rendit à Wildbad pour y prendre les bains et boire l'eau. Au commencement le succès qu'on s'en était promis, ne parut ni pendant ni après le traitement; ce n'est que long-temps après que le mal a disparu, à ce que m'a fait savoir son médecin, Mr. le docteur SCHMETZER.

Un cas entièrement semblable de cette difficulté d'avaler se présenta chez la femme d'un meûnier, âgée de 28 ans. Après avoir résisté long-temps à tout autre mode de traitement, le mal a été guéri, sous mes yeux, pendant la saison de 1838, au bout de 4 semaines de séjour à Wildbad.

CHAPITRE XV

EFFETS SALUTAIRES DE WILDBAD CONTRE LES AFFECTIONS CHRONIQUES DES ARTICULATIONS.

Les affections articulaires contre lesquelles on voit tant de malades chercher du soulagement à nos sources thermales, sont : l'affection des articulations des hanches (*Coxalgie*, *Coxarthrocace*, claudication spontanée), les affections des articulations des genoux (*Gonarthrocace*, *Fungus articulorum*, *Tumor albus*, tumeur blanche au genou), et la raideur des articulations (*Ankylose*) ou les contractures.

Les apparitions de la Coxalgie forment 3 périodes ; dans la première, il se manifeste une légère affection douloureuse de l'articulation de la hanche, qui le plus souvent n'est que périodique et accompagnée de légers accès de fièvre. On n'aperçoit aucune trace de maladie à la hanche même, si ce n'est que la douleur augmente par la pression, et ce cours imperceptible du mal peut durer des mois entiers, des années entières, dans une alternative continuelle, c. à. d. tantôt en s'améliorant, tantôt en empirant. Tout ce que l'on voit, c'est que la démarche est traînante, et la jambe un peu tournée, soit en dedans, soit en dehors. Quelquefois le premier accès est accompagné d'une forte inflammation, la douleur vive, et la jambe hors d'état de se mouvoir. La seconde période se caractérise par un aplatissement de l'articulation de la jointure et par l'allongement de la jambe. Le mouvement de la tête du fémur sortie de l'acétabule est extrêmement douloureux, et il est presque impossible de s'appuyer ou de marcher sur la jambe malade.

Peu-à-peu la maladie passe à la 3e période, la jambe se raccourcit, et la tête du fémur, sortie de son assiette naturelle, cherche à se former une articulation artificielle.

Nos sources thermales ne pourraient opérer contre le premier degré de cette maladie, qui a toujours pour cause une inflammation, qu'après que l'inflammation aurait été suffisamment écartée; on n'a généralement recours à nos bains contre ce mal que lorsqu'il est à la 2e ou à la 3e période, quoique le succès soit différent dans chacune de ces périodes. Dans la seconde, lorsque la tête du fémur n'est pas encore trop déplacée de sa cavité, ou qu'elle n'est point encore trop fortement attaquée, il arrive souvent que les bains la remettent dans sa position et rétablissent le mouvement de l'articulation. Mais si le membre est déjà considérablement allongé, et que les mouvements ne puissent se faire qu'avec de grandes douleurs, les eaux ne peuvent plus rendre d'importants services. Mais nos sources sont de grande utilité dans la 3e période, lorsque la tête du fémur est entièrement déplacée de sa cavité, et qu'il s'agit de la formation d'une nouvelle articulation. Elles ramollissent les fibres musculaires, qui sont raides et tendues contre nature, facilitent et accélèrent souvent d'une manière incroyable l'établissement de la fausse articulation.

1.

Mademoiselle de .... de la Bavière, fut, 5 ans avant le voyage qu'elle fit à Wildbad, atteinte soudainement, et sans qu'on en pût découvrir la cause, de violentes et cruelles douleurs dans l'articulation du genou droit, qui ne durèrent toutefois que quelques minutes ; après quoi elle se porta de rechef parfaitement bien. Ces douleurs se réitérèrent quelque temps après, et obligèrent la malade à se mettre au lit pour quelques moments afin de donner quelque repos à la jambe malade. Comme on ne faisait pas cas du mal, on n'appela pas d'abord le médecin. Peu-à-peu les douleurs se renouvelèrent plus souvent quand le temps venait à changer, durèrent plus long-temps, devinrent plus violentes ; mais alors encore on les attribua à la crue et au développement physique de la malade, qui était à l'âge de 16 ans. Après que cet état eut duré une année et même au-delà, les attaques cessèrent d'être subordonnées au changement de temps, mais elles se représentaient plus souvent, et ordinairement vers le soir. On fit alors appeler les médecins ; ils ne s'accordèrent point sur la diagnose, attendu qu'on ne voyait extérieurement aucun changement au membre malade ; ils ne suivirent par cette raison qu'un mode de traitement symptomatique, prescrivirent des calmants internes et externes ; mais ces calmants n'opérèrent que momentanément, et ne guérirent point le mal. Cependant les médecins soupçonnaient déjà alors la présence d'une coxalgie ; on mesura les extrémités inférieures ; mais on n'y trouva aucune différence. Un troisième médecin fut consulté; il ordonna des bains de vapeurs, et la malade en prit effectivement 12; mais elle devint de plus en plus faible et abattue après chaque bain; il se manifesta une légère enflure dans l'articulation du genou droit, dans la région de la rotule, et en même temps une tension dans le pli du jarret; la malade ne pouvait plus tendre entièrement le membre souffrant. Les bains de vapeurs ayant produit un si mauvais résultat, on conseilla les eaux minérales de Kissingen; mais elles ne firent pas un meilleur effet; au contraire, l'enflure du genou augmenta, et l'on en revint aux frictions locales et aux calmants internes. Les douleurs disparurent et reparurent dans les deux années suivantes, et furent à la fin toute une année sans revenir, de manière que la malade se crut parfaitement guérie; elle s'exposait à tous les changements de température, fréquentait les bals, et détruisait même par la danse quelques légères attaques qui se manifestaient avant que le bal commençât; mais enfin, au printemps de 1834, après un temps froid et humide de longue durée, pendant lequel la malade ne cessait de sortir, les douleurs reparurent; il se fit sentir une faiblesse dans le membre malade; l'état de la demoiselle causa de l'inquiétude, et l'on eut recours aux médecins. Ils finirent par reconnaître l'existence d'une coxalgie de la seconde période, compliquée de la tumeur blanche au genou droit, provenant de vice scrofuleux.

On envoya la malade aux eaux de Wildbad dans l'arrière-saison de 1834; cette saison produisit sur elle l'effet le plus heureux. L'enflure de l'articulation du genou, ainsi que les douleurs, qui de temps en temps se reproduisaient encore dans l'articulation de la hanche et du genou, disparurent sans retour au bout des 15 premiers jours. Tous les muscles du pied reprirent de la consistance et de la force. En général, toute la constitution s'était beaucoup améliorée dans l'espace de 4 semaines; l'extérieur de la malade avait considérablement gagné; de sorte que le médecin de Wildbad est persuadé, quoique jusqu'ici on n'ait plus rien pu apprendre sur le sort de cette demoiselle, que les effets consécutifs du bain auront complètement guéri cette maladie compliquée.

§.

Une jeune fille de 15 ans, de constitution frêle et un peu scrofuleuse, arriva aux eaux de Wildbad, atteinte d'une maladie articulaire des hanches de la seconde période, qui s'était manifestée à la suite d'un exanthème dartreux répercuté. Le mal, qui durait depuis 2 mois, ne se montra, à ce qu'elle disait elle-même, que successivement, et commença par une douleur peu considérable dans l'articulation de la hanche, qu'elle ressentait de temps en temps en marchant. Quelque temps après, les douleurs périodiques étant devenues plus rebelles, elle remarqua que la jambe malade s'était allongée, de sorte qu'étant obligée d'avancer lentement le pied, non seulement le marcher lui devenait pénible, mais augmentait de plus en plus ses douleurs. Malgré un traitement très convenablement appliqué, la jambe s'allongea et s'avança de plus en plus, et il se manifesta dès-lors la seconde période de la maladie avec des douleurs dans la région inguinale et dans l'articulation du genou. Tel était l'état de cette jeune fille lorsqu'on l'amena à Wildbad; elle prit les bains, auxquels elle joignit la boisson. Dès les 12 premiers jours, elle fut couverte d'une forte éruption cutanée, qui fit ressortir l'exanthème d'autrefois avec de cuisantes démangeaisons; et au bout de 5 semaines, le mal fut radicalement guéri.

3.

Une jeune fille de 16 ans n'avait jamais été malade; dans l'année 1835, elle ressentit, sans pouvoir en deviner la cause, de vives douleurs dans l'articulation du genou gauche; il s'y joignit bientôt une enflure de l'articulation.

On consulta d'abord un chirurgien, et plus tard on réclama successivement les secours de deux médecins. Ces derniers traitèrent le mal comme un mal local; ils prescrivirent des sangsues, des frictions avec de l'onguent d'AUTENRIETH, et des bains d'herbes. Ces moyens n'eurent en partie aucun effet; en partie ils empirèrent l'état de maladie de la jeune fille, notamment les bains.

Il survint peu-à-peu des douleurs dans l'articulation de la hanche gauche, le genou se gonfla de plus en plus, et à cette enflure se joignit encore une tension dans le jarret, qui ne permettait pas à la jeune fille de tendre entièrement le membre. Les douleurs devenaient exacerbantes vers le soir, et semblaient dépendre beaucoup des changements du temps.

Mr. le docteur ALT de Gammerdingen vit la malade pour la première fois 8 semaines avant son arrivée à Wildbad, qui eut lieu au mois de Juillet 1837; ce fut à l'occasion d'une consultation avec Mr. le docteur HEY-FELDER. Ils reconnurent le mal pour une coxalgie passée à la 2e période, compliquée de la tumeur blanche du genou gauche, conséquemment entièrement analogue aux cas cités précédemment. Regardant, dans ce état de choses, tout essai de guérison au moyen des remèdes soi-disant thérapeutiques, comme insuffisant et infructueux, ils lui donnèrent le conseil de se rendre aux eaux thermales de Wildbad; c'était, disaient-ils, selon toutes les apparences, le seul remède qui pût lui procurer quelque soulagement; la guérison complète de cette jeune fille a justifié leur prognose.

Une circonstance qui mérite encore d'être remarquée, c'est que, aux dires du père de la jeune personne, elle avait gagné une gale pendant le cours de la maladie, qui avait été probablement guérie trop vite.

4.

Un jeune garçon de 9 ans souffrait depuis 7 ans, à la suite d'une fièvre aiguë, d'une coxarthrorace de la jambe gauche, contre laquelle on avait déjà mis en usage tout l'appareil de la médecine, jusqu'aux frictions avec des onguents âcres, aux fonticules et aux cautères actuels. Le mal céda à ce traitement énergique en tant que la 3e période fut prévenue, et que la tête du fémur fut ramenée à sa place normale. Cependant il resta une grande faiblesse et un grand amaigrissement de la jambe. L'enfant vint en cet état à Wildbad en 1834. Aux dires du médecin-inspecteur, les eaux firent un effet si heureux, que non seulement la faiblesse de la jambe disparut complètement, mais encore que la mobilité en fut rétablie entièrement, et que l'atrophie cessa.

5.

Au mois de Janvier 1837 on présenta à Mr. le docteur PALM d'Ulm une fille dont la démarche traînante approchait assez du clochement; à son air cachectique, on ne pouvait méconnaître une dyscrasie scrofuleuse, sans compter que l'on soupçonnait encore le virus psorique (la gale). La maladie continua son cours nonobstant tous les remèdes, et devint une claudication complète par déplacement spontané de la tête du fémur. Deux grands fonticules à pierre infernale et un traitement de salivation arrêtèrent la maladie articulaire; mais la fille ne recouvrait pas l'usage du marcher, quoique la jambe ne fût ni allongée ni raccourcie, et qu'il n'y eût point de suppuration au fond. Quand la fille quitta Wildbad dans l'été de 1838, son état était considérablement amélioré.

La tumeur blanche du genou (*Tumor albus genu*) dont on veut confier la guérison à nos bains, doit être appréciée d'après la différence du caractère de la maladie; il faut voir si elle commence comme inflammation des ligaments et de la membrane synoviale, ou bien comme altération des cartilages ou des os même. La première s'appelle communément la rhumatismale, la dernière prend le nom de scrofuleuse; dans celle-là la souffrance du genou est plus générale, et l'enflure ne tarde pas à paraître dès que les douleurs se sont manifestées. Dans celle-ci la douleur est plus concentrée sur une seule place; l'enflure, qui prend la forme de l'articulation, ne se montre que plus tard et est plus dure. La première espèce de tumeur blanche du genou cède beaucoup plus facilement à l'épreuve de nos eaux que la seconde.

I.

Un enfant de Strasbourg, âgé de 4 ans, qui souffrait depuis 3 ans d'une Gonorthrocace scrofuleuse du genou droit, et qui avait été traité avec le plus grand discernement, mais sans succès, par Mrs. les docteurs STOESS et CAILLIOT, fut à la fin envoyé par eux aux eaux de Wildbad, d'où ils avaient déjà vu revenir rétablis plusieurs malades de cette catégorie. Après deux saisons, l'enfant fut totalement guéri; mais ils ne put jamais parvenir à tendre entièrement le genou, et il resta toujours un défaut dans la démarche.

Une petite fille, âgée de 8 ans, qui avait au genou de la jambe gauche une tumeur blanche scrofuleuse fut, après une seconde saison, rétablie dans l'été de 1837.

2.

Un petit garçon de 5 ans souffrait à un très haut degré d'une tumeur blanche scrofuleuse du genou. Pendant long-temps on lui appliqua avec plus ou moins de succès des fomentations de ce que l'on appelle la pierre miraculeuse; mais le membre souffrant ne reprenait pas la force convenable pour pouvoir de rechef faire ses fonctions. Les eaux de Wildbad prises, comme traitement secondaire, dans l'été de 1838 firent que l'enfant put de nouveau marcher passablement, et que dès-lors le mal se corrigea toujours un peu plus; de sorte que, si le malade revient l'année prochaine faire une nouvelle saison, il est à présumer que le membre sera assez rétabli pour que l'enfant puisse en faire usage.

3.

Wildbad produisit encore un meilleur effet dans un autre cas sur le fils d'un laboureur, enfant faible et scrofuleux de naissance. Il eut une tumeur blanche au genou gauche; on consulta plusieurs années de suite un grand nombre de médecins, qui mirent en usage tous les moyens imaginables, les bains d'eaux salines etc.; le tout en vain. Déjà la fièvre hectique se déclarait; déjà la carie allait commencer aux épiphyses. Il vint à Wildbad. Tout alla mieux jusqu'au 9e bain;

si bien qu' à sa grande surprise, il était de rechef en
état de marcher sans bâton. A chaque nouveau bain
qu'il prit ensuite, le mal alla en empirant, au point que
le malade ne pouvait plus ni marcher ni se tenir debout ;
mais les douleurs des articulations, de même que les
enflures, diminuèrent ; et les premières se perdirent peu
à-peu entièrement. Il finit son traitement après avoir
pris 30 bains. A son grand mécontentement et à celui
des siens, il quitta Wildbad, n'en ayant, en apparence,
tiré que peu de profit. Mais quelle fut sa surprise, et
même celle de son médecin, Mr. le docteur SCHMETZER,
lorsque, 3 mois après qu'il fut revenu du bain, il fut
à même de bien marcher, et même de se livrer aux
travaux de la campagne, tandis qu'autrefois il était
obligé de garder le lit et de voir son mal s'empirer de
plus en plus.

4.

Un homme, âgé de 29 ans, fut atteint, au commencement de 1836, d'une tumeur blanche à l'articulation du
coude gauche ; cette tumeur se mit à suppurer, et, la
fièvre hectique s'y étant jointe, elle le conduisit au bord
du tombeau. Cependant Mr. le docteur MULLER de
Calw parvint, par un traitement convenable, à arrêter la
suppuration et la fièvre hectique, et à rétablir assez le
malade pour le mettre en état de pouvoir aller à Wildbad vers la fin de l'été de 1836. Les eaux firent un
effet des plus heureux sur son mal. Quelques légères
affections de poitrine, qui lui firent quitter Wildbad un

peu plus tôt qu'il n'eût été désirable, méritaient à peine d'être prises en considération, car elles furent guéries avec peu de peine. Bientôt après les plaies se refermèrent entièrement ; mais le bras resta toujours très faible. L'année d'ensuite il se manifesta de nouveau quelque douleur dans le bras ; l'articulation n'était plus aussi mobile, et la région d'alentour s'enfla un peu ; tous ces signes faisaient craindre une nouvelle suppuration, et montraient en tous cas que la guérison n'avait point été radicale ; elle fut opérée l'été suivant par une nouvelle saison, qui cette fois fut faite dans les règles.

La véritable *ankylose*, c'est-à-dire la réunion des os des articulations qui finissent par adhérer entre eux, n'est point susceptible de guérison ; mais cette autre raideur des jointures qui provient d'un engourdissement dans l'appareil des mouvements, d'adhésions et d'abnormités dans les parties molles qui entourent les articulations, peut encore, après que tous les autres remèdes n'ont plus fait d'effet, être améliorée ou même guérie à Wildbad. Ce sont souvent des luxations et des fractures dans le voisinage des articulations, qui sont cause de cette raideur ; c'est surtout quand il y a formation d'un calus trop abondant, que nos sources produisent souvent des effets auxquels on ne s'attendait pas, puisqu'elles ont la vertu non seulement d'arrêter le développement trop volumineux du calus, mais encore de le ramener, au moyen de leur force résolvante, à un moindre volume.

1.

Mr. . . . . . . eut, dans l'hiver de 1837, le malheur de se blesser si fortement l'articulation de la hanche gauche en tombant, que, selon toute probabilité, non seulement l'acétabule en éprouva quelque profonde fêlure, mais encore que tous les muscles et les ligaments qui entourent la jointure en furent brisés, d'où résulta une raideur complète de toute la jambe qui ne put plus faire aucun service; et ce ne fut que très tard, après avoir subi l'épreuve d'un long traitement, que le malade fut en état, à l'aide de deux béquilles, de se traîner péniblement et en souffrant de vives douleurs, d'un lieu à un autre. Dès la première saison qu'il fit à Wildbad, et qui fut de 6 semaines, le mal se corrigea au point que le malade n'eut besoin que de l'appui d'une canne pour marcher commodément et sans douleur. Mais l'été suivant il fut si bien guéri que, deux mois après le traitement, tout soutien lui devint inutile, et qu'il fut en état de marcher comme avant sa malheureuse chute.

2.

Un enfant, âgé de 7 ½ ans, avait eu au mois de Décembre 1834 la fièvre scarlatine, et souffrait depuis

lors d'une enflure et d'une raideur à l'articulation du
pied gauche, ce qui lui rendait le marcher difficile.
Toutes les méthodes de traitement que l'on essaya furent
infructueuses. Les eaux de Wildbad, que cet enfant vint
prendre dans l'été de 1836, produisirent une amélioration
très sensible. Il vint faire une seconde saison l'été suivant, et cette fois la guérison fut si radicale, qu'elle ne
laissa absolument rien à désirer.

3.

Une jeune fille de 16 ans eut, à la suite d'une violente fièvre muqueuse et typhoïde, deux grands abcès
au haut et au bas de la cuisse droite, dont la guérison,
retardée par des fistules et une forte suppuration, n'a-
vait pas seulement traîné en longueur, mais encore
occasionné une raideur complète de l'articulation du genou, qui avait rétracté vers le haut la partie inférieure
de la jambe. Cette raideur, qui dura plus d'un an, fut
guérie radicalement dans l'été de 1836 par une saison
de 4 semaines; de manière que la fille put, sans la
moindre peine, reprendre tous ses travaux journaliers.

4.

Une femme, âgée de 40 ans, avait eu, à la suite
d'une couche, un dépôt de lait sur l'articulation du
genou droit, ce qui avait causé sur cette partie un fort
abcès. Ce dépôt occasionna une suppuration de longue
durée, qui sortait de plusieurs ouvertures autour de la
jointure, et amena une raideur complète de la jambe,

384

qui ne pouvait plus rendre aucun service. La malade
vint faire deux saisons à Wildbad, en 1835 et 1836,
et recouvra pleinement l'usage de sa jambe.

5.

Une petite fille, âgée de 7 ans, à la suite d'une inflammation métastatique chronique de l'articulation du
genou gauche, laquelle avait commencé deux ans auparavant, souffrait d'une forte enflure tout-à-fait dure
à cette articulation, qui était devenue toute raide. Cette
enflure, toute dure qu'elle était, causait de grandes
douleurs à la malade lorsqu'on venait à la toucher;
mais ce qui lui causa surtout de vives douleurs partout le corps, ce fut l'essai que l'on fit d'étendre un
peu la cuisse inférieure qui s'était pliée en arrière et
raccourcie; de manière que l'on fut obligé de renoncer
aux manipulations de ce genre, même aux frictions que
l'on faisait à la jointure, et aux remèdes calmants. On
envoya la petite fille à Wildbad, pour lui procurer
quelque relâche et quelque soulagement au moyen des
bains. On a peine à croire combien, dans ce cas particulier, l'effet du bain fut prompt. Il s'était à peine
écoulé 3 semaines, que déjà l'enflure avait disparu, et
la petite fille fut rétablie au point qu'au bout de 4 semaines elle ne se trouva pas seulement en état de marcher
sans béquilles, mais encore elle fut délivrée des cruelles
douleurs qui autrefois étaient inséparables de son mal.

6.

Un invalide, âgé de 48 ans, tomba du haut d'un mur à la bataille de Montereau, et cette chute lui causa une lésion à l'articulation de la cuisse droite; depuis ce temps la jambe n'était presque plus d'aucun usage, et le malade souffrait des douleurs continuelles. Mr. le docteur HARTMANN de Wildberg lui conseilla en 1837 les eaux de Wildbad, dont le succès fut si heureux, qu'après les avoir prises il ne ressentit plus de douleurs. Une raideur, qui lui était réstée, le gênait encore beaucoup dans l'exercice de ses fonctions. Il fit une seconde saison l'été suivant, et le bain rendit quelque souplesse à l'articulation, tout invétéré que le mal était.

7.

Madame… eut, dans l'hiver de 1837 à 1838, le malheur de se casser, en tombant, le haut de la cuisse droite immédiatement au-dessous du grand trochanter. La fracture était oblique, et se dirigeait d'en haut et du dehors vers en bas et en dedans en passant entre les deux trochanters; comme il n'y avait pas de complication, il était facile de remettre la cuisse. La guérison allait tranquillement son chemin, sans autres accidents que les accidents ordinaires, c'est-à-dire une légère inflammation et l'enflure du membre. Au bout de 10 semaines, la malade déposa son appareil, et 15 jours plus tard elle quitta le lit. Il est bien vrai qu'au commencement elle éprouvait beaucoup de peine à marcher, tant que le membre était encore enflé; mais peu-à-peu la flexibilité revint dans l'articulation de la hanche, son retour était favorisé par l'usage de bains aromatiques et par des frictions; il ne restait plus qu'un raccourcissement de la jambe et une enflure autour de l'articulation de la hanche et du devant du pied. La difficulté de marcher provenait principalement de la formation d'un calus trop abondant, que détruisit presque entièrement l'usage des bains de Wildbad en 1838, et cette femme fut passablement rétablie.

La comtesse…. eut un malheur tout-à-fait semblable en 1836; il lui vint un calus d'une grosseur si énorme que non seulement elle ne pouvait presque plus marcher, mais encore qu'elle souffrait sans relâche les douleurs les plus violentes, qui ne lui laissaient un peu de repos que quand elle était au lit. Ces douleurs se perdirent presque entièrement pendant la saison qu'elle vint faire à Wildbad dans l'été de la même année, et les mouvements de la jambe devinrent beaucoup plus libres.

Wildbad ne put, ni dans l'un ni dans l'autre cas, remédier au raccourcissement de la jambe, qui était à-peu-près d'un pouce.

Les contractures, qui proviennent successivement d'une rétraction des muscles, des tendons et des ligaments, à la suite soit de blessures, d'abcès avec une grande perte de substance, ou de dépôts métastatiques de certaines âcretés, trouvent dans l'usage de nos sources, sinon une guérison parfaite, du moins un soulagement certain. Mieux que tout autre remède, la vertu résolvante de nos eaux opère sur les fibres raccourcies, et tend à faire triompher la faculté de tendre les muscles, de la force de contraction qui les retient. Il y a long-temps que, de ce côté, l'efficacité des eaux de Wildbad est incontestée, et sa réputation a encore été puissamment confirmée par cette foule de militaires blessés qui, après les campagnes dont notre siècle a été témoin, y ont trouvé le rétablissement de leur santé. Je ne rapporterai, de cette espèce de raideur dans les articulations, que deux exemples récents d'un caractère particulier; ils se rapportent à la contraction de tous les doigts vers l'intérieur de la main.

I.

Un batelier d'Ulm, disposé aux affections arthritiques, éprouva, à la suite des pénibles fatigues de sa profession, des contractures de tous les tendons fléchisseurs aux deux mains. Cette sorte de maladie n'est rien d'extraordinaire dans la contrée d'Ulm, à ce qu'assure Mr. le docteur PALM; néanmoins il ne l'avait jamais rencontrée dans un si haut degré ni à tant de tendons à la fois, que chez cet homme. Ce médecin l'ayant déjà observée chez d'autres hommes qui ne sont point occupés de travaux si pénibles, croit qu'il ne faut pas l'attribuer exclusivement à la fatigue que l'on fait éprouver à ces tendons, mais plutôt qu'elle prend sa source dans une disposition particulière.

On avait proposé de couper les tendons; le médecin crut que ce serait sans but, attendu qu'un doigt raide tendu est presque plus gênant qu'un doigt recourbé.

Ce batelier, jeune encore, arriva à Wildbad avec cette recourbure de tous les doigts des deux mains vers l'intérieur; et, d'après le témoignage du médecin de l'établissement, il repartit en bien meilleur état.

2.

Un marchand d'Ulm, 3 mois avant son voyage de Wildbad, se fit avec le canif une légère écorchure à la main gauche. Il en résulta une forte inflammation arthritique érésipélateuse, que son médecin, Mr. le docteur MURDEL, parvint, il est vrai, à calmer; mais elle dégénéra en un abcès, dont la guérison n'eut lieu que deux mois plus tard, parce qu'elle était accompagnée de fistules. Cependant il resta une raideur dans les articulations des doigts, ce qui l'engagea à venir à Wildbad dans l'été de 1838; il y passa plusieurs semaines, et le bain guérit parfaitement la contracture de sa main,

CHAPITRE XVI.

EFFETS SALUTAIRES DE WILDBAD CONTRE LES MALADIES DES OS.

Il n'y a pas jusqu'à la structure organique la plus dure, je veux dire les os, sur laquelle nos sources thermales ne puissent exercer leur pouvoir de corriger et d'améliorer, soit en faisant disparaître leur excroissances, soit en arrêtant les dégénérescences amenées par la carie. Les excroissances qui s'attachent aux os, que ce soient de simples exostoses comme les tophes arthritiques et syphilitiques, ou qu'elles se présentent sous la forme de tuméfaction ostéo-stéomateuse ou ostéosarcomateuse, ou bien sous celle de ce que l'on appelle arthrocace (*spina ventosa*), sont, de même que la source d'où elles sortent, c'est-à-dire l'arthritis, les scrofules et même, sous certain rapport, la syphilis, accessibles dans bien des cas à la vertu médicatrice de nos eaux thermales. J'ai déjà prouvé plus haut par des exemples que les tophus arthritiques sont ceux qui cèdent le plus volontiers à la force résolvante des sources de Wildbad. Les exostoses syphilitiques sont toujours en rapport avec les phénomènes de la syphilis généralement répandue et invétérée, et avec les douleurs ostéocopes nocturnes; il y a des cas où ces tuméfactions résistent opiniâtrément à un traitement de saturation par le mercure, et ce sont là les cas dont Wildbad fait promptement justice. Les exostoses scrofuleuses sont en liaison avec les phénomènes généraux des affections scrofuleuses, et l'emportent sur les autres par leur disposition à une exulcération maligne.

1.

Un marchand de Francfort avait été guéri d'une manière régulière de la syphilis primaire; il lui vint plus tard, au front et au tibia de la jambe gauche, des exostoses, qui étaient évidemment en rapport avec la syphilis. Le malade vint spontanément à Wildbad dans l'été de 1833; il avait déjà appris à connaître sous d'autres rapports la vertu médicatrice de nos sources. Il y revint encore en 1838, mais cette fois seulement pour y faire une visite; il assura que Wildbad l'avait entièrement délivré de son mal. Les exostoses du tibia avaient disparu sans retour 4 semaines après le traitement par les eaux.

2.

Si je rapporte le cas suivant, c'est en quelque sorte moins à cause de l'affection des os, que pour prouver jusqu'où va la vertu qu'ont nos sources thermales de corriger en général la dyscrasie syphilitique. Un garçon de bureau, âgé de 50 et quelques années, et qui avait été militaire, ne tarda pas, après la mort de sa femme, laquelle avait succombé à une phthisie pulmonaire, à ressentir des affections de poitrine; il se manifesta en même temps de vives douleurs dans les os, et son gosier se remplit d'ulcères provenant d'une ancienne syphilis; la voix s'enroua et s'éteignit presque. Il survint bientôt une grande faiblesse dans toutes les parties du corps avec des sueurs hectiques, lesquelles ensemble semblaient devoir amener sous peu la catastrophe. On ne pouvait point songer à employer le mercure, les tisanes; mais moins encore le mettre à la diète (le faire passer par la casserole). Son médecin, Mr. le docteur HOCHSTETTER, commença par écarter l'étisie au moyen du china avec de l'acide sulfurique et des opiats, et au moyen du lichen d'Islande, et mit le malade en état de pouvoir être transporté à Wildbad, pour y chasser du corps le vieux virus de sa maladie vénérienne, qui était demeuré à-peu-près dans le même état. Au bout de 6 semaines, cet homme revint de Wildbad parfaitement rétabli, et ne devint plus malade.

3.

Une jeune dame non mariée avait souffert, depuis ses tendres années, d'une tuméfaction aux extrémités de la jointure des os du métacarpe de la main droite, et d'une tuméfaction semblable à la malléole de la jambe droite; elle éprouvait de plus des douleurs périodiques dans les articulations des deux hanches; du reste, sa santé n'en avait éprouvé aucune autre altération. Pendant l'hiver rigoureux de 1829 à 1830, il se fit sentir une douleur dans l'épine dorsale, dans la région de la 7e à la 10e vertèbre du thorax, laquelle provenait probablement d'une métamorphose pathologique des vertèbres; cette douleur était moins sensible par elle-même que par les affections des nerfs du cou et de la poitrine qui viennent du canal de la moëlle épinière. Le mal se calmait pendant l'été et en automne, mais empirait en hiver et au printemps; et dans le courant des années suivantes, outre les régions de l'épine dorsale qui viennent d'être mentionnées, les deux vertèbres cervicales supérieures, et plus tard encore la 1e et la 2e vertèbre dorsale, devinrent aussi le siége d'une semblable tuméfaction; il en résulta une violente céphalalgie, une gêne dans la déglutition, en partie aussi les plus violentes palpitations de coeur et une irritation permanente des pulsations du coeur devenues irrégulières, et enfin une insupportable sensibilité périodique de l'estomac.

Tel était l'état souffrant de cette demoiselle, quand son médecin, **Mr.** le docteur KOESTLIN, l'envoya aux eaux de Wildbad dans l'été de 1837; elle y passa plusieurs semaines, et en repartit parfaitement rétablie, d'après l'assurance qu'elle en a donnée au médecin de Wildbad l'année d'ensuite.

4.

Un individu de 20 ans eut, pendant plusieurs années, à souffrir de la carie provenant des scrofules. La foule de remèdes internes et externes que l'on avait employés jusque-là, n'avait pu que retarder la marche de la maladie et l'arrêter pour quelque temps; jamais on n'était parvenu à la guérir. On attendait tout des sources thermales de Wildbad, qui souvent déjà ont rendu les services les plus signalés dans ces sortes d'ulcères opiniâtres qui s'attaquent aux os. Le malade ne fut point déçu dans son espérance; il fit deux saisons de suite, et fut complètement rétabli.

5.

Une personne, âgée de 26 ans, eut, 5 ans avant de venir pour la première fois à Wildbad, un grand abcès à la cuisse, qui ne cessa de suppurer et forma un grand nombre de fistules; il s'y joignit plus tard une fièvre hectique, qui ne céda en partie qu'à l'emploi prolongé de remèdes fortifiants. Dans l'été de 1835, où cette personne était venue pour la troisième fois prendre les eaux de Wildbad, il s'exfolia un fragment d'os considérable à travers les ouvertures qui s'étaient pratiquées dans tout l'abcès. La plaie fut bientôt cicatrisée, et la malade, qui avait eu à en souffrir 5 ans durant, s'en retourna parfaitement guérie.

6.

Une petite fille de 10 ans était depuis long-temps affectée de la carie qui lui rongeait tous les os du carpe. Les scrofules, d'où provenait la maladie, furent combattues plusieurs années de suite par toutes sortes de remèdes internes, et ramenées par ce moyen à une amélioration partielle. Mais le mal se montrant trop obstiné pour pouvoir être guéri par cette seule voie, on lui prescrivit l'usage des eaux de Wildbad, afin d'arriver plus promptement à un résultat. Elle y vint deux ans de suite, et fut complètement délivrée de son mal nécrotique.

7.

La fille d'un marchand, âgée de 7 ans, souffrait depuis plusieurs années du paedarthrocace à la jointure du pied droit et aux os métatarsiens; il y avait plusieurs fistules avec des bords caleux, d'où suintait beaucoup de matière séreuse, et par où la sonde pénétrait pour arriver aux parties ramollies des os. On employa une foule de remèdes, mais sans aucun succès; enfin, en 1830, Mr. le docteur HOERING de Neuenstadt prescrivit les eaux de Wildbad, bien qu'un très célèbre professeur de clinique s'y fût fortement opposé.

Quand la fille eut passé 6 semaines au bain, le mal fut considérablement diminué; 3 mois plus tard toutes les fistules furent guéries, et le pied reprit son état normal.

8.

Un jeune garçon, âgé de 14 ans, souffrait depuis sa 6e année de la carie aux extrémités supérieures. Les remèdes que l'on avait employés jusque-là n'avaient produit que très peu d'effet. Il vint plusieurs années de suite prendre les eaux de Wildbad, et chaque fois avec beaucoup de succès, qui se manifestait, en partie après le traitement, par la consolidation du système des os affecté. La vertu des sources fit se cicatriser toutes les plaies, et la guérison s'ensuivit bientôt.

9.

Un Officier badois, dans la fleur de l'âge et d'ailleurs bien portant, eut le malheur de perdre successivement par le sphacèle spontané tous les doigts d'un pied, à l'exception de l'orteil, à la suite d'une douleur qui séjournait depuis long-temps dans ce pied, sain en apparence. L'orteil, quoique gangrené, tenait toujours ferme à sa place, tandis que le moignon, dont les autres doigts s'étaient détachés, s'acheminait lentement vers la guérison.

Ses médecins, parmi lesquels se trouvait le célèbre CHELIUS, hésitant et avec raison à faire l'amputation de l'orteil, envoyèrent ce jeune homme, que ses longues souffrances avaient considérablement épuisé, aux eaux de Wildbad, espérant que non seulement ce bain arrêterait les progrès de la gangrène, mais qu'il ferait encore tomber l'orteil gangrené. C'est ce qui arriva en effet dans la 4e semaine de son séjour, et dès-lors toutes les places où se trouvaient les plaies se cicatrisèrent de la manière la plus heureuse.

CHAPITRE XVII.

EFFETS SALUTAIRES DE WILDBAD CONTRE LES AFFECTIONS DE LA PEAU.

La peau servant à faire passer sur le reste de l'organisme l'influence qu'exercent tous les bains, et l'eau simple même prise en bain étant d'un grand succès dans les maladies de la peau en général, quel que soit le caractère chronique qu'elles aient d'ailleurs, on peut établir d'avance que nos sources thermales doivent avoir une efficacité au moins égale. Cette vertu médicatrice se distingue des effets salutaires que produisent les bains ordinaires en ce que non seulement Wildbad guérit une foule de maladies de la peau de manière à ne point laisser craindre de mauvaises suites, mais encore qu'il a le pouvoir d'expulser des maux qui sont en rapport direct avec des affections cutanées déjà disparues, en réveillant ces affections primitives, et de guérir ces dernières en même temps que les maux secondaires. Non seulement Wildbad consolide et régularise les fonctions de la peau en torpeur et passées à une sécrétion viciée, mais encore, en excitant les sécrétions urinaires et alvines, les flux menstruels et hémorroïdaux, etc. il facilite l'expulsion par ces voies de la matière morbifique. Et comme il faut chercher la cause de la plupart des affections cutanées dans des affections arthritiques, scrofuleuses, syphilitiques, ou dans quelque autre dyscrasie semblable, et que nos sources thermales ont par elles-mêmes la vertu de corriger et de guérir ces vices de constitution, on n'aura pas de peine à concevoir qu'après avoir extirpé les racines du mal, elles sont aussi en état de faire sécher les pseudo-jets qui se sont élevés sur la peau.

Les dermatoses les plus ordinaires pour lesquelles on a recours à la vertu médicatrice de nos sources, sont les *dartres* et leurs différentes espèces. Les dartres pustuleuses humides cèdent plus volontiers à l'action de nos eaux que les squammeuses et les farineuses, ou que les crustacées flavescentes; mais celles dont la cure s'opère le plus promptement, ce sont les dartres provenues de la suppression des fonctions de la peau, et qui ne sont pas encore devenues tout-à-fait habituelles. Généralement il se forme, peu de temps après que le traitement a commencé, des excrétions critiques par les voies urinaires, les vaisseaux hémorroïdaux ou par la peau elle-même; ce sont des phénomènes très favorables qui annoncent une prompte guérison. Dans les dartres squammeuses humides, qui sont corrosives ou rongeantes, et qui pénètrent dans les parties les plus reculées du tissu de la peau, la sérosité ne tarde pas à prendre un caractère plus bénin; cette insupportable démangeaison et cette irritation inflammatoire et douloureuse de la peau diminuent; et si, dans des cas pareils, il faut d'ordinaire un traitement plus long ou réitéré, on peut du moins espérer

souvent la guérison. Les dartres les plus opiniâtres, celles qui ont pour cause les engorgements dans le tube digestif, la pléthore abdominale, des hémorroïdes cachées ou des intempéries du foie, ne s'améliorent ou ne guérissent
souvent que quand l'eau prise en boisson a corrigé l'état vicié des viscères abdominaux, ou
qu'elle en a écarté le virus dartreux. Les dartres qui proviennent d'une gale précédente, se
guérissent en ce que les eaux prises en bain
rappellent l'exanthème de la gale sur la périphérie de la peau ; de même que les dartres qui
alternent avec l'arthritis ne disparaissent quelquefois que lorsque les bains ont provoqué une
attaque actuelle de goutte dans les articulations.

Les pustules que l'on appelle échauboulures
(*Strophulus*), l'herpe lichénoïde, les dartres
annullaires (*the Ringworm* des Anglais), l'insupportable démangeaison de la peau (*Prurigo*),
qui se présente le plus souvent aux parties génitales et à l'anus, et la pityriase qui affecte
quelques places du visage, des mains ou de la
plante du pied, disparaissent d'ordinaire promptement et sûrement dans les eaux de Wildbad ;
il en est de même des dartres pustuleuses

disséminées qui précèdent communément les
règles des femmes, ou qui se manifestent même
chez les hommes, produites par une nourriture
trop abondante et échauffante, ou par des stagnations dans le système de la veine-porte, et
par une digestion anomale; il n'y a pas jusqu'aux taches hépatiques qui se perdent presque
toujours très tôt par la fréquente et copieuse
boisson de l'eau, laquelle augmente les déjections
urinaires et les sécrétions de la peau. Plusieurs
autres éruptions qui se manifestent sur le visage,
telles que la couperose (*Acne*, goutte-rose),
qui est plus propre aux hommes qu'aux femmes,
ou la dartre pustuleuse mentagre, résistent déjà
plus à l'action de nos sources; cependant on
trouvera dans le cas suivant, remarquable par
sa complication, une mesure de comparaison de
l'efficacité de nos eaux dans des cas de cette
espèce.

Monsieur . . . , de constitution robuste, toujours bien
portant autrefois, ayant eu à souffrir, 9 mois avant son
arrivée à Wildbad, d'une syphilis primaire et plus tard
d'une syphilis consécutive, dut prendre au plus fort de
l'hiver de fortes doses de sublimé corrosif, sans égard
ni au régime ni à la température. Il se manifesta quelque

temps après à la tête un exanthème furonculeux, qui toutefois ne suppura jamais, mais se dissipa pour reparaître bientôt ensuite, accompagné de vives et cuisantes douleurs dans le cranium. La douleur devenait plus violente quand le temps était humide. Il s'y joignit plus tard encore une angine sans qu'il y eût ulcère, et un exanthème semblable à la syphilide pustuleuse maculée, lequel toutefois n'était pas entièrement de la couleur du cuivre; le tout était compliqué de tiraillements et de lassitude dans les membres. Ces symptômes qui semblaient assez annoncer une syphilis masquée, et l'abondant traitement mercuriel qui avait précédé, ne laissaient pas de doute qu'une cachexie mercurielle ne fût la cause de cette affection. Mr. le docteur OELLINGER de Munich, après avoir essayé infructueusement tous les moyens possibles pour extirper la couperose du visage et des autres parties du corps, envoya le malade, dans l'été de 1837, à Wildbad, où ce dernier manda l'année suivante que les eaux avaient opéré en lui une cure radicale et durable.

La *gale*, en tant que gale, ne se présente jamais à Wildbad pour y chercher du secours; en revanche, il n'y arrive que trop de maladies dont l'origine et les ravages proviennent du virus de cette affection, qui autrefois s'était manifestée sur la peau; souvent toute la constitution a été délabrée par ce venin pernicieux et par

une véritable dyscrasie psorique. Quelquefois
ce sont des maladies dont la connexion avec la
gale, qui a peut-être disparu de la peau depuis
une longue série d'années, et qui a été en
quelque sorte oubliée, échappe à l'investigation
du médecin et au souvenir du malade, et que
l'on attribue à des causes tout-à-fait étrangères ;
ou bien, malgré tous ses efforts, l'art ne parvient
point, lors même que la connexion est évidente,
à rendre le mal local indépendant de la gale,
ou à faire reparaître celle-ci aux dépens de
l'autre. Nos sources arrêtent souvent, dans ces
sortes de cas, et la cause et l'effet d'une manière qui a de quoi surprendre ; et, en rejetant
le vice psorique sur la périphérie de la peau
sous la forme d'un exanthème copieux amené
par le bain, elles détruisent l'effet en écartant
la cause. Dans le chapitre où j'ai traité de la
vertu médicatrice de nos eaux en général, j'ai
déjà cité un exemple qui se rapporte au sujet
dont il s'agit ; je vais encore y en joindre
quelques autres.

1.

Une petite fille de 6 ans était attaquée d'une gale
opiniâtre et habituelle ; ce mal parasite agissait si

pernicieusement sur les forces reproductives de cette enfant, qu'elle était devenue entièrement cachectique. Les
parents eurent l'imprudence de recourir à un onguent,
et firent ainsi rentrer tout-à-coup l'exanthème de la gale
qui durait depuis long-temps. La suite funeste en fut
pour l'enfant, dès les premiers trois mois, une tumeur
blanche à la jointure du genou droit, qui se montra
rebelle à tous les remèdes, même aux nombreuses
éruptions que l'on provoqua tour-à-tour par l'art sur
tout le corps; car, dans ce cas particulier, sembla se
confirmer de rechef l'expérience que l'on a faite, que
la peau d'un galeux dont l'exanthème a été détruit
par des remèdes externes qui ont produit un prompt
effet, devient pour quelque temps, souvent même pour
toujours, inaccessible à la contagion de la gale. Après
que cette petite fille eut passé 3 semaines à Wildbad,
il se manifesta sur sa peau un copieux exanthème, et
la gale reparut peu de temps après; de manière qu'au
bout de 6 semaines, le simple usage des eaux de Wildbad avait guéri complètement le fongus et la gale.

2.

Une femme, âgée de 37 ans, souffrait depuis deux ans,
à la suite d'une éruption de gale rentrée, d'une paralysie du bras gauche. Elle vint en 1832 prendre les
eaux de Wildbad, qui lui firent tant de bien qu'après
avoir eu un copieux exanthème, elle recouvra l'usage
de son bras au point de pouvoir reprendre ses travaux
habituels. Quinze jours après le traitement, quand elle

fut de retour chez elle, le bain continua d'opérer de manière que la gale reparut, et le résultat en fut que le bras retrouva ce qui lui manquait encore en flexibilité. Son médecin, charmé de l'apparition de cette affection herpétique de la gale, qui venait de s'établir tout récemment, s'était bien gardé de céder au voeu de la femme, qui aurait voulu qu'il la détruisit tout de suite; au contraire il lui laissa son exanthème assez long-temps avant de songer à le faire disparaître. Mais la femme, au mépris du conseil salutaire du médecin, guérit elle-même l'éruption qui, il est vrai, l'incommodait fort pendant la nuit en lui causant de vives démangeaisons, et en la privant chaque fois de plusieurs heures de sommeil; elle employa, pour opérer cette guérison, un onguent composé de graisse de porc et de vert-de-gris, dont elle se frottait deux fois par jour. L'exanthème desséchá dans l'espace de 10 jours; quelque temps après, l'hiver d'ensuite, cette femme eut à lutter contre des maux de tout genre; outre une très grande faiblesse qui s'empara de tout son corps, elle éprouva de cuisantes douleurs dans les membres, qui, jointes à une toux sèche avec des oppressions de poitrine et des saisissements qui lui prenaient pendant la nuit, lui causaient les plus grandes incommodités. On employa, durant l'hiver, une foule de remèdes efficaces pour combattre ces diverses souffrances; on chercha surtout à faire revenir l'exanthème; mais tout fut en vain; enfin, vers le printemps, reparut son ancienne paralysie du bras gauche avec une légère enflure des pieds ; mais en même temps elle fut paralysée de la jambe gauche. Voilà donc notre femme réduite à la situation la plus déplorable ; elle ne pouvait plus marcher qu' à l'aide de béquilles. On la ramena dans cet état à Wildbad au mois de Juillet 1833, pour lui faire faire une seconde saison, attendu qu'on pouvait se promettre du bain une cure radicale, à en juger par l'effet qu'avait produit la première. Les eaux firent peu d'effet pendant les 4 premières semaines, si l'on en excepte quelque soulagement que la malade éprouva dans la partie paralysée ; mais enfin, au commencement de la 5e semaine, il revint un exanthème, dont la présence opéra de rechef si avantageusement sur les extrémités paralysées, qu'elles reprirent en peu de temps de la souplesse et de la force. Elle revint faire une troisième saison, couverte de son exanthème quasi-dartreux, et cette fois non seulement toute sa constitution fut considérablement renforcée, mais encore, à l'aide des douches qu'elle se fit appliquer, elle fut complétement rétablie de la paralysie de ses membres gauches ; de manière qu'à la fin du traitement, la peau étant entièrement pure et saine, elle quitta les bains au comble de la joie ; et, d'après l'assurance du médecin de l'établissement, elle jouit depuis lors de la santé la plus parfaite.

Nos sources thermales modèrent les *sueurs* incommodes et puantes qui font sentir de loin celui qui y est sujet, et qui proviennent communément d'embarras dans les organes digestifs, ou qui, chez quelques individus, ont leur siége dans les désordres du système de l'utérus; elles régularisent en même temps la qualité de ce jeu anormal de la peau; de même que, d'un autre côté, elles rétablissent les émanations de la peau supprimées, et ont la vertu d'en détruire les suites métastatiques, telles que les sécrétions muqueuses, la dureté de l'ouïe, les névralgies, l'hypocondrie, etc. Wildbad a de même le pouvoir de faire reparaître la transpiration des pieds, que l'on ne fait jamais passer sans de grands préjudices pour la santé, et partant de guérir les maux qui sont les suites inévitables de cette suppression.

Un campagnard, âgé de 28 ans, avait été depuis son bas âge bien portant et vigoureux; mais dès sa 11e année, il eut à souffrir d'abondantes sueurs aux pieds, qu'il avait perdues subitement dans l'été de 1836, à la suite d'un refroidissement qu'il s'était attiré dans un terrain marécageux où il avait été obligé de travailler toute la journée. Il fut assez long-temps sans rien sentir, et il était très content de se voir délivré de son mal; enfin, dans l'automne de 1837, il fut attaqué de véhémentes douleurs rhumatismales dans les membres, avec gonflement périodique des pieds; ces douleurs, nonobstant une foule de remèdes qu'on lui donna pour ramener la transpiration des pieds et pour calmer ses souffrances, ne l'ont jamais quitté entièrement de tout l'hiver, jusqu'à ce que, dans l'été de 1838, il vint prendre les eaux thermales. Les eaux produisirent sur ce mal un effet des plus heureux; car, au bout de la première moitié de la saison, il s'établit un copieux exanthème sur tout le corps et surtout aux pieds; par ce moyen la sueur fut plus tard ramenée peu-à-peu, et les démangeaisons qui en étaient inséparables, ainsi que le gratter qu'elles occasionnaient, revinrent comme autrefois. Au bout de 7 semaines, l'exanthème fut passé, et le campagnard, ayant recouvré sa transpiration des pieds, quitta les bains très satisfait et en parfaite santé.

Mais une affection contre laquelle Wildbad se montre éminemment efficace, c'est *l'exanthème miliaire chronique*, qui souvent séjourne des mois entiers sur la peau, et, par des sueurs consumantes, finit par amener un état cachectique, qui peut mettre la vie en danger. On peut recommander Wildbad comme remède spécifique contre cette forme d'affection cutanée, qui brave quelquefois avec une incroyable obstination toutes les ressources de l'art.

Une femme, âgée de 43 ans, robuste et replète, qui avait mis 5 enfants au monde, fut atteinte, dans l'hiver de 1837 à 1838, de la fièvre miliaire, qui devint plus tard un exanthème miliaire chronique, auquel se joignirent encore les plus violentes attaques de nerfs, des affections asthmatiques, des douleurs dans l'occiput, ce que l'on appélle la goutte miliaire, et parfois aussi des ménorrhagies, etc., et qui, au sentiment de Mr. le docteur SCHMETZER, son médecin, réduisit cette femme chargée de tant de souffrances, dans une position qui faisait craindre pour ses jours. Lasse enfin des médicaments, lasse des bains domestiques, etc., et voyant qu'aucun remède ne faisait effet, elle se fit conduire presque mourante à Wildbad dans l'été de 1838. Elle y fut à peine arrivée, que, dès le second bain, il survint une forte hémorrhagie, ce qui d'abord l'affaiblit encore davantage; mais ayant continué de se baigner, elle fut, au bout de 5 semaines, non seulement totalement délivrée de son exanthème, mais encore, sous tous les rapports, parfaitement rétablie.

Une autre classe de maladies qui appartient encore à celles dont je viens de parler, ce sont es *plaies suppurantes*, les *fistules* et les *ulcères*, ainsi que les maux qui en résultent; de tout temps Wildbad s'est montré éminemment efficace pour en opérer la guérison. Les sources chaudes, tout en lavant les parties molles interrompues dans leur continuité, tout en faisant cesser la tension douloureuse de la peau, des muscles, etc., et en calmant en peu de temps leur cuisson quelquefois habituellement périodique, raniment les lèvres des plaies, qui souvent étaient déjà devenues calleuses et très passives, ramènent un redoublement d'activité dans toute la paroi de la surface en suppuration, remettent en vigueur et précipitent la circulation du sang dans ces parties, provoquent une suppuration vigoureuse, une granulation saine, et enfin la cicatrisation. Quand les fistules sont profondes, de manière que souvent leur position s'oppose à toute opération ; lorsque les ulcères fistuleux sont invétérés, et se montrent rebelles à toute guérison, nos sources parviennent souvent encore à les guérir radicalement.

Un domestique, âgé de 32 ans, de stature moyenne, d'un tempérament flegmatique et de constitution débile, avait eu souvent la fièvre intermittente, la dernière fois à Bruxelles dans l'hiver de 1836. Plus tard un catarrhe négligé lui attira une métastase aux glandes axillaires du bras droit, dont la suppuration fut traitée à Stuttgart au mois de Janvier 1838. La suppuration s'étendit peu-à-peu tellement qu'elle forma dans toutes les directions des fistules, que l'on chercha à détruire au moyen du scalpel. Cependant le malade devenait de plus en plus faible, et le bras du côté affecté perdit entièrement son mouvement. A la fin on tira un séton par la cavité de l'abcès qui était dégénéré en fistules; mais ce fut sans effet, parce que, ainsi que le dit Mr. le docteur KLEMMER de Dresde, médecin des maîtres de ce domestique, lesquels étaient alors en voyage, le corps n' était plus susceptible d'aucune réaction, et qu'il n'y avait plus de forces en réserve.

Ce fut en cet état que le malade vint à Wildbad au mois de Juin, et fut, après un traitement de quelques semaines, parfaitement rétabli, non seulement de son mal local, mais encore de l'état de faiblesse générale dans lequel il s'était trouvé.

Les différents *ulcères* spécifiques qui attaquent les jambes, et qui sont en communication avec l'arthritis et les scrofules, le virus de la gale et des dartres, ou avec les désordres dans les viscères abdominaux, les hémorroïdes anomales ou avec le vice variqueux; ceux mêmes que la nature provoque spontanément pour servir de transport métastatique à d'autres affections qu'elle veut guérir; les ulcères habituels qui sont en quelque sorte devenus nécessaires pour entretenir la santé; en un mot, tous les ulcères, de quelque nature qu'ils puissent être, peuvent en toute sécurité être confiés à la vertu médicatrice des eaux de Wildbad, attendu qu'ici la nature n'opère la guérison qu'après avoir mis tout l'organisme dans un état qui ne laisse craindre aucune suite fâcheuse de la cure. Ce que souvent l'art n'ose entreprendre dans ces sortes de maladies, vu que, dans son incapacité de prêter à la constitution entière une sauve-garde suffisante, il y a parmi ces ulcères maintes formes qu'il doit regarder comme un véritable „noli me tangere," nos sources thermales l'effectuent, elles dont la vertu principale est de ne provoquer jamais et nulle part des effets rétrogrades, des effets dont l'influence pourrait être préjudiciable à l'organisme. Quand elles guérissent quelque ulcère, ce n'est jamais localement qu'elles opèrent la cure; c'est au moyen d'une réaction sur la constitution entière qu'elles détruisent le vice local, et encore ne le détruisent-elles qu'après avoir expulsé du corps tous les vices qui pourraient s'opposer à la cicatrisation; bien plus, ce système d'épuration de la part de nos eaux thermales va quelquefois jusqu'à provoquer de nouvelles affections sur la peau, plutôt que d'amener l'extirpation des anciennes, s'il n'y a pas d'autre moyen d'effectuer l'épuration. De là vient que souvent on voit des ulcères aux jambes, psoriques ou herpétiques, ne se prêter à la guérison que quand, par l'usage prolongé des bains, il s'est établi sur la peau des exanthèmes de cette nature. Bien souvent les eaux prises en boisson secondent visiblement la cure des ulcères aux jambes habituels, en ce que surtout elles rendent plus copieuses les excrétions urinaires et la diaphorèse, et que par-là elles renforcent puissamment le système d'abolition de toute acrimonie qui forme la base de ces ulcères. Si l'efficacité de nos sources ne va pas jusqu'à guérir radicalement tel ou tel ulcère, le malade ne laissera pas que de faire un profit local, l'étendue du mal sera diminuée, son extérieur aura une apparence plus propre, etc., et il devra se consoler en se disant que la présence de l'ulcère est indispensable pour la conservation de sa santé.

CHAPITRE XVIII.

EFFETS SALUTAIRES DE WILDBAD CONTRE LES SCROFULES, LE GONFLEMENT DES GLANDES ET DES ORGANES GLANDULEUX.

L'influence immédiate que les bains chauds en général, et nos sources thermales en particulier, exercent sur le système lymphatique, explique de reste comment, par leur seule vertu, ils suffisent souvent pour arrêter le mal qui provient de cette source, ou pour le faire rétrograder. Comme les affections scrofuleuses ont leur siége dans ce système, qui forme le foyer d'où part la reproduction en général, une excitation du système lymphatique pourra, en activant toutes les voies reproductives, sinon écarter entièrement, du moins ramener à un degré moins influent le virus scrofuleux qui s'y est engendré. C'est quand les scrofules ne commencent encore qu'à se former, que la vertu médicatrice de nos sources produit les effets les plus surprenants; cependant on voit aussi des enfants au visage blême et bouffi, ayant les glandes enflées et le ventre grossi, reprendre leur fraîcheur et quitter notre bain, après y avoir puisé de nouvelles forces; d'un autre côté, chez des personnes faites, bien des affections provenant des scrofules trouvent dans nos eaux thermales une cure radicale, ainsi que le constatent les exemples que j'ai rapportés plus haut.

L'eau prise en boisson prête dans cette circonstance un secours tout particulier à l'eau prise en bain: c'est un antiacide qui seconde ses effets; elle détruit les stagnations, donne plus d'activité au tube digestif, et parvient souvent à écarter la diathèse vermiculaire qui aime à se joindre aux scrofules. Dans l'été de 1838, deux malades de cette catégorie furent délivrés par l'usage fréquent de l'eau prise en boisson, qui très souvent produit un effet anti-helmintique, l'un d'une grande quantité de strongles, l'autre d'une foule prodigieuse d'ascarides; et dès que ces vers furent sortis du corps, toute la constitution commença à se rétablir. Une fois que le mal est trop avancé, et que la cachexie scrofuleuse est complète, il est tout naturel qu'on ne peut plus attendre de guérison des eaux thermales de Wildbad.

Il n'y a pas jusqu'aux affections de quelques glandes particulières, notamment le gonflement et l'endurcissement des glandes mammaires chez les femmes, surtout chez les jeunes, quand l'induration n'a pas encore pris un caractère squirrheux, qui, dans la plupart des cas, ne puissent être guéries par la vertu de nos sources. Cependant il y a aussi des exemples où le squirrhe tout formé et le cancer au sein ont été, sinon radicalement guéris, au moins arrêtés dans leurs progrès pendant des années entières.

1.

Une dame, âgée aujourd'hui de 54 ans, d'une stature d'athlète, d'un tempérament sanguin et cholérique, issue d'une famille où la cachexie de la goutte et du cancer

est à l'ordre du jour, avait à souffrir depuis un âge
assez tendre d'une arthritis errante, qui allait toujours
en augmentant, et lui occasionnait de grandes douleurs.
Quand de fois à autre les douleurs cessaient dans les
extrémités et à la tête, il se manifestait en revanche
une douleur dans la région de la rate et de l'estomac;
elle était accompagnée d'un vomissement de matières
si aigres qu'elles lui agaçaient les dents; et se tirant
vers la région abdominale, elle lui causait la diarrhée
et l'évacuation d'une urine extrêmement âpre et brûlante
avec un fort sédiment.

On consulta pour ce mal divers célèbres médecins
de l'Allemagne, qui prescrivirent une foule de remèdes
éprouvés; mais jamais l'effet n'en fut de quelque durée.
On essaya aussi le traitement par les eaux chaudes d'après
la méthode de CADET DE VAUX, qui ne produisit d'autre
résultat que de ruiner pour long-temps l'estomac, et
de le rendre d'une sensibilité extrême.

A ce mal il vint s'en joindre un autre en 1825; il
se forma dans les glandes mammaires du sein droit
une induration squirrheuse. On employa aussi contre
ce nouveau mal les remèdes les plus vantés, tels que le
mercure avec de la belladone, de l'iode intérieurement
et extérieurement etc., et à la fin le jeûne; rien ne
fit effet.

En 1826 la malade prit le parti d'éprouver les eaux
de Wildbad; et comme elle ne tarda pas à sentir du
soulagement à ses maux, et que le squirrhe s'arrêta
dans ses progrès, elle ne fit point difficulté d'obtempérer

au conseil de son médecin, Mr. le docteur HOERING,
de rester à Wildbad aussi long-temps que possible.
Elle prit en effet 90 bains, et eut le bonheur d'être,
plusieurs années durant, presque entièrement délivrée
de ses attaques de goutte. Le squirrhe au sein avait
aussi discontinué presque toute une année de se faire
sentir; au bout de ce temps, des douleurs poignantes
s'étant de rechef manifestées, on lui fit l'opération.

2.

Une femme, âgée de 37 ans, qui avait toujours été
bien portante pendant sa jeunesse, et le fut encore plus
tard, à des attaques périodiques de nerfs près, et qui,
pendant son mariage de 6 ans, avait mis au monde 5
enfants en parfaite santé, était atteinte depuis un peu
plus d'un an d'une induration considérable des glandes
mammaires avec intumescence des glandes axillaires
du côté gauche; on avait employé contre ce mal, mais
sans aucun succès, les remèdes les plus vantés. Elle
vint à Wildbad dans l'été de 1837, y fit une saison de 6
semaines, en prenant en même temps dans les 3 dernières
semaines des bains de douches sous la forme de pluie
pendant 10 à 12 minutes; et quand la cure fut vers sa
fin, le mal avait diminué de plus de la moitié avant
que la malade quittât Wildbad; le bain continuant d'agir
favorablement les 4 semaines suivantes, l'endurcissement
se dissipa et se résorba si totalement, que quelques mois
plus tard on n'en découvrit plus aucune trace.

Deux autres femmes encore jeunes, souffrant également d'induration des glandes mammaires qui leur
était resté à la suite d'abcès, se trouvaient à Wildbad
dans la même saison; les eaux prises tant en bain qu'en
boisson, jointes aux douches en forme de pluie, opérèrent de même si favorablement sur elles, que l'on a pu
s'attendre que les effets consécutifs du bain auront
amené leur parfait rétablissement.

Mr. le docteur FRICKER connaît plusieurs exemples d'intumescences et d'endurcissements
des *glandes mésentériques*, que l'on pouvait
facilement palper à travers le système tégumentaire, et qui furent entièrement dissipés
par l'usage des bains.

Nous avons observé un cas de cette espèce pendant
la saison de 1838 sur une fille, âgée de 17 ans, qui souffrait depuis plusieurs années d'induration des glandes
abdominales; elle provenait, selon toutes les apparences, d'une fièvre scarlatine maligne, ou d'une inflammation locale lente, de même que de plusieurs attaques
de grippe survenues pendant la période de son développement; c'étaient les glandes mésentériques qui étaient
le plus affectées, leur grosseur et leur dureté étaient
très palpables par les téguments. Du reste, cette fille
n'avait point eu de diathèse scrofuleuse dans ses jeunes années; elle était d'ailleurs d'une constitution

robuste, et avait bonne mine ; sa chair, loin d'être spongieuse et mollasse, était ferme et musculeuse. L'emploi d'un grand nombre de remèdes, joint à une nourriture convenable, laquelle consistait surtout en bonne viande avec des végétaux légers, et était bien apprêtée, avait peu contribué à améliorer l'état de la malade, bien qu'il n'y eût manqué ni d'exercice, surtout en plein air, ni de soins et d'attentions sous tous les rapports. Les choses en étant là, on lui prescrivit les eaux de Wildbad, qu'elle devait prendre non seulement en bain, mais surtout en boisson. Elle porta peu-à-peu le nombre des verres qu'elle buvait à 6 et à 8; elle les supportait très bien, de même que les bains. Son gros ventre diminua de jour en jour au moyen des douches, et quand sa cure, qui dura 6 semaines, fut à sa fin, la plus grande partie des glandes endurcies était disparue; on n'en sentait plus que quelques-unes, qui auront infailliblement aussi cédé aux effets consécutifs du bain.

Nos sources ne sont pas de grande influence contre les *goîtres*, même contre ceux de forme lymphatique. En revanche, leur effet diminue l'intumescence et l'induration des organes glanduleux, par exemple, du *foie*, des *testicules*, de la *prostate*, etc. Plus d'une induration de foie, pourvu qu'elle n'ait point été trop invétérée, a perdu de son volume dans nos eaux, après

que, par une plus forte sécrétion du tube digestif et un redoublement de flux hémorroïdal,
les affections du système digestif et celles des
hémorroïdes que cette induration occasionnait
ou entretenait, ont été écartées. On a même vu
des hydropisies qui étaient en relation avec ces
maladies du foie, et qui remplissaient l'abdomen
ou l'oedème hydropique des pieds, céder à une
forte diurèse qu'avaient provoquée nos eaux
prises en boisson abondante. Au reste, ce ne
sont là que des exceptions, qui exigent dans l'indication des bains de grandes précautions de la
part du médecin, lequel devra prendre en considération le caractère, la durée et l'extension de
la maladie. L'induration des testicules et l'intumescence de la prostate ne peuvent de même
attendre du soulagement de nos sources que dans
les cas récents, et quand le caractère fonda-
damental de l'affection est bénin. Le cas le plus
favorable semble être la relation de ces gonflements avec des stagnations dans l'abdomen, des
hémorroïdes, des rhumatismes et l'arthritis ;
nos bains agissant sur cette cause fondamentale,
parviennent souvent, en la détruisant, à détruire
aussi l'effet. Aussi voit-on des intumescences

de testicules, quand elles sont de nature bénigne, diminuer à la suite d'une forte diaphorèse ou d'un copieux flux hémorroïdal ; de même que la difficulté d'uriner, causée par le gonflement de la prostate, le spasme de la vessie, la blenorrhée de l'urètre, diminuent aussitôt que les hémorroïdes de l'anus ou de la vessie deviennent fluides, ou disparaissent même entièrement. Ce qui est surtout bon contre les affections qui viennent de la prostate, c'est de joindre des clystères d'eau de vos sources à l'eau des bains.

CHAPITRE XIX.

EFFETS SALUTAIRES DE WILDBAD CONTRE LES MALADIES DES FEMMES.

Parmi les maladies des femmes, que l'on ne rencontrait autrefois qu'à la suite de couches pénibles et chez des personnes d'un âge avancé, mais qui de nos jours se répandent de plus en plus, et deviennent communes même parmi les filles, il faut ranger en première ligne les désordres dans les périodes menstruelles. Ou bien les règles se présentent plus tôt qu'elles ne le devraient, eu égard à l'âge et au développement de la constitution, viennent ou disparaissent sans qu'il y ait aucun type régulateur; ou elles n'arrivent que fort tard, souvent même elles dépassent la période du développement physique, sont en relation avec la chlorose, la leucorrhée, etc.; ou bien encore, chez des filles mûres et chez des femmes, elles sont sous l'influence de quelque affection du système des nerfs abdominaux, de l'hystérie, ou d'altérations organiques dans le système de l'utérus.

La réputation dont jouissent nos sources, de remédier aux maladies des femmes en général, mais surtout à l'irrégularité du flux menstruel, se confirme de plus en plus chaque année par des cures nombreuses. De jeunes personnes qui n'ont point encore leurs règles, les reçoivent dans le temps même qu'elles font usage des bains, quelquefois aussi seulement peu de temps après; les symptômes chlorotiques, notamment s'ils sont en rapport immédiat avec les stagnations des ordinaires, disparaissent souvent très tôt, et l'on voit des malades de cette catégorie recouvrer toute la plénitude de la santé. Wildbad opère encore de la manière la plus avantageuse quand les périodes commencent à cesser, et qu'elles annoncent leur disparition par des coliques, des spasmes dans la vessie (*Hysteria intestinalis et vesicalis*), des vomissements (*Pyrosis hysterica*) etc., ou bien par des affections hémorroïdales qui se réveillent à cette époque.

Il est rare que l'efficacité de nos eaux, qui favorisent en général tous les flux de sang abdominaux, trompe le voeu de quelque individu femelle qui est dans l'attente de ses règles. Moi-même je n'ai connu dans ces dernières années qu'un seul exemple où elles aient refusé leur service; ce fut chez une dame de 24 ans qui, image parfaite de la beauté d'une femme, n'ayant aucun vice de constitution, et étant mariée depuis quelques années, n'avait point encore eu ses ordinaires. Après que tous les efforts de l'art pour provoquer l'apparition de ses règles eurent été infructueux, elle céda au voeu de son mari, qui désirait avoir des enfants, et vint, quoique brillante de santé, chercher un remède à Wildbad dans l'été de 1837; mais elle ne l'y trouva point et ne l'a point encore trouvé. D'un autre côté, une fille, âgée de 22 ans, qui n'avait pas encore ses règles, et qui souffrait de

violentes crampes périodiques, les reçut dans la
même saison, dès la troisième semaine, après
l'usage qu'elle avait fait de demi-bains et de
bains entiers de température peu élevée.

1.

Une fille, âgée de 27 ans, souffrait depuis plusieurs années, à côté de violentes affections arthritiques, de grands
désordres dans ses purgations menstruelles, qui n'arri-
vaient point régulièrement, et qui étaient toujours accompagnées de douleurs spasmodiques. Les médicaments qu'elle prit ne lui procurèrent que peu de soulagement; voilà pourquoi, dans l'été de 1837, elle vint à
Wildbad pour y prendre les eaux, qui améliorèrent
considérablement son état; son flux menstruel eut lieu
régulièrement, et les vives douleurs qu'elle sentait dans
les membres se perdirent. Ses souffrances ne revinrent
que le printemps suivant à la suite de plusieurs refroidissements; elle se trouva dans le cas d'avoir de
rechef recours à nos sources pendant l'été de 1838; le
succès en fut si favorable que, ses périodes ayant repris leur cours normal et n'étant accompagnées d'aucune
douleur, elle ne s'est plus ressentie jusqu'ici de ses
maux.

2.

Une demoiselle, âgée de 18 ans, de la Bavière rhé-
nane, bien portante autrefois, souffrait déjà pour la
seconde fois de la chlorose depuis l'apparition de ses

mois ; quand elle arriva à Wildbad, ses menstrues étaient irrégulières. Elle avait eu la grippe qui avait régné l'hiver précédent, et depuis lors elle avait encore des congestions vers la poitrine, accompagnées d'une toux et d'expectorations. Elle but l'eau de nos sources, à laquelle elle joignit plus tard le petit-lait ; elle prit des demi-bains de $\frac{1}{4}$ à $\frac{1}{2}$ heure de durée, et cela tous les deux jours ; ses règles reparurent régulièrement, sur quoi ses affections de poitrine cessèrent d'elles-mêmes, et la demoiselle se trouva délivrée de ses maux.

Dans les leucorrhées du vagin, pourvu toutefois qu'elles n'aient point pour cause un haut degré de faiblesse locale, les eaux prises en bain et en boisson rendent d'éminents services, si l'on y joint des injections de cette même eau dans le vagin. Pendant la saison de 1837, trois femmes furent entièrement délivrées de ce mal qui brave souvent tous les efforts de l'art ; l'état de deux autres fut considérablement bonifié ; il n'y en eut qu'une chez qui les effets ne se montrèrent point aussi avantageux ; mais chez celle-ci le mal reposait sur un défaut organique de l'utérus. Cependant on ne peut compter sûrement sur la guérison des fleurs blanches, que quand elles sont en relation avec la suppression du jeu de la peau, ou avec une éruption cutanée quelconque, ou bien avec la diathèse rhumatismale, arthritique ou scrofuleuse.

Une maladie toute particulière aux femmes, et qui se manifeste par une mobilité extraordinaire de la vie somatique et psychique, et par une contradiction surprenante dans les phénomènes de l'action des vaisseaux et des nerfs, l'hystérie, qui est la maladie la plus difficile à traiter que nous connaissions dans la sphère médicale, trouve presque toujours du soulagement à Wildbad, quelquefois même sa guérison, surtout quand elle dépend moins des affections dynamiques du système des ganglions nerveux, que d'une cause matérielle. Les embarras dans le système digestif, les dispositions aux flatuosités, à une production excessive d'acides ou de mucosités, les constipations ou les diarrhées, un excès de sensibilité, surtout la disposition aux crampes, aux agitations douloureuses et aux affections nerveuses de tout genre, disparaissent le plus souvent pendant le traitement; et les règles, qui d'ordinaire sont toujours précédées et accompagnées de spasmes violents, se présentent à Wildbad sans cet accompagnement. L'effet de nos eaux thermales prises en bain, qui apaisent les crampes, et calment le système périphérique des nerfs, est puissamment secondé par celui des eaux prises en boisson, qui excitent toutes les sécrétions de l'abdomen, et qui activent le système de la veineporte et l'appareil digestif; réunis, ces deux effets calment les nerfs de l'utérus; souvent aussi on y joint des clystères de la même eau et des douches appliquées sur le dos.

I.

Un femme d'Ulm, âgée de 44 ans, qui depuis son bas âge avait été bien portante et robuste, s'était entièrement développée dès sa 12e année; mariée à l'âge de 15 ans, elle était accouchée pour la première fois à l'âge de 16; aujourd'hui elle est veuve depuis assez long-temps. Atteinte depuis nombre d'années d'une affection hystérique, elle avait déjà essayé beaucoup de cures par les bains, et n'en avait jamais retiré que peu de profit. L'extrême irritabilité de ses nerfs, jointe à plusieurs malheurs et désagréments qu'elle avait eus à essuyer dans sa famille, avait tellement ébranlé tout l'édifice de sa santé, que vers la fin elle était souvent atteinte de très violents accès convulsifs; ce qui, comme on peut bien se l'imaginer, avait encore altéré davantage son système nerveux et en général toute sa constitution. Il est vrai que les convulsions devinrent moins fréquentes dans les 7 à 8 dernières années; mais de fortes émotions de l'ame, même la musique, surtout celle des instruments à vent, les rappelaient chaque fois, et toujours dans un haut degré.

L'usage de bains de courte durée, au commencement de $\frac{1}{4}$ heure, plus tard de $\frac{1}{2}$ heure dans nos sources les moins chaudes, de 25 à 26° R., firent grand bien à la malade; elle y joignait encore la boisson, et buvait quelques verres d'eau le matin; non seulement son système nerveux fut beaucoup calmé et renforcé; mais encore les douleurs arthritiques qui se manifestaient depuis quelque temps, commencèrent à s'affaiblir de plus en plus chaque jour.

Au milieu de son traitement, au bout de 15 jours à-peu-près, la malade prenant, par un motif particulier, un bain à 5 heures du soir, et se trouvant assise dans l'eau depuis peu de temps, une partie de la société des baigneurs vint à passer près de l'établissement avec une bruyante musique d'instruments à vent. Aussitôt la malade fut attaquée des plus terribles convulsions avec des oppressions de poitrine; elle se débarrassa de ces dernières par des cris d'angoisse poussés un à un. On s'empressa de la sortir du bain, et une demi-heure après les accès avaient cédé à l'emploi de remèdes convenables.

Mais ce fut la dernière attaque qu'elle eut en entendant le son bruyant de quelque musique; car les effets consécutifs du bain agirent si favorablement sur son système nerveux affaibli, que dès-lors elle put supporter chaque espèce de musique, sans en être affectée le moins du monde. Ses affections arthritiques se sont également diminuées, et (ce sont ses propres expressions) sa santé, dont elle n'avait plus joui depuis 20 ans, n'est plus troublée que par un mal de tête périodique, mais temporaire.

2.

Une femme, âgée de 39 ans, extrêmement faible et sensible, et hystérique au dernier point, des environs de Heilbronn, la femme d'un invalide, qui en peu de temps avait mis plusieurs enfants au monde, fut attaquée en 1835 d'un exanthème miliaire chronique à la suite de couches très difficiles ; ce qui, joint au haut degré d'hystérie dont elle était atteinte, la réduisit dans l'état le plus pitoyable tant sous le rapport de l'esprit que sous celui du corps. Le flux menstruel se dérangea et finit par s'arrêter. Les plus grandes agitations physiques et morales, l'insomnie, les douleurs, l'hystérie portée au suprême degré, s'emparèrent d'elle successivement, de manière que, les secours de plusieurs médecins n'ayant produit aucun résultat, on commençait à croire que la pauvre malade était possédée, parce que les crampes lui prenaient quelquefois avec tant de violence, qu'elles la lançaient hors de son lit, que de désespoir elle se houspillait les cheveux, croyait son ame perdue, etc. Ce fut en vain que l'on employa le magnétisme animal, les amulettes, etc. ; cet état ne cessait point, et peu s'en était fallu qu'on n'eût eu recours aux exorcismes.

Un mélange d'huile de DIPPEL avec de l'éther sulfurique, transportait la malade, chaque fois qu'elle en prenait, dans un état d'extase assez semblable à l'extase magnétique; après quoi elle avait toujours du relâche pour assez long-temps. Mr. le docteur SCHMETZER ayant assuré à la malade que ces scènes lamentables, qui duraient déjà depuis des années, ne provenaient que de crampes de nerfs, de l'exanthème chronique et d'une faiblesse générale, elle se décida à se faire conduire à Wildbad pendant l'été de 1836, après qu'on eut fait une collecte pour lui procurer les moyens de faire ce voyage. Le Kakodémon ne résista point à l'action de nos eaux, et la pauvre femme recouvra une parfaite santé, dont elle jouit encore; depuis son retour de Wildbad, cette soi-disant possédée a mis un enfant au monde.

Pendant les vingt années qui viennent de s'écouler, un assez grand nombre de jeunes filles, de l'âge de 14 à 22 ans, dont les maladies avaient été traitées par des opérations magnétiques, et qui dans leur sommeil magnétique avaient désigné Wildbad comme le lieu où elles recouvreraient la santé, l'y ont recouvrée en effet. La plupart d'entre elles n'avaient point encore leurs périodes, et souffraient d'horribles crampes, par suite de la rétention des règles; ces crampes se passèrent pendant le traitement, dès que les règles furent venues. Dans la saison

de 1838, il vint d'Ulm une fille de cette catégorie qui avait déjà ses ordinaires; elle avait
prescrit elle-même dans son somnambulisme le
nombre, la durée, les jours et les heures des
bains; elle était munie d'une instruction ano-
nyme du régime de vie qu'elle devait observer
pendant tout le temps de la saison. La malade fut
traitée point pour point comme le portait l'ordonnance, et quitta Wildbad parfaitement rétablie.

Les affections locales douloureuses, les névralgies du système génital ne résistent pas
long-temps à l'influence des sources thermales
de Wildbad. J'ai observé un cas extraordinairement rebelle de cette espèce pendant la saison
de 1837 sur une dame âgée de 36 ans et affaiblie
par plusieurs couches; il y avait déjà deux ans
qu'elle éprouvait (probablement à la suite de
la dyssenterie qu'elle avait eue en 1834, et des
hémorroïdes qui depuis lors étaient restées
stagnantes) une douleur si violente dans le côté
droit de la cavité du bassin que, pendant plusieurs mois, elle ne pouvait souvent ni être
assise ni marcher, et qu'elle ne pouvait rester
au lit que dans une position horizontale. Il n'y
avait pas de changements locaux ni de désordres

bien marquants dans le flux très douloureux de ses menstrues ; le mal semblait avoir sa base dans les nerfs, attendu qu'il alternait avec des crampes hystériques, des névralgies de la tête et des yeux, des migraines, des affections de poitrine et gastriques. La malade, souffrante dans un si haut degré, recouvra parfaitement sa première santé au moyen d'un régime par les eaux bien dirigé, et cette santé a été stable jusqu'aujourd'hui.

Pour ce qui concerne les affections locales de l'utérus, Wildbad est le bain que l'on indique pour un grand nombre d'entre elles. Je compte parmi ces affections l'inflammation chronique de l'utérus, les premiers degrés ou les degrés encore modérés de l'hypertrophie, la tuméfaction et l'épaississement de son parenchyme, et l'induration bénigne de la substance. Un degré énorme d'une hypertrophie de l'utérus, qui subsistait depuis 6 ans, et que l'on sentait au-dessus des os pubis, comme si c'eût été une boule, chez une dame faible de moyen âge, fut sinon diminué dans son volume pendant la saison de 1838, du moins amélioré au point que depuis lors le flux menstruel est normal, et que la malade n'a point été atteinte d'une inflammation chronique, dont l'organe en pareil cas est toujours menacé.

Je ne me permettrai point de décider ce que peuvent les eaux de Wildbad contre le squirrhe complet et le cancer de la matrice; mais je crois que nos sources thermales, qui peuvent bien pour quelque peu de temps arrêter les progrès du mal, ne sont pas plus que toute autre source chaude, capables de guérir radicalement un véritable squirrhe et le carcinome. En revanche, Wildbad, de même que toute autre source chaude, a la vertu de mettre un terme à la stérilité des femmes, si elle a pour base une différence dynamique générale des systèmes du corps, et qu'elle est en relation, soit avec un défaut d'irritabilité, soit avec trop d'accélération dans les fonctions du système sexuel. Il faut dans quelques cas particuliers ranimer l'atonie de l'utérus par d'efficaces bains de douches. Mr. le docteur FRICKER, qui depuis 25 ans est chargé de l'inspection des eaux thermales de Wildbad, connaît une foule de cas où la stérilité des femmes a été guérie par nos sources.

III.

VERTU MÉDICATRICE DES EAUX DE WILDBAD PRISES

EN

BOISSON.

CHAPITRE XX.

EFFETS SALUTAIRES DES EAUX DE WILDBAD PRISES EN BOISSON.

La source qui fournit l'eau que l'on boit aujourd'hui, n'a été découverte qu'au printemps de 1836 ; cette eau se dirige vers le haut au moyen d'un canal de plomb, qui, dans l'appartement récemment construit à ce but, se décharge par trois tuyaux ; l'eau tombe dans un réservoir de forme oblongue. La source, qui n'en est qu'à peu de distance, est si bien enfermée que, dans le peu d'espace qu'elle a à parcourir pour arriver jusqu'aux tuyaux de décharge, elle ne peut rien perdre de sa chaleur ou de son gaz. Mr. le Professeur DEGEN a analysé l'eau, qui, à sa sortie des tuyaux, présente une température de $26^1/_2$°R. : sur 100000 vol. d'eau il y a en fait d'ingrédients solides :

carbonate de chaux	9,009 vol.	ou en 16 onces	0,69 grains.
— de magnésie	0,911	—	0,06 —
— de soude . . .	9,627	—	0,74 —
sulfate de chaux . . .	0,136	—	0,01 —
— de magnésie . .	0,408	—	0,03 —
— de soude . . .	4,078	—	0,33 —
chlorure de sodium (muriate de soude) . .	23,318	—	1,79 —
— de potassium (muriate de potasse)	1,592	—	0,12 —
silice	0,093	—	0,05 —
carbonate de protoxide de fer	trace		trace
alumine, phosphate de chaux	trace		trace
	56,072 vol. ;		3,82 grains.

C'est en vain qu'on y a cherché de l'iode et du brôme, et l'on n'a pas pu prouver positivement qu'il y eût des traces d'acide nitrique. Outre ces ingrédients fixes, l'eau contient un peu d'acide carbonique, mais qui y est en si petit volume, qu'on ne saurait en évaluer la quantité.

Bien que l'analyse ci-dessus témoigne de la présence d'une petite quantité de sels, c'est néanmoins plutôt à la chaleur vitale de l'eau qu'à ces sels, qu'il faut attribuer la vertu qui fait que, prise en boisson, elle active tous les foyers des sécrétions principales; la diurèse, la diaphorèse, les sécrétions de la bile et les excrétions de la membrane muqueuse du tube intestinal ne gagnent pas seulement en augmentation sous le rapport de la quantité, elles éprouvent encore un changement en qualité par l'intermédiaire de l'éréthysme des nerfs que les eaux excitent modérément, et deviennent ainsi capables de détacher du corps des matières vicieuses qui se sont, pour ainsi dire, identifiées avec lui, et de ramener à la mesure normale, ou à la structure normale, l'action viciée par elles de quelques organes, ou même leur texture altérée.

L'usage de boire l'eau des sources chaudes existait déjà dans les temps anciens; MECHINGER (1513), AGRICOLA (1598), DEUZER (1633), CARDILUCCIUS (1681), et MOSER encore (1758) font mention de l'eau prise en boisson, de l'utilité de tout genre qu'on en retire, et de la manière de la prendre, comme d'un emploi des eaux thermales de Wildbad usité et connu de tout temps. Il paraît que plus tard cet usage s'est perdu, probablement à la suite de changements survenus dans l'organisation des Bains, qui auront fait supprimer les tuyaux d'ajoutage des sources. Remarquons toutefois ici en passant que le traitement par la boisson qui était connu et en faveur à Wiesbaden dans les temps les plus anciens, s'y est également perdu dans les temps postérieurs, et n'a été remis en vigueur que pendant les 25 dernières années par Mr. le docteur PEEZ. Le médecin actuel qui inspecte les eaux de Wildbad, a le mérite d'y avoir rétabli l'usage de la boisson depuis une dixaine d'années; et c'est pourquoi l'on a jugé à propos de recueillir pour ce but les eaux d'une source à part. Dans les dernières années qui viennent de s'écouler, l'efficacité des eaux prises en boisson a gagné une confiance si générale, que très peu de baigneurs y ont renoncé, et que même plusieurs d'entre eux ont trouvé l'eau prise de cette manière ou jointe au petit-lait, d'une plus grande utilité que même les bains. On voit dans les heures de la matinée toute la société des baigneurs se porter en foule vers la source qui fournit la boisson ; toutes les maladies y trouvent du soulagement, si ce n'est pas dans la boisson seule, c'est du moins dans la boisson réunie avec le bain. Telles sont, par exemple, l'hypocondrie et l'hystérie ; cette torpeur opiniâtre des intestins, ces constipations continuelles, ces rapports nidoreux, signes infaillibles d'une digestion mal élaborée, ces gênes constantes dans le système respiratoire, ces contractions convulsives et anomales du poumon, qui se déclarent par intervalles ; ces tourments fixes au scrobicule du cœur, ces céphalalgies, ces clous fixes au péricrâne, ces vomissements poracés, ces sueurs nocturnes, ces sputations fréquentes ; ces insomnies, ces réveils en sursaut, déterminés par la crainte, ces mélancolies profondes qui s'établissent sans motif et sans cause ; ces affections rhumatismales et de goutte, ces néphrites et ces affections calculeuses, ces paralysies, ces scrofules, ces ostéocopes et ces maladies de la peau.

L'eau que l'on boit est facile à supporter, et ne charge point l'estomac, si l'on n'en fait pas un usage immodéré. Au commencement il faut se faire un peu de violence pour la prendre, mais plus tard on la prend sans aucune répugnance et même volontiers. Prise à propos, elle excite l'appétit, et, tout en rendant les évacuations alvines plus copieuses, elle cause rarement la diarrhée. Il faut, dans son efficacité en général, tenir compte de sa vertu résolvante plutôt que de sa vertu apéritive; elle excite même au commencement, mais temporairement, de légères constipations, et, si elle doit en même temps purger, il faudra y joindre quelque légère dose de sel purgatif. J'ai aussi fait la remarque que si l'on se contente de boire l'eau, sans y joindre l'usage des bains, sa vertu devient plus purgative. Plus la peau et les reins seront actifs, plus on pourra supporter de fortes doses, jusqu'à ce que les selles deviennent plus copieuses.

Je ne citerai ici que quelques-unes des familles de maladies dans lesquelles l'eau prise en boisson opère de préférence à celle que l'on prend en bain. Il faut ranger dans cette catégorie les maladies dont le siége primitif est dans *l'abdomen*, et notamment dans le *département de la veine-porte*. La pléthore abdominale, avec les embarras du système digestif qu'elle détermine, tels que la production excessive d'acides et de mucosités, les constipations, les flatuosités, etc.; les hémorroïdes et les affections qu'elles engendrent, les engorgements et les gonflements dans les viscères abdominaux, et l'hypocondrie produite par les désordres survenus dans ces viscères. La torpeur de la circulation dans le système de la veine-porte, qui engendre une surabondance de sang et des stagnations, est remise en activité par la vertu des eaux thermales, qui est résolvante, et qui détruit l'acidulence; l'eau prise en bain y coopère puissamment. La fonction du tube digestif et celle des reins, cette dernière surtout, se trouvent favorablement activées, l'irritation du système nerveux s'apaise, et la veine-porte, débarrassée de cette pression, se dispose à un procédé d'expulsion qui prend ordinairement la forme d'un flux hémorroïdal. D'ailleurs, c'est aussi dans ce système qu'il faut chercher le foyer des anomalies arthritiques; et il est évident comment l'eau prise en boisson peut devenir avantageuse pour tant d'affections déclarées ou masquées qui sont en liaison avec la goutte.

Quoique Wildbad n'ait aucune influence directe contre les troubles de l'ame, on n'aura pas de peine à concevoir que, dans de semblables cas, qui sont la suite d'un grand désordre survenu dans le département de la veine-porte, nos eaux thermales, par leur force résolvante, opèrent de l'abdomen une réaction favorable sur les facultés morales affectées, et que de cette manière elles peuvent les ramener à leur état normal. Nos eaux d'ailleurs activent directement la torpeur du foie dans la sécrétion de la bile; et pendant que le malade les boit, on ne voit pas seulement son extérieur bilieux et cachectique s'améliorer, et les embarras du système digestif causés par une excrétion viciée de la bile se perdre, mais encore des mutations morbides dans la structure du foie diminuer, et même des affections hydropiques qui en proviennent disparaître. C'est ainsi que, dans la saison de 1838, quelques cas de cette dernière catégorie, compliqués d'une forte intumescence hydropique des extrémités inférieures, furent radicalement guéris par la boisson copieuse de nos eaux.

J'ai déjà parlé plus d'une fois de l'influence favorable que nos eaux, prises tant en bain qu'en boisson, exercent sur les affections hémorroïdales; prises en boisson, elles opèrent surtout

avantageusement sur les *hémorroïdes du rectum*
et sur celles de la *vessie*, qu'elles rendent fluides,
et qui, une fois amenées à cet état, font disparaître à la fois une série d'affections douloureuses. Il n'y a pas jusqu'aux maux qui résident
dans des régions éloignées, mais qui ne laissent
pas que de provenir de l'abdomen, pour lesquels
les eaux en boisson ne soient indiquées, par
exemple, pour la migraine, le tic facial, pour
les perturbations de la vue et de l'ouïe, etc.

I.

Monsieur....., âgé de 56 ans, souffrait depuis long-
temps d'embarras dans l'abdomen, qui se manifestaient
principalement par une bouche amère, des inappétences,
le cardialgme, de fortes éructations, etc., et troublaient
de bien des manières la digestion. Il se joignait à cela
un sentiment constant de pesanteur, l'expansion et une
pression de l'abdomen, qui était fortement tuméfié; et
comme il y avait proéminence dans la région précordiale,
les évacuations alvines étaient difficiles. Le malade se
plaignait de même beaucoup d'une grande lassitude, de
violents tintements d'oreilles, de vertiges et de maux
de tête. Son corps, robuste autrefois, était assez
amaigri, à l'exception du ventre, qui était gros; et son
visage, un peu aminci, et surtout les yeux, portaient,
comme toute la périphérie du corps, fortement
l'empreinte de l'ictère.

A force de boire de notre eau, dont il porta la mesure en montant successivement jusqu'à 8 et 12 verres par jour, le malade se remit en peu de temps d'une manière surprenante; dès les 15 premiers jours, pendant lesquels le ventre tuméfié avait beaucoup diminué à la suite de nombreuses évacuations alvines, et avait repris en général plus d'activité, l'appétit commença à reprendre chaque jour davantage (on ne l'apaisait toutefois qu'avec précaution et modérément), et le sommeil redevenait plus calme. La couleur jaune de la peau disparut entièrement, et en moins de 4 semaines, le malade recouvra, avec une humeur joviale, un air si sain et si robuste, qu'il pouvait faire tous les jours des promenades de plusieurs heures, sans en être incommodé le moins du monde. Il est resté jusqu'à présent libre de ses maux.

2.

Un femme, agée de 45 ans, était affectée depuis plus de 4 ans d'une aliénation mentale. On consulta pendant ce temps plusieurs médecins, mais toujours sans succès. Le médecin qui la traita en dernier lieu, chercha la cause de la maladie dans un désaccord et des engorgements dans les viscères abdominaux, et lui prescrivit l'usage de quelque source résolutive. Elle vint a Wildbad dans l'été de 1835, et les bains qu'elle y prit pendant 4 semaines, joints à la boisson, produisirent un effet si favorable, que depuis lors elle put de rechef présider à son ménage. Une faiblesse qui lui était restée, et de légers ressentiments de la maladie qu'elle venait de supporter, engagèrent néanmoins son médecin à lui conseiller, pour la seconde fois, dans l'été de 1836, l'usage des bains et de la boisson; et le résultat de cette seconde saison fut si favorable, que la malade recouvra entièrement la santé, qui sans aucun doute aura été durable.

<h3 style="text-align:center">3.</h3>

Une femme de la campagne, âgée de 54 ans, de constitution sèche et atrabilaire, avait pendant son mariage mis au monde 8 enfants; ses couches avaient été toutes bonnes et régulières. A l'âge de 52 ans, arriva chez elle la période critique, les menstrues cessaient souvent pendant 2, 3, jusqu'à 4 mois; enfin elles disparurent entièrement à l'âge de 54 ans. Pendant ce temps, la malade avait ordinairement souffert d'une digestion irrégulière, et souvent d'obstructions opiniâtres en liaison avec des affections hémorroïdales; elle amaigrissait de jour en jour, la peau devint sèche comme du cuir, et passablement jaune. Le ventre s'étendit peu-à-peu plus que de coutume, et finit par être dur au toucher. On voyait clairement que les viscères abdominaux étaient affectés, ou que du moins ils souffraient beaucoup d'une sécrétion de bile anomale, le plus souvent trop languissante, attendu que les selles dures trop long-temps retenues ne cédaient que difficilement, même à des remèdes drastiques, et qu'il ne partait que très peu d'urine, d'un rouge foncé. La ma-

lade se plaignait avec cela d'éprouver une grande lassitude et de l'abattement dans tous les membres, mais
surtout de manquer d'appétit. Elle ne prit en effet
que très peu de nourriture pendant sa maladie; cependant toutes les 3 ou toutes les 4 semaines il lui venait
périodiquement une véritable voracité, qui durait plusieurs jours, elle dévorait alors avec une faim extrême
tout ce qui se présentait à sa vue, quand on n'avait
pas soin de la surveiller. Enfin, elle devint méfiante
envers tout le monde, parents et amis, et finit par être
atteinte d'une mélancolie religieuse, qui la conduisit à
un fanatisme si outré, qu'elle courait, le corps à peine
couvert, par tout le village, tenant la bible à la main,
et tourmentait de la manière la plus cruelle tous
ceux qu'elle rencontrait, pour les forcer à prêter l'o-
reille à ses rêves; cela vint au point que, quand ces
accès lui prenaient, on était obligé de lui mettre la
camisole de force. L'aliénation mentale fut néanmoins
un peu calmée à la suite d'un traitement médical bien
dirigé, et la malade fut en état de reprendre pendant
9 mois la direction de son ménage, comme autrefois.
Dans le mois de Juin des deux années suivantes 1825
et 1826, l'affection mentale se manifesta de rechef à
mesure que les chaleurs devinrent plus fortes, mais
elle était chaque fois apaisée en peu de temps. A la
troisième attaque, en 1826, Mr. le docteur FRICKER,
n'ayant pu lui faire prendre médecine que pendant
8 jours, et cela de force, résolut de lui faire boire pendant quelque temps, et en montant successivement,

l'eau de nos sources, et d'y joindre en même temps des bains de courte durée, en la faisant surveiller convenablement et en lui appliquant des compresses froides sur la tête, le tout contre la tension peu naturelle de son ventre et les constipations opiniâtres dont elle souffrait; il lui faisait donner aussi après chaque bain, et le soir avant qu'elle se couchât, un lavement de la même eau.

Au commencement de la cure, le peu de verres qu'elle but ne furent suivis chaque jour que d'évacuations peu copieuses, et c'est pourquoi on y joignit une drachme de sulfate de magnésie. Il suffit de 4 semaines pour débarrasser la malade de son aliénation mentale, qui toutefois n'avait point atteint cette fois un degré aussi élevé que les fois précédentes, grâce à la prompte influence de l'eau prise en bain et en boisson; car, dès les dix premiers jours, les stagnations accumulées dans l'abdomen furent dissipées par la force dérivative et évacuante de l'eau, et plus tard il s'établit plusieurs déjections régulières chaque jour; de manière que le gonflement et la dureté du ventre se perdirent peu-à peu entièrement, et qu'à la fin de la 4e semaine la malade quitta Wildbad parfaitement rétablie; et jusqu'ici ses attaques ne se sont plus renouvelées.

La boisson est d'un très grand secours pour la *cardialgie* et les *vomissements chroniques*. Les malades ressentent de temps en temps une

452

douleur violente et contractive dans le scrobicule, qui tire tellement l'estomac vers l'intérieur,
qu'il en résulte un creux formel, et que souvent
le malade se livre à des contorsions. Les douleurs ne s'arrêtent point à l'estomac, elles
s'étendent sur la poitrine, et y causent un sentiment d'oppression. Les attaques finissent par
des vomissements d'un liquide visqueux, clair,
assez semblable au blanc d'oeuf; on n'y trouve
aucun ingrédient étranger, tout au plus les aliments que le malade a pris récemment. Si la
cardialgie est en relation avec l'arthritis, la
douleur de l'estomac est jointe à des rapports
aigres et au vomissement d'une liqueur acidule,
qui souvent agace les dents. Après le paroxysme, l'appétit n'est point troublé; au contraire,
il prend souvent le caractère d'une véritable
faim dévorante. Mais les individus qui sont
beaucoup adonnés aux liqueurs spiritueuses, se
trouvent à leur réveil tourmentés par un certain picotement et un resserrement dans la
région de l'estomac; il s'étend de là sur la
poitrine, et y produit des oppressions et une
titillation trachéale. Au bout de quelques minutes,
les malades rendent une liqueur visqueuse;

semblable au blanc d'oeuf, et qui parfois est acidule; après quoi il y a quelques minutes de relâche, et cette scène se renouvelle ainsi encore quelquefois dans les heures de la matinée.

Ces diverses formes du spasme de l'estomac, auxquelles on peut encore joindre les formes, particulières aux dames, de la cardialgie rhumatismale et menstruelle, offrent souvent la plus grande ressemblance avec les dégénérescences de l'estomac; mais elles en diffèrent principalement en ce que l'on n'en trouve aucune trace sensible au toucher dans la région de l'estomac, et que la matière vomie ne contient point de corps étrangers, point de sang figé, point de filets ni de flocons de dégénérescences décomposées squirrheuses ou carcinomateuses, point de masses tuberculeuses. C'est d'après cette dernière distinction qu'il faut juger l'indication de nos sources thermales pour les affections de ce genre; s'il n'y a pas d'indices de quelque perturbation organique, Wildbad guérit les vomituritions et le vomissement chronique, lors même qu'ils seraient devenus habituels. De même que je révoque généralement en doute l'efficacité médicinale de nos sources contre le squirrhe accompli et le cancer, de même je suis disposé à croire que les guérisons que l'on dit avoir été opérées par elles du squirrhe et du cancer de l'estomac reposent sur une erreur diagnostique. Il fallut renvoyer deux malades qui, dans la saison de 1838, étaient venus à Wildbad avec un cancer d'estomac ouvert, attendu qu'ils revomissaient tout ce qu'ils prenaient, jusqu'à l'eau thermale; de sorte qu'ils ne retirèrent que de la perte du long voyage qu'ils avaient fait, et qui était sûrement déplacé.

Quant au vomissement qui se présente assez volontiers accompagné de *névralgies* des viscères intestinaux (N. *coeliaca* et *meseraica*), nos eaux prises en boisson peuvent non seulement les arrêter pour assez long-temps, mais encore guérir la cause du mal, et partant aussi ses effets. La vertu antivomitive qu'ont nos eaux thermales quand on les boit, va jusqu'à arrêter même cette autre espèce de vomissement qui provient de la pression mécanique des glandes abdominales, enflées et en suppuration, du pancréas et des glandes mésentériques; j'en donnerai des exemples plus bas.

1.

Madame....., âgée de vingt et quelques années, souffrait depuis un an d'embarras d'estomac spasmodiques,
qui s'étaient prononcés par des attaques de cardialgie
périodiques plus ou moins rebelles, mais qui, selon
tous les phénomènes, avaient pour base une disposition
à une affection subinflammatoire de la membrane muqueuse de l'estomac, laquelle se reproduisait sans cesse.
L'estomac fut, notamment en 1835, pendant assez longtemps, de rechef très sensible à une forte pression extérieure, et avait peine à supporter les aliments ; les
sangsues que l'on appliqua à plusieurs reprises à la région de l'estomac, amenèrent beaucoup de soulagement.
Outre cela, il se manifesta visiblement une forte atonie
du canal intestinal avec des stagnations nerveuses dans
l'abdomen, accompagnées de constipations continuelles ;
le ventre était tuméfié et éprouvait une certaine tension.
En même temps, dès le principe, tout le système nerveux se trouva être dans un état de grande irritation ;
il y avait lassitude, tremblement, une forte irritabilité
de l'âme, et une disposition bien prononcée aux congestions vers la tête, avec des vertiges et des maux de
tête momentanés ; on avait été obligé d'appliquer
plusieurs fois des sangsues à la tête. Le mal en général fit quelques pauses de plusieurs semaines dans l'automne de 1835 et au printemps suivant, de manière que
les violentes douleurs et les crampes cessaient tout-à-
fait momentanément, l'estomac pouvait supporter avec

moins d'incommodité des mets faciles à digérer; la sensibilité cessait même quelquefois entièrement, sans que du reste la disposition aux constipations, l'intumescence de l'abdomen et la tension qu'elle y éprouvait, eussent jamais quitté la malade entièrement; c'était surtout la tension dans la région de l'estomac qui durait sans relâche. Après qu'un pareil état d'amélioration relative eut duré assez long-temps, la malade fut attaquée, au commencement du mois de Mai 1836, de douleurs d'estomac rebelles et continues, accompagnées de vomissements et de fièvre; et dès-lors il lui resta des inappétences, et un vomissement qui se renouvelait presque tous les matins; en même temps l'alimentation et l'état de ses forces en général semblaient souffrir plus que cela n'avait eu lieu autrefois. Ses médecins, Mrs. les docteurs de SCHELLING et A. SEEGER de Stuttgart, employèrent contre ce mal presque toutes les ressources de l'art, mais pour ainsi dire sans succès; enfin on ne put lui procurer des selles qu'au moyen de clystères renforcés, l'estomac, qui se trouvait dans un grand état d'irritation, refusant presque tous les purgatifs, et ayant pu supporter tout au plus au commencement l'huile de ricin. Ils cherchèrent long-temps à écarter les stagnations du système de la veine-porte au moyen de différents résolvants doux; jamais la malade ne supportait bien les remèdes amers, administrés même sous la forme la plus modérée et avec la plus grande précaution.

Les choses en étant à ce point, on n'eut plus d'autre espoir de rétablir la malade qu'en lui prescrivant l'usage intérieur des eaux de Wildbad, qui avaient récemment rendu des services signalés dans plusieurs cas d'affections chroniques de l'estomac. L'effet de cette boisson, que la malade commença en prenant de faibles portions de 2 à 3 verres par jour, et qu'elle porta successivement jusqu'à 6 à 8 verres et même au-delà, fut tellement brillant, qu'après 3 ou 4 semaines la grande sensibilité de l'estomac commença déjà à cesser peu-à-peu, et que la malade put supporter sans aucune incommodité des aliments légers en plus grande quantité qu'autrefois. Au bout de 4 autres semaines (le traitement dura en tout 2 mois), pendant lesquelles l'estomac se rétablit toujours de plus en plus, de manière qu'il était déjà en état de supporter la plupart des aliments, et même les plus ordinaires, pris au gré de son appétit, la malade ne sentant plus du tout les douleurs spasmodiques d'autrefois, se vit parfaitement rétablie de ses longues et cruelles souffrances, et quitta Wildbad dans le meilleur état de santé possible.

2.

Mr....., âgé de 33 ans, de constitution atrabilaire, adonné autrefois aux plaisirs de Vénus et de Bacchus, fut atteint, il y a une dixaine d'années, d'embarras d'estomac qui consistaient principalement dans le manque d'appétit et des vomissements de matière aqueuse, non seulement le matin, mais à différentes époques de la journée, qui étaient suivis de grandes nausées, et qui souvent se calmaient subitement. Les dispositions aux hémorroïdes, qui se manifestaient quelquefois chez le malade par des bouchons, pour disparaître de rechef, n'étaient point étrangères à ce mal. Il s'était aussi établi, plusieurs années auparavant, à la suite d'une ophtalmie qui avait été précédée d'une gonorrhée, une affection goutteuse à l'orteil du pied droit. Un voyage que le malade fit en Italie et l'usage des bains de mer améliorèrent considérablement son état. Il se maria en 1834. En 1835, l'affection cardialgique, qui avait cessé quelque temps, se manifesta de rechef; il vint dans l'été de la même année à Wildbad, dont il prit les eaux avec le plus grand succès; au point qu'à la fin de la première semaine de sa saison, il perdit entièrement ses vomissements aqueux; l'appétit revint, il reprit un extérieur florissant et se trouva parfaitement bien.

Au printemps de 1836, à la suite de plusieurs excès qu'il fit dans le boire et le manger, l'ancien mal reparut, et aux vomituritions aqueuses et aux vomissements, se joignait encore un grand amaigrissement. Comme il se présentait en même temps des embarras hémorroïdaux avec des bouchons à l'anus, et avec ces derniers des condylomes, son médecin, Mr. le docteur PLIENINGER, lui fit prendre avant tout une tisane de salsepareille, qui fit disparaître les condylomes et les embarras hémorroïdaux; mais le mal d'estomac resta le même. Un gonflement de la région de l'estomac, tel que le malade ne pouvait point supporter des habits serrés, de temps à autre une pression sourde dans la même région, le manque d'appétit, un amaigrissement surprenant avec un pouls qui indiquait une fière lente, des constipations, de fréquents vomissements d'eau, même pendant la nuit, excitaient des craintes sur son état. Cette fois l'action des eaux de Wildbad fut moins prompte; néanmoins, au bout de 16 jours, le vomissement de la matière aqueuse cessa, l'appétit revint, et le malade quitta le bain au bout de 4 semaines; il était beaucoup mieux. Mais il commit dès le second jour de son arrivée chez lui une grande faute contre le régime de vie; l'ancien mal reparut tout-à-coup, de sorte que, pendant 24 heures, le malade ne fut pas seulement affecté à un haut degré du mal-aise que lui occasionnait le crachement continuel de l'eau, il rendit encore tous les aliments, son pouls se ralentit, et il dépérit visiblement. Une diète et un traitement convenables parvinrent bientôt à arrêter le revomissement des aliments, et à empêcher le vomissement d'eau de revenir plus de 3 à 5 fois dans 24 heures; l'un et l'autre finirent par se perdre entièrement.

3.

Un médecin, jeune encore, jouissant autrefois d'une santé parfaite, souffrait depuis plusieurs années, avant son arrivée à Wildbad dans la saison de 1838, d'une faiblesse et d'une pression dans l'estomac, quelquefois de cardialgies, surtout 8 ou 10 ans auparavant; ces affections toutefois n'étaient jamais de longue durée, et elles se perdirent de rechef entièrement; de manière que non seulement il pouvait supporter tous les aliments, mais encore qu'il jouissait d'une santé extrêmement robuste, et capable d'endurer toutes sortes de fatigues. Mais dans la dernière année le mal ne se perdit plus; il avait au contraire augmenté de plus en plus, de sorte que presque tout ce qu'il mangeait ne lui causait pas seulement une pression, mais même peu-à-peu des crampes qui duraient presque toute la journée. Il n'avait, il est vrai, jamais manqué d'appétit, néanmoins cet appétit avait diminué; il amaigrit à vue d'oeil, et perdit son extérieur autrefois florissant. Quand on le pressait à la région de l'estomac, il ne sentait pas de douleur: il n'avait jamais de vomissement; voilà pourquoi il ne croyait pas non plus qu'il se fût déjà formé quelque défaut organique.

Vers la fin, son état s'était en général beaucoup amélioré; il avait très bon appétit (mais il ne prenait, comme on pensera bien, que des aliments de très facile digestion; il ne buvait plus de vin depuis 6 mois, etc.); il ne sentait plus de crampes, etc. depuis 4 semaines. Pour opérer néanmoins une guérison radicale, il se décida, après avoir pris l'avis de Mr. le docteur DE LUDWIG, à boire l'eau de Wildbad, et, bien entendu, à prendre en même temps les bains. Plein de confiance en nos sources thermales, il avait la conviction intime qu'il serait rétabli. C'est ce qui est arrivé en effet, et sa santé s'est maintenue.

4.

Un jeune officier étranger, qui souffrait depuis 9 mois d'un violent vomissement habituel, lequel arrivait souvent 20 à 30 fois en un seul jour, et lui faisait rendre ordinairement des liqueurs aqueuses et visqueuses, mais en partie aussi ce qu'il avait mangé, était venu à Wildbad dans l'été de 1837 pour y boire l'eau. Au commencement il ne pouvait la prendre qu'en petite portion; néanmoins, dès le 5e jour, il avait déjà perdu son vomissement, qui ne revint plus qu'un petit nombre de fois pendant le traitement, probablement quand il avait pris quelque nourriture qui ne convenait pas; mais l'usage continué de la boisson, qu'il prit plus tard en plus forte portion, le fit cesser pour toujours.

Un homme, âgé de 50 et quelques années, qui paraissait souffrir d'une induration assez considérable de l'orifice supérieure de l'estomac, accompagnée d'un rétrécissement spasmodique du gosier (*Dysphagia sclerosa*), de façon qu'il ne pouvait presque plus rien avaler, et qu'il se trouvait d'une manière bien triste dans l'impossibilité d'apaiser sa faim, fut dans la même saison débarrassé de cette grave affection, après avoir bu abondamment de l'eau de nos sources pendant trois semaines.

5.

Monsieur....., qui s'était attiré une affection d'estomac chronique, et qui, outre une disposition évidente aux hémorroïdes, souffrait périodiquement de violentes

congestions du foie, et de désordres dans la circulation
du système de la veine-porte, fut atteint, après des fatigues excessives qu'il fit éprouver à son corps, d'une
affection abdominale, qui eut pour suite une induration
à laquelle prirent part le bord gauche du foie et le
pylore, de manière que le malade ne pouvait plus supporter le moindre aliment. Après que l'habileté du célèbre médecin qui le traitait, l'eut rétabli au point que
son estomac était de rechef un peu en état de supporter quelque nourriture, le malade fut amené à nos sources, pour y boire l'eau thermale. Il commença par de
petites portions, et en prit plus tard de plus grandes,
selon la quantité que son estomac pouvait supporter, et
selon ce que lui permettaient ses forces; il prit tous les
2 ou 3 jours un bain de peu de durée. Au bout de
6 semaines, il ne fut pas seulement assez bien rétabli
pour pouvoir supporter la plupart des mets, mais encore
l'induration disparut, et l'abdomen cessa de lui causer
des douleurs, lorsqu'on le touchait à la partie autrefois
affectée. Ce fut ainsi que le malade se vit entièrement
délivré de ses maux, si bien que peu de temps après il
put vaquer de rechef à ses pénibles travaux.

6.

Une femme, âgée de 30 ans, qui avait souffert plusieurs années durant d'une violente affection de l'estomac,
de nature spasmodique, et qui, lors de son arrivée à
Wildbad, ne pouvait supporter aucun aliment (tout au
plus un peu de lait), se trouva si bien de nos eaux,

qu'elle prit tant en boisson qu'en bain, qu'au bout de
5 semaines, non seulement aucun aliment ne l'incommodait plus ni ne s'opposait à la digestion, mais qu'aujourd'hui, c'est-à-dire 4 ans depuis lors, elle ne ressent
pas la moindre incommodité.

<h2 style="text-align:center">7.</h2>

Un militaire, âgé de 35 ans, d'un tempérament
cholérique fortement prononcé, fut atteint, à la suite
de fatigues de tout genre, de crampes d'estomac compliqués d'embarras dans le système digestif; il en résulta
enfin un vomissement chronique. Pendant longues années ce dernier mal se montra rebelle au régime le plus
sévère et au traitement le plus exact; à la fin, il survint
encore une affection de poitrine, avec une toux violente.
On prescrivit au malade de boire l'eau de Wildbad; ce
qu'il fit en effet pendant les mois de Juin et de Juillet
1838. Le vomissement, que jusque-là on n'était point
parvenu à arrêter, et les embarras de la digestion, ne
tardèrent pas à se perdre entièrement à Wildbad, et ne se
renouvelèrent plus jamais; de manière qu'à en juger
par les apparences, le militaire était parfaitement guéri.
Trois mois après son traitement par la boisson, la
fièvre hectique, qui menaçait depuis long-temps, se déclara avec une suppuration aux poumons; elle enleva en
peu de temps notre malade, qui souffrait depuis bien
des années de la Phthisis meseraica. On fit l'autopsie
du cadavre, et elle fit voir, au rapport de Mr. le docteur
SCHMETZER, que ce n'était nullement quelque affection

organique de l'estomac qui avait produit ce vomissement, dont la durée fut de plusieurs années ; l'estomac
était parfaitement sain ; le mal était de forme purement
sympathique ; il provenait du système chylopoétique.
Les glandes mésentériques et lymphatiques de l'abdomen se trouvèrent extrêmement volumineuses et dans
un état entièrement anomal, et la plupart d'entre elles
étaient parvenues à un tel point de suppuration et de
perturbation, que peu de temps avant la mort, il y avait
eu un écoulement de pus dans la cavité du ventre. C'est
une chose des plus remarquables, et qui, à ce qu'il paraît, ne peut s'expliquer que par la vertu émolliente
que les eaux de Wildbad exercent sur le système des nerfs
pneumocardiaux, que la force médicatrice de nos thermes pénètre jusqu'au centre du foyer de tant de boule-
versements.

C'est surtout dans les *affections scrofuleuses* que la boisson seconde le bon effet produit par
les bains, soit que les scrofules appartiennent à
des organes extérieurs ou à des organes intérieurs. Quelle que soit la forme de cette affection,
il faut ranger les thermes parmi les moyens les
plus puissants, quand le mal est à son origine,
surtout chez les individus torpides ; s'il est plus
avancé, les bains d'eaux salines et les bains de
mer sont préférables. On a trouvé que nos eaux

thermales étaient surtout bonnes contre les scrofules de l'abdomen (S. *meseraica*), où l'on peut palper les glandes enflées, comme des protubérances solides, dures, mobiles, à travers les téguments (Voy. Chapitre XVIII). Les blénorrhées scrofuleuses des membranes muqueuses, que l'on confond si facilement avec de simples catarrhes, tirent un avantage essentiel du double emploi de nos eaux ; il faut ranger particulièrement dans cette catégorie les blénorrhées scrofuleuses de la membrane muqueuse et de celle du gosier, qui, par leur métamorphose anomale, engendrent des maladies de tout genre. Les vapeurs qui se dégagent sur la surface de l'eau du bain, et l'eau des sources bue copieusement, font bientôt cesser la tuméfaction et l'action sécrétoire anomale des membranes en question.

Je ne dirai point quelle est la vertu de nos sources contre la famille des *tubercules*, qui sont en affinité si intime avec les scrofules ; cette question n'a point encore été décidément résolue par des observations dirigées spécialement sur le cours de cette classe de maladies ; en général je ne trouve non plus nulle part ces maladies si pernicieuses et qui deviennent de

plus en plus communes, appréciées relativement
à la force prophylactique des thermes et des
eaux minérales. Mais si l'on réfléchit à l'analogie qui existe entre les deux classes de maladies et à la disposition, ordinairement héréditaire, aux tubercules ; si l'on réfléchit de plus
qu'elle se perpétue dans les familles comme le
ver solitaire, et que des enfants procréés par
des parents qui sont affectés de tubercules, y
ont aussi toujours une grande disposition dans
le même organe, mais qui ne se développe que
quand cet organe est parvenu à sa plus haute
évolution (tubercules des poumons depuis la puberté jusqu' à l'âge de 30 ans, tubercules du
foie seulement vers la 40e année) : on aura, d'un
côté, assez d'indices pour la prophylaxis qu'il
faudra suivre ; et, d'un autre côté, on trouvera
dans les thermes et les eaux minérales un remède puissant pour prévenir le mal. La surface de la peau et l'augmentation des exhalants
du système tégumentaire serviront de voie de
déviation, par exemple, aux poumons menacés ;
de même que le froid en général, et les bains
froids en particulier, accélèrent les progrès
de la tuberculosis, de même les bains chauds et

particulièrement les eaux thermales, prises en bain et en boisson, les arrêtent, en faisant remplir à la peau les fonctions vicariales. Ajoutez encore à cela l'influence directe des thermes sur le fluide parenchymateux de l'organe (Voy. Chapitre X), et l'on ne pourra point, par ces deux motifs, révoquer en doute la vertu prophylactique des eaux thermales, si l'on y a recours à temps, et que l'usage en soit continué. Mais c'est pour les formes de tubercules provoqués par des affections cutanées, c'est pour les tubercules exanthématiques qui, dans les jeunes gens et avant l'âge de puberté, menacent les poumons comme suite de la fièvre scarlatine et miliaire, ou qui, chez des personnes âgées de 20 à 30 ans, proviennent d'exanthèmes chroniques supprimés, de la gale et des dartres, ou bien encore qui, chez des personnes de 50 à 60 ans, dérivent d'une goutte anomale rétrograde, que les eaux thermales se montrent d'une efficacité éminente, et qu'elles sont peut-être le seul moyen qui puisse sauver la vie. La toux commençante et qui devient de plus en plus moleste, divers symptômes du larynx et de la trachée annoncent l'évolution du procédé maladif dans les poumons ; il s'agit dès-lors d'opérer

une puissante réaction sur les organes périphériques, et ce que l'art atteint rarement, malgré
tous les moyens qu'elle met en jeu, les thermes
l'effectueront plus sûrement et plus aisément :
c'est de reporter la maladie sur l'organe de la
peau, et de décharger les poumons des ravages
de la dégénérescence tuberculeuse. Le médecin
prudent trouve ici un vaste champ pour les indications à donner ; et une foule de malades, destinés à devenir plus tard les victimes de la
phthisie pulmonaire, rencontreront encore dans
nos bains, s'ils y sont envoyés à temps, du secours contre la fin désastreuse causée par les
dévastations des tubercules.

Les eaux thermales prises en boisson font
voir une efficacité toute particulière contre les
affections catarrhales chroniques des membranes muqueuses des voies de la respiration,
du tube digestif, des organes urinaire et sexuel.
Les catarrhes forts et invétérés, compliqués de
rhumes ou de toux chroniques, de sécrétion muqueuse habituelle dans les bronches et la trachée-artère, les diarrhées chroniques, les catarrhes vésicaux, etc. cèdent déjà au bout de 3 à 4
semaines, à l'action de nos eaux thermales bues

copiensement, soit pures, soit mélangées avec le lait de chèvre et du sucre. Les habitants de Wildbad se sont débarrassés souvent, en peu de jours, sans aucun autre remède que la boisson abondante de leurs eaux, des formes de maladies catarrhales semblables à l'Influence, qui avaient pris un caractère épidémique. Le système tégumentaire, par son activité constamment soutenue, joue le rôle de l'organe qui est le vicaire des membranes muqueuses. Il n'y a pas jusqu'aux relâchements et aux dégénérescences des membranes muqueuses, qui déjà sont les suites de catarrhes de longue durée, qui ne trouvent peu-à-peu du soulagement ; je range surtout dans cette catégorie la membrane muqueuse du gosier, qui s'enfle à la suite de fréquentes inflammations catarrhales, et qui cause une irritation continuelle, laquelle s'étend souvent jusque dans la trachée-artère. Les eaux bues ont dans ce cas une influence particulièrement calmante, elles ramènent la structure normale et écartent toute gêne. Je puis avancer avec raison que Wildbad opère d'une manière toute spécifique pour abolir l'état maladif des membranes muqueuses.

Les faiblesses de la vue et de l'ouïe qui restent souvent à la suite des inflammations catarrhales, se perdent, tandis que les fonctions de la peau gagnent en augmentation. Il y a même quelques formes de *l'asthme* qui obtiennent un soulagement important, notamment l'asthme qui provient d'une acrimonie psorique ou arthritique; le principal avantage que ces formes de l'affection la plus moleste retirent de la boisson, c'est de reculer la catastrophe hydropique qui les menace toutes.

Nos thermes ont soutenu, de tout temps, la grande réputation dont ils jouissent pour la guérison des *maladies des voies urinaires,* ce qui s'applique surtout à la boisson. Il faut compter ici avant tout la vertu qu'elles ont de guérir les affections calculeuses et graveleuses, de hâter l'expulsion de ces productions anomales, et, par une diurèse copieuse, de provoquer une réforme dans l'organe sécrétoire lui-même, par suite de laquelle la production calculeuse se trouve arrêtée.

I.

Madame . . . . ., âgée de 51 ans, de constitution robuste et de beaucoup d'embonpoint, souffrait depuis plusieurs années d'une affection graveleuse assez considérable et périodique; chaque fois qu'elle se présentait (le plus souvent avec peu de douleurs, à la réserve d'une légère cuisson que la malade éprouvait en lâchant les urines), il se détachait une petite quantité de gravelle blanchâtre ou rougeâtre. Il s'y joignait ordinairement de faibles douleurs dans la région lombaire et dans les urétères, mais qui, dès que la gravelle était sortie, se perdaient de rechef. Depuis un an et demi, c'est-à-dire depuis que les affections rhumatismales-arthritiques que la malade avait eues autrefois avaient entièrement cessées, les attaques de la gravelle se renouvelaient plus fréquemment, devenaient plus douloureuses et plus molestes lorsqu'elle urinait; et plus la maladie se prolongeait, plus il sortait de gravier à gros grains. Envoyée à Wildbad par son médecin, elle prit dans l'été de 1834 les eaux tant en bains qu'en boisson, et avec tant de succès qu'au bout de 12 jours, la sécrétion urinaire ayant considérablement augmenté, il était déjà sorti, non sans des douleurs, une grande quantité de gravier rouge, assez gros, et que 8 jours plus tard il se présenta, avec une forte pression sur la vessie, mais sans causer de violentes douleurs, une pierre de la grandeur d'une petite noix; après qu'elle fut partie, la dame se trouva extrêmement soulagée; et, pendant les 15 jours qu'elle s'arrêta encore à Wildbad, elle ne se ressentit plus le moins du monde de ses maux, qui ne sont plus revenus jusqu'aujourd'hui.

2.

Monsieur . . . . ., âgé de 50 ans, qui avait beaucoup souffert autrefois de rhumatismes rebelles, et qui, depuis quelques années, souffrait périodiquement du calcul rénal et urinaire, accompagné de douleurs cuisantes, fut envoyé aux eaux de Wildbad par son médecin, qui avait employé infructueusement une foule de remèdes pour le guérir. Il n'y avait pas long-temps qu'il y était, lorsqu'il fut couvert par tout le corps d'un fort exanthème causé par le bain. Les eaux dont on lui avait prescrit la boisson, et qu'il prenait chaque jour en assez fortes portions, amenèrent une copieuse diurèse, qui fit partir au commencement une grande quantité de sable rougeâtre, plus tard, en portions plus ou moins grandes, beaucoup de petites pierres, dont quelques-unes de la grosseur d'un pois; ces dernières lui occasionnaient des douleurs à leur passage. Comme toutes ces pierres se suivirent rapidement, il en résulta qu'au bout de quelque temps leur nombre et la quantité du sédiment diminuèrent, et qu'à la fin il n'en vint plus du tout; de manière que le malade, se sentant généralement beaucoup soulagé, et surtout n'éprouvant plus la moindre pression dans les régions rénales ni dans la vessie, quitta les bains plein d'espérance d'être débarrassé pour long-temps, et peut-être pour toujours, des maux cruels qu'il avait soufferts.

3

Dans la saison de 1838, il arriva à Wildbad un individu, âgé de 45 ans, qui, après avoir souffert autrefois de temps en temps de légères attaques de goutte, était atteint depuis 2 ans de véhémentes douleurs de reins, et éprouvait de grandes difficultés dans l'émission des urines, lesquelles, pendant plusieurs jours, ne partaient alors que par petites portions et accompagnées de violentes douleurs; il y avait aussi de fois à autre un peu de gravelle; mais il ne se trouvait point de pierres dans la vessie. Les eaux qu'il prit dans les premiers jours en bains et en boisson, réveillèrent ses douleurs; pendant les 8 jours suivants il eut une diurèse copieuse et il se détacha une grande quantité de gravelle; après quoi le malade se trouva considérablement soulagé, et pendant les 3 semaines qu'il resta encore à Wildbad, il ne ressentit plus le moindre embarras dans les voies urinaires, mais en revanche il eut de rechef un léger accès de goutte. Le malade quitta le bain guéri, à en juger par les apparences, et parfaitement content.

4.

Un campagnard, âgé de 36 ans, d'une constitution forte et robuste, tourmenté souvent autrefois par des affections rhumatismales-arthritiques, souffrait depuis plusieurs années, après avoir perdu ses douleurs dans les membres, d'une gravelle extrémement moleste et qui se répétait souvent; chaque fois avant de se présenter, elle lui causait de violentes crampes dans la vessie et de grandes difficultés d'uriner; et c'était pourquoi on lui avait conseillé les eaux de Wildbad. La boisson qu'on lui avait prescrite en assez grandes portions, jointe aux bains, produisit le même effet que dans le cas qui vient d'être cité; chez lui aussi la diurèse devint copieuse peu de temps après qu'il eut bu les eaux; pendant 10 jours environ, il se détacha, sans lui occasionner aucune douleur, une quantité considérable de sable rougeâtre; et le malade, pendant le reste de son séjour, d'environ 15 jours encore, ne sentit plus la moindre atteinte ni de ce mal ni de ses souffrances d'autrefois. L'année suivante, après avoir été pendant tout ce temps débarrassé de ses incommodités, cet homme, pour affermir encore mieux sa santé, revint prendre les eaux de Wildbad, et s'en trouva parfaitement bien; car cette fois aussi, au bout de 15 jours, il perdit plusieurs jours de suite, sans aucunes douleurs préalables, une grande quantité de gravier. Le médecin-inspecteur a appris plus tard au sujet de ces deux individus, par le canal de leurs médecins, que jusqu'à présent (il y a maintenant 5 ans) ils ne se sont plus ressentis de leurs maux.

5.

Mademoiselle . . . ., de la Bavière, âgée de 13 ans, d'une complexion très délicate, s'était toujours bien portée, abstraction faite des maladies ordinaires aux enfants et de quelques dérangements momentanés dans la santé; elle avait résisté souvent à des influences nuisibles, à des refroidissements, à des changements de température; elle était plus robuste que ses frères et sœurs, qui semblaient être plus forts qu'elle. Ce ne fut qu'en 1837 que de fois à autre elle ressentait des difficultés d'uriner, qui consistaient surtout dans une cuisson lorsqu'elle lâchait les eaux, lesquelles quelquefois ne sortaient que goutte à goutte, et même par moments dans une rétention d'urine. Ce mal qui continuait avec quelques interruptions, et contre lequel on n'employait pas de remèdes, s'aggrava au point que les douleurs qui partaient de la vessie en suivant les urétères, s'étendirent jusque dans la région lombaire, et que l'urine ne partait presque jamais sans gêne et en un seul flux. Alors seulement on eut recours aux remèdes. Il n'y avait pas de fièvre, mais la demoiselle, très sensible d'ailleurs, paraissait très affaiblie par les douleurs incessantes. L'urine n'était jamais d'un rouge vif; elle était plutôt de la couleur du vin, quelquefois, mais rarement, chargée d'un sédiment semblable à de la poudre de tuile, dans lequel on trouva un jour des traces de parties sablonneuses; le plus souvent elle contenait des filets de substance muqueuse, qui se précipitaient au fond du vase, mais qui, à la moindre agitation, revenaient en haut et flottaient sur la surface. Des remèdes mucilagineux et huileux avec des narcotiques doux, un régime antiphlogistique sévère, du repos, et la chaleur du lit parvinrent à améliorer considérablement l'état de la malade, et les eaux de Geilnau dont elle fit ensuite usage pendant plusieurs semaines, lui procuraient souvent des journées entières où les douleurs et la difficulté d'uriner cessaient. Comme il y avait quelques autres phénomènes, tels que des douleurs ambulantes dans tout l'abdomen, de la lassitude, du désaccord dans l'humeur, de fréquents changements de couleur, qui faisaient présumer que ses menstrues ne tarderaient pas à se montrer, l'indication des bains de Wildbad se trouvait doublement justifiée. La malade y vint dans l'été de 1838. A peine eut-elle pris pendant quelques semaines les eaux en boisson et en bains, avec une diminution toujours croissante du sable et des matières visqueuses, qu'elle se sentit soulagée de toutes les incommodités qui en provenaient; ce fut aussi alors que parurent pour la première fois ses règles sans incommodités particulières. Quand la malade quitta Wildbad, elle ne ressentait presque plus d'embarras graveleux, et l'on peut espérer que la relation réciproque qui s'est établie entre le système utérin et les reins débarrassera pour toujours ces derniers de la sécrétion viciée.

6.

Une dame non mariée, âgée de 40 ans, souffrait depuis près de deux ans avant la première saison qu'elle vint faire à Wildbad, d'embarras dans les voies urinaires, et d'émissions douloureuses de corps calculeux par le canal de l'urètre, lesquels ressemblaient parfaitement, quant à l'extérieur, aux pierres biliaires, et qui, ce qu'il

y a de surprenant, chimiquement analysés (1) présentè-
rent en effet des ingrédients du calcul biliaire. Pendant
qu'ils sortaient, l'urine était tantôt d'un vert noir avec
un sédiment muqueux jaune d'ocre, tantôt d'un jaune
brun avec un sédiment blanc jaunâtre et des filets de
sang, ou d'un jaune vert ou couleur orange avec peu
de sédiment, et contenait, d'après l'analyse chimique,
de la cholestérine et le principe colorant de la bile.
Le médecin qui la traitait alors, Mr. le docteur FABER
de Schorndorf, était d'avis que ces pierres n'étaient point
arrivées, comme on pourrait le supposer, de la vésicule
du fiel dans le bassin du rein droit par un conduit
fistuleux, mais que la cholestérine et le pigment biliaire avaient été détachés dans les reins par une sécrétion anomale, et que les concrétions s'étaient formées dans les bassins des reins. La malade étant allée
demeurer à Stuttgart, Mr. le docteur KOESTLIN, qui la
traita alors, croyait au contraire qu'il s'était établi patho-
logiquement une voie de communication du foie dans le
rein droit, d'autant plus que la première urine que la
malade lâchait le matin, après avoir été long-temps cou-
chée horizontalement, était toujours celle qui contenait
le moins de matière bilieuse, et n'était chargée que de
matière visqueuse, semblable au blanc d'oeuf, qui du reste
s'y trouvait toujours. La malade, très affaiblie par des
fatigues et par des refroidissements, fut encore au prin-

(1) Mr. le Prof. GMELIN de Heidelberg, en faisant l'analyse, trouva
sur 100 parties 93, 9 cholestérine, 6, 1 principe colorant vert et brun de
la bile, et une trace de carbonate et de phosphate de chaux.

temps de 1837 atteinte de la grippe, qui s'attacha surtout à la membrane muqueuse de l'appareil urinaire, déjà trop irrité; si bien que, plusieurs mois durant, elle eut à supporter les douleurs les plus cruelles causées par la dysurie; le canal intestinal fut naturellement compromis aussi par la difficulté d'uriner; et cet état dura jusqu'à ce que deux grosses pierres étant sorties, la malade éprouva quelque relâche et quelque soulagement. Une chose digne de remarque, c'est qu'il n'y eut jamais perturbation de la sécrétion normale de la bile; la digestion allait bien, et les selles ne furent jamais troublées, à l'exception du désordre survenu dans le département du tube intestinal, et dont j'ai parlé.

C'était en cet état que se trouvait cette intéressante malade, lorsque, sur le conseil de son médecin, elle vint pour la première fois à Wildbad dans l'été de 1837, et pour la seconde fois l'été d'ensuite, afin d'y prendre nos eaux en boisson et en bains. Pendant la première saison, quelques concrétions assez volumineuses, et semblables aux pierres biliaires, se détachèrent sans peine de son corps; et par-là non seulement elle perdit cette irritabilité excessive et cette susceptibilité douloureuse de la vessie dont elle avait souffert jusqu'alors, mais encore il se mêla moins de bile et de principe résineux et colorant de la bile à l'urine; celle-ci contint moins de matière visqueuse; le tout à un degré surprenant et d'une manière constante. Elle eut pendant le traitement, et à plusieurs reprises, de légères diarrhées; elle eut de

plus, aux mains et aux pieds, un faible exanthème causé
par le bain et accompagné de vives démangeaisons;
outre cela, il ne s'était point manifesté de crises surprenantes; et ces crises se renouvelèrent de la même
manière dans la saison suivante. Une fois seulement,
au printemps de 1838, il sortit encore une concrétion;
la dernière sortit le 2e jour qu'elle eut fait usage des
eaux au mois de Juin de la même année. Voici ce que Mr.
le docteur KOESTLIN m'a écrit au mois de Février 1839:
„Depuis la dernière saison, non seulement il ne s'est
plus montré de concrétion, mais encore l'urine part sans
incommodités; elle n'est plus mêlée d'aucune matière
bilieuse; seulement on y remarque de temps en temps
un peu plus de matière visqueuse que de coutume.
Les autres fonctions du corps, notamment l'appétit, la
digestion, les selles, les menstrues n'offrent aucune ano-
malie; il n'y a que la nutrition et la sanguification qui,
comparées à l'être en général, paraissent un peu impar-
faites, sans qu'il y ait toutefois un état maladif prononcé. Il ne se manifeste plus de ressentiments dans
la région du foie ni dans les voies urinaires. Les effets
que les eaux de Wildbad ont opérés sur cette malade
sont très remarquables, d'autant plus que toute sa maladie était énigmatique.“

Les autres embarras de l'urètre que la
méthode de DUCAMP n'est point parvenue à
guérir entièrement, ou dont elle n'a pu empêcher
le retour au bout d'un certain espace de temps,

je les ai vus, surtout dans les saisons de 1837 et 1838, retirer de grands avantages de nos eaux prises en bains et en boisson. L'incontinence d'urine, si elle ne repose point sur un vice organique, en obtient aussi pour le moins une amélioration considérable, comme j'ai eu occasion de m'en convaincre par un cas qui s'est présenté. Wildbad a de tout temps rendu d'importants services dans ces sortes d'affections chez des individus encore jeunes. Il a même la vertu de guérir des blénorrhées chroniques du canal de la verge, surtout si elles viennent de quelque autre source que d'une gonorrhée; il guérit principalement les blénorrhées rhumatismales, arthritiques et métastatiques de cette partie du corps. Un cas intéressant de cette espèce a été guéri dans la saison de 1838.

Monsieur.... était disposé depuis long-temps à des affections rhumatismales ambulantes, qu'il s'était attirées dans ses fonctions de douanier. De fréquents refroidissements et des rondes nocturnes finirent par lui amener un dépôt rhumatismal à la membrane muqueuse de l'urètre; de sorte que, depuis 4 ans, il souffrait d'une excessive blénorrhée de cette membrane, qui fut rebelle à toutes les peines que se donna son médecin, Mr. le docteur STIEGELE. Cependant la digestion et l'ensemble des forces n'en souffrirent jamais. Ce mal gênait beaucoup plus le malade, qui vivait heureux avec sa femme, sans en avoir des enfants, qu'il ne l'affectait. Nos eaux en bains et en boisson produisirent plus d'effet que tous les remèdes internes et externes que l'on essaya successivement ; elles agirent très avantageusement sur le mal profondément enraciné, et sans aucun doute le résultat fut stable.

CHAPITRE XXI.

MALADIES POUR LESQUELLES WILDBAD EST INEFFI-CACE, OU MÊME NUISIBLE.

Quoique, en rendant compte des maladies que Wildbad est en état de guérir, j'aie souvent fait mention des cas où l'influence de ses sources est négative, je n'en réunis pas moins ici en groupes les différentes maladies pour lesquelles nos eaux ne sont point indiquées, afin de faciliter tant aux médecins qu'aux malades eux-mêmes l'option qu'ils seraient dans le cas de faire de notre bain ou d'un bain plus convenable.

Avant toutes choses, il faut prendre soigneusement en considération la mobilité du sang chez les malades. Les individus trop pléthoriques qui ont une disposition particulière à des congestions de sang vers la tête et la poitrine, avec une habitude du corps apoplectique bien prononcée, ne devront point venir à Wildbad, du moins sans y avoir été préparés, c'est-à-dire sans qu'on leur ait tiré du sang, ou qu'on en ait détourné le trop grand choc de la partie menacée; ils devront, de plus, prendre sur les lieux mêmes l'avis spécial du médecin relativement à la manière de se baigner, au régime qu'ils auront à observer, etc. Il devra y avoir redoublement de précautions, si le malade a des dispositions habituelles aux hémorrhagies, p. ex. des poumons, de l'utérus ou du canal intestinal; car Wildbad facilite l'écoulement naturel du sang au moyen d'hémorroïdes et d'un flux menstruel modérés. Malgré cela, nos eaux opèrent même avantageusement sur les flux sanguins actifs, mais tempérés; elles remédient, entre autres, aux hémorroïdes anomales, aux menstrues trop abondantes, en rétablissant l'équilibre dans le système sanguin, et en activant dans les autres organes les sécrétions antagonistes provenant du sang, pourvu toutefois que les individus ne soient point trop affaiblis ou trop avancés en âge. Néanmoins la température et la durée du bain, en un mot, toute la conduite que le baigneur devra observer, réclament une exacte surveillance de la part du médecin. Mais quand il y a disposition aux flux sanguins provenant d'une *véritable langueur*, je crois que Wildbad n'est point le bain qui convient.

En général, Wildbad ne suffit point pour guérir les maladies qui ont pour base une véritable inanition, une grande faiblesse et un relâchement général. Je range de ce nombre les catarrhes invétérés de la vessie et des reins, qui minent déjà toute la constitution, qui ont déjà amené des changements organiques dans les parties affectées; les fleurs blanches accompagnées de consomption des forces vitales à la suite de débauches, d'infection ou de couches très difficiles, ou bien compliquées de quelque changement anomal survenu dans l'utérus; les diarrhées chroniques qui reposent sur une véritable langueur ; toutes maladies qui trouvent à Wildbad une guérison si facile, lorsque, sans provenir d'une véritable faiblesse, elles ont été occasionnées par un régime mal-entendu, par des boissons échauffantes, par un genre de vie sédentaire, par des engorgements dans les viscères abdominaux, par des vers ou par d'autres causes qu'il faut chercher dans la circulation du sang.

On ne peut pas se promettre non plus beaucoup de nos sources contre la diabète, bien que le cas que l'on va lire semble leur attribuer une influence favorable.

Monsieur .... fut atteint d'une affection articulaire, dont il se remit assez bien, au bout d'un assez long temps, pour pouvoir venir à Wildbad dans l'été de 1836, qu'il ne quitta point sans un succès vraiment surprenant. Le malade se porta parfaitement bien jusqu'au mois de Mars 1837, si l'on en excepte quelques atteintes spasmodiques de douleurs qu'il éprouvait pendant la nuit ; cependant son médecin le trouva assez amaigri, et attaqué d'une phtisurie sucrée. La soif était assez forte, néanmoins le malade ne buvait pas au-delà de 8 à 9 chopines d'eau environ dans 24 heures ; et l'urine qui partait, pouvait monter de 14 à 16 chopines dans le même espace de temps ; quand on la faisait évaporer,

on y trouvait une forte quantité de substance sucrée.
Le malade mettant de rechef toute sa confiance dans
les eaux de Wildbad, qui, l'année précédente, lui avaient
rendu de si importants services, y vint dans l'été de
1837 avec le mal dont il vient d'être question. Comme
les exhalations de la peau étaient depuis long-temps
supprimées, que la peau était rude et sèche, on lui fit
commencer ses bains par la température moyenne, et
bientôt après on passa à une température plus élevée.
Aux bains et à l'exercice continuel qu'il prenait en plein
air, le malade joignit la boisson, en montant progressi-
vement jusqu'à 8 et 11 verres. Peu de jours après, la
peau s'amollit; et au bout de 10 à 12 jours, il commença à transpirer; l'urine perdit peu-à-peu la consistance un peu visqueuse qu'elle avait toujours gardée
jusque-là; elle prit la couleur et l'odeur convenables;
les crampes qui la nuit se manifestaient dans les extrémités disparurent; et le malade, au bout de 4 semaines, se remit chaque jour de plus en plus.

Toutes les suppurations intérieures de
glandes et de tubercules parlent contre Wildbad. La phthisie déclarée ne retire aucun profit
de nos bains. Les constitutions phthisiques flo-
rides elles-mêmes, avec une grande disposition
à l'hémoptysie, ne peuvent pas devenir pour
nos sources l'objet d'une cure. C'est une grande
exception quand les indurations très avancées

du foie et de la rate, ainsi que les ictères et les crampes d'estomac qui en proviennent, retirent quelque avantage des eaux de Wildbad. Les suppurations dans les intestins, p. ex. dans les reins, s'opposent directement à l'emploi des eaux thermales. Les hydropisies n'y trouvent du soulagement que quand il n'y a pas de changements organiques des viscères de la cavité où l'eau est réunie; il faut qu'en même temps toute la constitution se trouve encore dans un état susceptible de réaction, au moyen duquel les eaux en boisson puissent opérer une vigoureuse sécrétion des reins et de la peau, pour expulser l'eau par ces voies.

Le squirrhe et le carcinome, quels que soient les organes où ils se trouvent, peuvent, il est vrai, obtenir quelque soulagement transitoire à Wildbad, mais ne doivent point compter sur une guérison radicale.

Les pierres biliaires et le calcul urinaire, s'ils sont d'un volume trop gros pour pouvoir être expulsés par les conduits excrétoires, chercheraient en vain du secours dans nos sources; quant à de plus petites concrétions de cette espèce, il arrive très souvent que les bains et la boisson les expulsent.

Les affections organiques du coeur, les ossifications, les dilatations des grands vaisseaux ne se guérissent point dans les eaux de Wildbad; au contraire, les thermes peuvent opérer des congestions vers les vaisseaux affectés, et avoir des suites dangereuses. Les varices des extrémités inférieures et des parties génitales, quand elles subsistent depuis long-temps et qu'elles sont de grande étendue, ne trouvent du soulagement à Wildbad que lorsqu'elles sont en relation avec des stagnations dans les hémorroïdes et le flux menstruel.

L'hypocondrie et l'hystérie qui ne proviennent que d'une débilité des nerfs, compliquée d'un état maladif et d'une cacochymie etc. de tout le corps, sans qu'il s'y joigne quelque affection abdominale locale, que les eaux thermales soient en état d'écarter, retireront plutôt du désavantage que du profit de Wildbad. Chaque fois qu'il y a un état de faiblesse, il faut bien considérer quelle est la mesure des forces qui restent, si l'on veut que nos thermes agissent favorablement ; une inanition complète n'offre point une résistance suffisante à la vertu excitante de nos eaux.

Les eaux de Wildbad sont impuissantes contre les névroses idiopathiques, contre l'épilepsie, la chorée, les affections cataleptiques, et autres affections convulsives de ce genre. Cependant j'ai vu, chez un officier russe déjà avancé en âge, des attaques épileptiques, dont il souffrait depuis bien des années, à la suite de grandes blessures et de la perte de la jambe droite, et qui se succédaient à de courts intervalles, disparaître sans retour au bout d'une saison de 4 semaines ; elles furent remplacées par une simple agitation inaccoutumée du corps.

La stérilité, quand elle provient d'un défaut de conformation ou de situation, ou d'une dégénérescence de l'utérus, quand elle est la suite d'une dégénérescence des ovaires et des tubes amenée par le squirrhe, l'hydropisie ou par des hydatides, ou d'un épuisement général du système génital, causé par des avortements, des aménorrhées etc., ne saurait être guérie à Wildbad. Les femmes enceintes devront bien se garder de faire un usage régulier de nos eaux, et c'est un conseil qu'on leur donnait déjà dans les temps les plus anciens ; il ne pourrait que trop facilement en résulter un accouchement prématuré. Mais un bain pris de fois à autre pendant la semaine dans de certaines périodes de la grossesse, ne pourra avoir que des résultats favorables.

Les aliénés n'ont rien à espérer des sources de Wildbad ; ils feront mieux d'aller subir une cure aux eaux de Teinach, qui en sont à peu de distance.

Wildbad procurera également peu d'avantages aux goîtres anévrismaux, vasculeux ou squirrheux ; aux tumeurs enkistées ; aux fistules du tube intestinal ou de la vessie ; aux polypes, quel que soit d'ailleurs leur siége ; aux véritables ankiloses ; aux hydrocèles, aux varicocèles, au fongus médullaire des testicules, des glandes mammaires et salivaires ; au prolapsus ou à l'inversion de l'utérus ; aux ulcéres syphilitiques primaires, au scorbut et aux affections scorbutiques des téguments, à la teigne, aux exanthèmes carcinomiformes du visage, au noli me tangere du nez et des joues, à la lèpre, à l'éléphantiasis et à l'exanthème profondément enraciné qui ressemble assez à l'ichthyose. Mais ces dernières dermatoses ne laissent pas que de trouver quelque soulagement et quelque amélioration dans les sources thermales, et même, dans des cas heureux, quelquefois la guérison, témoin la femme atteinte d'ichthyose qu'ALIBERT a vu prendre avec succès les eaux thermales de St. Gervais.

IV.

DE LA MANIÈRE DE PRENDRE LES EAUX EN BAINS ET EN BOISSON.

CHAPITRE XXII.

RÈGLES SUR LA MANIÈRE DE PRENDRE EN BAINS LES EAUX DE WILDBAD.

Il ne faut pas entreprendre inconsidérément un voyage aux eaux. Quand on s'y décide avec la précipitation qu'on mettrait à une partie de plaisir, on a ordinairement lieu de s'en repentir. Celui qui interrompt brusquement un genre de vie qui épuise son corps dans des plaisirs de toute espèce, dans les divertissements des bals et les délices de la table, ou bien celui qui quitte de but en blanc son bureau, pour se rendre directement aux bains, ne peut point s'attendre à être guéri radicalement d'un mal souvent rebelle, par cette interruption pendant 3 ou 4 semaines d'une manière de vivre inconvenante. Il faut une sorte de préparation, pour disposer le corps et le rendre docile à subir la puissante influence de nos thermes, si l'on veut qu'ils agissent sur un mal enraciné et de longue durée. Il ne s'agit point ici d'un traitement préparatoire dirigé par un médecin, il s'agit de régler d'avance tout son genre de vie, afin qu'il ne présente point trop de contraste avec celui que l'on aura à observer pendant la saison. Telle et telle habitude qui ne s'accorderait point avec le régime des eaux, devra être déposée auparavant; autrement, ce changement brusque pourrait devenir doublement sensible au corps, déjà affecté par l'épreuve du bain. Celui qui est adonné à l'usage des boissons fortes, à une table splendide, à des mets fortement épicés ou à une vie sédentaire; celui qui peu-à-peu a fini par faire de la nuit le jour et du jour la nuit, ou qui aime à dormir la grasse matinée, par commodité ou par un besoin inverse: celui-là, dis-je, devra se défaire de ces habitudes invétérées, s'il ne veut point s'exposer à quelque risque en les déposant brusquement dans le lieu même du bain.

Une opinion encore plus funeste qui règne parmi un grand nombre de personnes, c'est de croire que les dernières semaines qui précèdent leur départ pour les eaux doivent être vouées, sinon aux délices de la table ou à des excès qui épuisent le corps, du moins à un redoublement d'activité dans les occupations de l'esprit ou dans les affaires, le bain devant corriger tout le mal qui pourrait en résulter. Les malades de cette catégorie empirent leurs maux avant leur arrivée aux bains, à tel point que l'on pourrait dire avec raison que le séjour qu'ils y viennent faire est un temps d'épreuve pour les sources même les plus efficaces. Il est inutile de faire observer combien un semblable procédé doit nuire d'avance à l'usage des eaux ; toujours est-il vrai de dire que l'heureux succès que l'on s'en promet diminue d'autant que les maux qu'elles ont à dompter sont portés à un plus haut degré.

Celui donc qui se décidera à faire une saison, devra prendre ses mesures de bonne heure au printemps ; il devra régler peu-à-peu son régime de vie, les exercices du corps, le temps de son lever et celui de son coucher, de sorte que la manière de vivre qui lui sera prescrite aux bains ne puisse être considérée que comme la continuation de celle qu'il menait chez lui. Il devra diminuer en même proportion le poids de son travail, renvoyer tous ses soucis, égayer de plus en plus son humeur obscurcie peut-être par des nuages; de façon que l'heureuse impression que feront sur lui la charmante contrée et l'agréable société qu'il rencontrera au lieu du bain, puisse dissiper facilement les inquiétudes que pourraient encore laisser dans son esprit les affaires qu'il a quittées, et que sa mélancolie disparaisse avant qu'il commence son traitement. Il faut aussi peu-à-peu s'imposer dans sa diète les restrictions que l'on a coutume d'observer dans les bains.

Voilà la meilleure partie et la plus nécessaire des précautions qu'il faut prendre par avance, et dont aucun baigneur ne devrait se dispenser. L'autre partie regarde les médecins. Les individus pléthoriques, sujets à des congestions, auront peut-être besoin d'une saignée, si le genre de vie préparatoire qu'ils se seront prescrit ne devait pas avoir suffisamment agi contre cette disposition. Les personnes affectées d'hémorroïdes ou sujettes à des obstructions, auront besoin de prendre pendant plusieurs semaines des eaux minérales, par ex. de Cannstatt ou de Seidschutz; mais, en tout cas, elles consulteront à cet égard le médecin. Rien n'est plus nuisible que l'usage arbitraire et continu des purgatifs, au moyen desquels certains malades atteints d'hypocondrie, d'hémorroïdes ou d'affections abdominales, ont coutume de faire passer leurs obstructions, selon le trantran ordinaire. Ils croient que toute leur maladie provient du trop peu de selles, tandis que celles-ci sont souvent retenues par des désordres survenus dans les organes abdominaux plus reculés. Ordinairement ils en sont déjà venus à l'usage des pilules héroïques et drastiques qui passent partout pour être un remède merveilleux contre les affections de l'abdomen. En suivant avec opiniâtreté cette manière de traiter le tube digestif, ils lui font contracter une telle relaxation que, quand ils arrivent aux eaux, l'efficacité de ces dernières se trouve presque impuissante contre la torpeur du conduit intestinal, et que, pour y remédier, on est obligé de recourir aux ressources de l'art, au risque de troubler les effets du bain. Sans compter que, par l'usage prolongé de ces évacuants, ils enlèvent au corps ses meilleurs sucs, et cela sans atteindre leur but, ils ont augmenté le mal qu'ils voulaient détruire. Le vrai moyen de se préparer, sous ce rapport, au traitement par les eaux, c'est de prévenir les constipations par des exercices de corps convenables, par une diète adaptée etc., et si cela ne devait point suffire, de recourir aux secours de l'art. Dans ces sortes de cas, comme dans tous ceux de maladies chroniques rebelles, il y a parfois nécessité de se soumettre pendant des semaines entières, voire des mois entiers, à un traitement préparatoire dirigé par le médecin. Il n'y a pas de saison plus propre à une cure préparatoire de ce genre, que la partie la plus agréable du printemps; c'est le temps le plus favorable pour l'usage des jus d'herbes fraîchement pressurées, et pour ce que l'on appelle les cures printanières.

Tout en préparent le corps, cette cure printanière préparera aussi l'humeur aux effets du bain. De profondes agitations, les désaccords

de tout genre occasionnés dans l'ame par le chagrin, devraient, avant le départ pour les bains,
avoir été assez maîtrisés par une volonté ferme,
pour que rien ne s'oppose aux effets salutaires
que nos eaux doivent opérer sur le malade.
Voilà pourquoi le nouveau-venu devra, aussitôt
que possible, supposé que son état physique le
lui permette, faire la connaissance des beautés
naturelles de la contrée, et prendre part aux
divertissements de toute la société. C'est là le
meilleur moyen d'anéantir jusqu'à la dernière
trace du chagrin et des soucis que peuvent lui
causer ses affaires domestiques et de dissiper
des inquiétudes exagérées, pour faire place à la
sécurité, à la confiance et à l'espérance, qui
sont si nécessaires au bien-être physique.

Mais le médecin du malade ne devra point
lui faire une peinture trop brillante des effets
qu'il peut se promettre de l'usage des eaux;
il lui insinuera que des maladies invétérées et
rebelles ne peuvent attendre d'une première saison que du soulagement et de l'amélioration,
et que la santé ne revient qu'après plusieurs
saisons de suite, que quelquefois même ce ne
sont que les effets consécutifs du bain qui

opèrent la guérison. Ce sera ainsi que le malade conservera une humeur calme, point troublée par les passions, laquelle seule peut rendre efficaces pour lui les effets des eaux. Son médecin se gardera de même de lui donner, à son départ, une instruction détaillée sur la manière de prendre les eaux en bains et en boissons, et de vouloir par-là le soustraire aux conseils et à l'expérience du médecin de l'établissement, et aux modifications sans nombre que les circonstances pourraient apporter à son instruction. Il n'arrive que trop souvent que le médecin éloigné n'a pas les connaissances locales et matérielles nécessaires ; dans tous les cas il ne peut point prévoir ni calculer toutes les circonstances, tous les changements par où le baigneur pourra avoir à passer.

D'un autre côté, il devrait toujours se faire un devoir de remettre à son malade l'histoire succincte de sa maladie, afin que le médecin de l'établissement soit au fait de toutes les particularités du cas, et qu'il soit à même de diriger le traitement en conséquence.

La première visite que le baigneur aura à faire à son arrivée, sera donc pour le médecin du lieu, afin qu'ils concertent ensemble toutes les dispositions à prendre pour que la cure fasse tout son effet. Il marchera par ce moyen d'un pas ferme dans le lieu de son nouveau séjour, il aura dès l'abord beaucoup plus de latitude dans ses mouvements que cela ne pourrait se faire, s'il était muni d'une simple instruction de la part de son propre médecin, relégué comme il se trouve dans un monde qu'il ne connaît point, et abandonné à lui-même; ou s'il était réduit à s'adresser à droite et à gauche à quelques baigneurs pour en obtenir quelques renseignements.

Il n'y a rien de plus inopportun de la part du baigneur que de courir aux sources dès la première heure de son arrivée, pour ne point perdre de temps. Le premier jour, et, selon les circonstances, le second jour encore doivent être employés à se reposer et à se remettre d'un voyage qui peut-être a été de longue durée; ce temps pourra être mis à profit pour l'usage dont il a été parlé plus haut. Si le voyage n'a pas été trop fatigant, et si l'état des forces du malade le lui permet, il pourra, dès le lendemain de son arrivée, prendre un bain de propreté de peu de durée dans une des sources les moins chaudes.

Vu que la différence de température dans les divers bassins fournit assez de choix pour satisfaire convenablement aux besoins du baigneur, vu que le choix exact du bassin est d'une importance majeure et souvent décisive, ce choix, pas plus que le changement de bassin, ne devra jamais être abandonné à la libre disposition du malade, mais dépendre exclusivement de la décision du médecin ; car lui seul est en état, par son expérience, de juger quelle est la source qui convient le mieux, après avoir mûrement pesé toutes les considérations que réclament la constitution, l'âge, le tempérament et les circonstances de la maladie du baigneur. Mais, avant toutes choses, le nouveau-venu devra, avant que d'entrer dans l'eau, se mettre en mesure de manière que son ventre soit libre, que ses évacuations alvines soient normales, qu'il soit exempt de fièvre, qu'il n'éprouve point de congestions vers la tête et vers la poitrine, et que, abstraction faite du mal dominant, il n'éprouve en général aucune incommodité.

Voici les règles générales que l'on peut appliquer à l'usage des bains ; bien qu'elles souffrent une foule de modifications selon les cas

particuliers, elles ne laissent pas que d'être un
guide dans la plupart des cas. Les heures de
la journée où il faut ordinairement se baigner,
sont celles du grand matin et celles de l'avant-
midi; le malade devra être à jeun, si l'état
de ses forces le permet; il ne devra déjeûner
qu'une ou deux heures après sa sortie du bain,
et pendant qu'il se reposera; s'il y joint en même
temps la boisson, il ne déjeûnera qu'une ou deux
heures après cette dernière. Mais il n'y a point
de règle sans exception. Les personnes très
affaiblies ou ayant les nerfs très délicats, ne
peuvent quelquefois supporter les eaux ni en
bain ni en boisson, si elles ont l'estomac vide,
sans tomber dans une véritable faiblesse, ou dans
un état semblable à la défaillance. On ne saurait refuser à des individus aussi délicats un
modique déjeûner une ou deux heures avant le
bain (ou avant qu'ils aillent boire l'eau chaude
des sources); mais en aucun cas ils ne devront
se baigner avant que le déjeûner ne soit digéré.
Le même principe s'applique aux bains du soir
qui ne devront jamais être pris avant 6 heures,
c'est-à-dire avant que la digestion du dîner ne

soit entièrement passée, et il faudra en général toujours prendre l'avis du médecin.

La durée de chaque bain ne devra pas être de plus de 15 minutes au commencement; on pourra la prolonger de 5 à 6 minutes, chaque jour, et finir par la porter à 45 minutes et même à une heure entière. Ce sera au malade lui-même qu'il faudra s'en rapporter de la manière de prolonger le bain, selon les impressions qu'il en retirera. Les goutteux, pour peu qu'ils aient la constitution robuste, sont ceux qui supportent le bain le plus long-temps sans en retirer aucun préjudice; et l'on a vu des gens de cette catégorie rester une heure et demie dans le bassin sans que leurs forces fussent épuisées.

La durée moyenne d'un bain du matin est de 30 à 40 minutes. Les bains du soir, quand ils auront été approuvés par le médecin, devront durer tout au plus 15 minutes; prolongés plus long-temps, ils sont nuisibles, attendu qu'ils sont toujours plus ou moins excitants, et qu'ils préparent un sommeil inquiet pour la nuit prochaine; ce résultat se manifestera d'autant plus volontiers, si l'on n'a pas soin de prendre un souper très frugal et de ne plus quitter sa chambre après le bain. Règle générale, on ne se baigne qu'une fois par jour ; les individus qui souffrent de rhumatismes rebelles et arthritiques peuvent, dans la seconde moitié de la saison, prendre deux bains dans la journée. Les personnes extrêmement faibles qui, pour recueillir quelques forces, sont obligées de laisser s'écouler l'avant-midi, peuvent être, sans aucun scrupule, renvoyées aux heures de la soirée.

Si, pendant la durée du bain, il se manifestait des symptômes d'une forte congestion vers la tête, on pourrait appliquer des compresses d'eau froide sur le front, ou mettre sur le sommet de la tête un linge trempé dans l'eau froide, ou une éponge, imbibée ou encore une vessie remplie d'eau froide. Les malades qui auront cette disposition, devront se garder, avant d'entrer dans le bain, de toute agitation physique ou morale, comme en général tout baigneur devra prendre la même précaution. Le baigneur devra, au moment qu'il entrera dans le bassin, commencer par se laver la poitrine et le front avec l'eau de la source, et s'asseoir ensuite lentement contre une des planches d'appui, mais assez avant dans l'eau pour qu'elle lui aille au-dessus de la poitrine et jusqu'au cou. En général, on ne saurait assez recommander le repos dans l'eau, surtout à ceux qui sont sujets aux congestions de sang. Les malades faibles et délicats, ou qui souffrent d'affections qui se manifestent soudainement, ne devront jamais être abandonnés à eux-mêmes dans le bassin.

Ceux qui sont affectés de raideur dans les membres ou de paralysie, devront chercher à mouvoir dans l'eau les extrémités souffrantes ; et ceux qui souffrent de rhumatismes, de la goutte et de tumeurs arthritiques, d'induration des glandes, de tumeurs froides, etc., se frotteront doucement à plusieurs reprises les parties malades, fussent même le ventre et la poitrine, avec le sable chaud du bassin. Il faudrait, après le bain, frotter le corps plus souvent que cela n'a coutume de se faire. Cela comprend aussi ce que l'on appelle la manipulation qui consiste à presser et à frotter le corps, surtout le ventre, telle que, au rapport de CARNEY, elle se pratique encore de nos jours et avec le plus grand succès chez les Turcs après le bain, contre des affections chroniques de tout genre, notamment contre les obstructions, et les affections invétérées du foie. Il s'entend de soi-même que cette manipulation exige des ménagements et des précautions.

Si le baigneur, en s'asseyant dans le bassin, ressent une envie irrésistible de dormir, s'il éprouve des frissons ou des chaleurs, quelque pression dans la tête, des oppressions de poitrine, etc.; en un mot, s'il ne se trouve point à son aise : il n'aura rien de mieux à faire que de quitter le bain, et d'instruire le médecin de ce qui lui sera arrivé.

L'usage des douches, la manière de les appliquer, le temps qu'elles doivent durer, ne peuvent de même être prescrits que par le médecin, attendu que ce mode de traitement réclame de grandes précautions. Tant que les arrangements que l'on se dispose à faire à cet égard, ne seront point mis à exécution, les douches ne peuvent s'administrer qu'au moyen de la seringue à main. En général, on ne prend les douches que vers la fin de la cure, et elles ne devront point au commencement durer au-delà de 5 minutes; si la sensibilité de la peau le permet, la durée pourra en être fixée par le médecin à 10 et même à 15 minutes. Les *douches ascendantes* en usage chez les personnes du sexe, demandent des précautions toutes particulières.

Il sera inutile, je pense, de faire observer que le malade, en se levant du bain et en s'habillant, devra se garder de se refroidir, et ne se rendre au bain ni en partir qu'enveloppé dans des vêtements chauds, adaptés toutefois aux heures de la journée et à la température. Les manteaux les plus convenables que l'on puisse porter dans le bain, sont ceux de flanelle; comme, en général, il n'y a pas de vêtements plus convenables pour ceux qui du bain retournent dans leurs chambres, qu'un habillement complet de flanelle que l'on porte sous ses autres habits. Au sortir du bain, il faut se sécher bien vite le corps avec des linges chauffés, et s'habiller promptement; mais, avant que de s'exposer au grand air, on s'arrêtera encore quelques moments dans la garde-robe, que l'on ne quittera que chaudement vêtu.

Arrivé dans sa chambre, le baigneur se livrera quelques instants au repos, sans cependant s'endormir (ce que l'on ne peut permettre qu'à des personnes extrêmement affaiblies); puis, après s'être habillé un peu plus légèrement, supposé que le temps soit beau, il ira en plein air se donner quelque exercice modéré dans des lieux où luira le soleil, en se gardant toutefois de s'exposer à des vents coulis. Mais si, immédiatement après le bain, ou peu de temps après, il se présente une plus forte transpiration de la peau, quoique modérée, surtout chez des personnes affectées de la goutte ou de rhumatismes, il faudra attendre qu'elle soit passée, mais ne point chercher à la porter à une sueur formelle.

Une fois que la période de réaction sera venue, le baigneur aura besoin d'employer les plus grandes précautions pour bien soigner son corps; il observera la diète la plus exacte, et laissera au médecin le soin de régler s'il faut discontinuer les bains, ou quelle doit en être la durée. Les personnes qui souffrent d'hémorroïdes fluentes périodiques, ne pourront point se rendre au bain tant que durera l'écoulement, d'abord par égard pour les autres baigneurs; puis, et surtout, parce que les eaux thermales précipitent trop le flux, et pourraient affaiblir le malade. Les femmes devront de même discontinuer de se baigner quand elles auront leurs règles; il y a néanmoins des cas, notamment lorsque les menstrues sont très faibles et ne se présentent qu'accompagnées de fortes crampes, où des bains de courte durée en facilitent l'écoulement, et opèrent d'une manière calmante et salutaire. En général, si le malade se sent très affaibli par le bain, si les eaux l'affectent ou l'irritent d'une manière quelconque, même par un temps froid, pluvieux et orageux, il remettra de se baigner au lendemain; voilà pourquoi il est bon que le baigneur ne prenne les eaux que quand elles exerceront sur lui une influence agréable et bienfaisante; il aurait grand tort de se faire prescrire dans son domicile un nombre fixe de bains à prendre pendant une saison déterminée, et de s'en acquitter ensuite à Wildbad comme d'une corvée. On voit des cas où 18 à 20 bains rendent des services signalés, tandis que si l'on double ce nombre, la seconde moitié détruit les bons effets qu'a produits la première.

Quant à la durée du traitement, on ne saurait, comme de juste, établir aucun type régulateur; ainsi qu'il a été déjà remarqué précédemment, chaque baigneur prend, l'un portant l'autre, 25 bains, et la durée de la saison est d'à-peu-près 4 semaines. Mais il serait inutile de chercher à prouver que le caractère de la maladie, l'individualité, la constitution et l'âge du malade, et même la disposition de l'air pendant la saison des eaux, abrégent ou prolongent cet espace de temps, et doivent, ainsi qu'il vient d'être observé, être pris en considération pour la durée de la saison. Cependant tout dépend de l'époque où se fait la réaction. Si, au bout de 15 à 21 jours, le mal du baigneur, qui très souvent empire au commencement jusqu'à un certain degré, a disparu; si, en général, il se manifeste à cette époque dans toutes les fonctions une activité normale, qui annonce que le point de culmination est venu : le malade, débarrassé de ses souffrances, pourra de même qu'il est allé en augmentant quand il a commené sa saison, diminuer d'autant la durée de chaque bain, et cesser son traitement quand il en sera revenu au point de départ. De cette manière il est indifférent qu'il ait pris 30 ou 42 bains, ou même un plus grand nombre, attendu que l'idée favorite d'une foule de baigneurs, qui arrivent avec le dessein de prendre un certain nombre de bains, n'est d'aucune valeur dans la pratique. Comme il est impossible de fixer d'avance la durée de la saison, qui, même dans des cas semblables, varie selon les individus et selon l'apparition plus ou moins prématurée de la réaction et de l'exanthème, etc., il est toujours bon de laisser au baigneur un espace de temps d'au moins 8 à 15 jours à sa disposition.

C'est en vérité trop exiger de nos sources que de vouloir qu'elles guérissent, dans 4 semaines au plus tard, une cacochymie de l'organisme qui aura duré des années entières, qu'elles purifient un sang qui sera surchargé de matières étrangères, qu'elles rectifient un système nerveux vicié dans ses fondements, qu'elles rétablissent, en un mot, un corps tourmenté des maux les plus divers et saturé des médicaments les plus hétérogènes. Cela arrive, il est vrai, très souvent; mais le malade devra s'attendre aussi à se voir dans le cas de porter sa saison jusqu'à 6 semaines, si cela est nécessaire, et de s'en remettre, pour la plus grande partie de l'effet, à une nouvelle saison.

CHAPITRE XXIII.

RÈGLES A OBSERVER POUR LA BOISSON.

Le baigneur, s'il n'est pas trop fatigué de son voyage, pourra, dès le lendemain, commencer la boisson. Comme l'usage intérieur de nos eaux thermales ne peut produire de grands effets que quand l'estomac et le tube digestif n'ont point encore perdu de leur activité par quelques aliments, on les prend de bon matin et à jeun, soit à la source même, ou, si cela n'est pas possible, dans son lit ou dans sa chambre. Le temps le plus favorable pour boire l'eau, c'est celui du matin de 6 à 8 heures. Il dépend de la disposition de l'air ou de l'habitude, de commencer un peu plus tôt ou un peu plus tard. Les matinées étant ordinairement un peu fraîches dans notre vallée, il ne faut se rendre aux sources que vêtu chaudement, mais commodément, et sans être chargé ; un habillement d'été trop léger est aussi contraire que l'affublement de fourrures et de lourds vêtements d'hiver.

Les personnes qui éprouveront au commencement quelque répugnance à boire l'eau, à laquelle leur estomac ne sera point fait, ou en général des individus de constitution débile, n'en prendront d'abord que deux verres ; les personnes plus fortes, 4 gobelets de 6 onces ou de $\frac{1}{2}$ chopine (mesure wurtembergeoise) chacun ; de manière cependant qu'il y ait toujours entre deux verres un intervalle de temps de 5 à 8 minutes, dont le baigneur profitera pour se donner quelque exercice modéré en plein air ; si la température est défavorable, il se promènera dans le salon de réunion. On ira peu-à-peu en montant jusqu'à 8 verres selon que l'estomac le permettra, et que les effets le réclameront ; ce ne sera que dans des cas tout particuliers que l'on pourra y joindre encore tout au plus deux verres.

Il n'est pas de rigueur, si l'estomac est sensible, que l'on vide le verre d'un trait; on peut sans difficulté ne le vider chaque fois qu'à moitié, et prendre, après une courte pause, la seconde moitié, que l'on aura eu soin de renouveler. Mais si l'estomac est fort, il sera bien assez docile pour permettre à quelques baigneurs d'avaler sans balancer deux gobelets à chaque apparition qu'ils feront à la source. Ainsi, s'il s'agit du plus ou du moins, ce n'est en général que l'estomac qui en décide; et le buveur devra faire en sorte d'être toujours en bonne harmonie avec lui. Quant au nombre des verres que le buveur aura besoin de prendre chaque jour, il n'y a conséquemment point de règle générale à établir; l'état de santé du malade, l'air qui règne au moment de la boisson, etc., ne réclament que trop souvent une déviation du nombre des verres auquel on est une fois parvenu. Il n'y a rien de plus nuisible que de vouloir vaincre un sentiment de répugnance, de vouloir absolument s'en tenir au nombre de verres que l'on s'est proposé; s'efforcer, en dépit du dégoût, à boire une plus grande quantité d'eau, ce serait provoquer encore davantage l'esprit de contradiction de la part de l'estomac, et l'amener enfin au point de refuser formellement l'eau qu'on lui offrirait. L'estomac, si on ne le pousse point à bout, fera demain ce qu'il se voit obligé de refuser aujourd'hui. On voit donc clairement quel cas on devrait faire des instructions invariables que le malade se serait fait donner à cet égard par son médecin avant son départ pour les bains, s'il voulait s'y tenir comme à un ordre du jour. Le médecin de l'établissement ne peut pas lui-même prescrire par avance une progression déterminée dans le nombre des verres d'eau à boire; elle devra être modifiée de bien des manières d'après ses propres conseils, jusqu'à ce qu'on soit parvenu au terme moyen où le malade pourra s'arrêter assez long-temps, pour diminuer le nombre des verres, vers la fin de la cure, en proportion inverse de celle qu'il aura observée en la commençant.

D'un autre côté, abstraction faite de la plus ou moins bonne constitution de l'estomac, le nombre des verres à boire dépendra de l'effet que produira la boisson. Or l'effet sera atteint, si la diurèse est augmentée modérément, et que les évacuations alvines soient portées à une ou deux selles en sus, ni trop épaisses ni trop fluides. Ce sont là les deux facteurs qui décident principalement de l'effet de la boisson. Ils ne tardent ordinairement pas à être mis en action, surtout la sécrétion de l'urine, qui est facile et copieuse, sans que pour cela la peau reste dans l'inaction. Les évacuations alvines sont un peu plus difficiles à exciter, et il faut quelquefois joindre au premier gobelet une faible cuillérée de sulfate de magnésie ou de sel de Carlsbad dans une cuiller à thé. Je crois avoir fait observer que, chez les malades qui prennent les eaux en bains avant que de les prendre en boisson, la vertu purgative de celles-ci se manifeste moins que dans le cas inverse. Dans quelques cas particuliers, il suffit d'un petit nombre de verres de notre eau naturellement chaude pour atteindre le but que l'on s'est proposé, de manière à ne devoir plus aller au-delà; car il est certain que c'est une opinion pernicieuse que celle qu'ont plusieurs baigneurs, qui croient que plus les évacuations urinaires et alvines sont copieuses, plus il faut boire d'eau. Quand le malade aura bu son eau, sans être trop fatigué ou échauffé de l'exercice qu'il aura pris dans les intervalles, il retournera dans sa chambre, où il prendra son déjeûner quelque temps après. Une ou deux heures plus tard, il pourra se rendre au bain.

Ceux qui se baigneront de grand matin, entre 4 et 6 heures, devront se reposer au moins une heure en rentrant chez eux; ils resteront à jeun et iront ensuite boire l'eau. La règle qui prescrit de ne prendre le déjeûner qu'au retour de la boisson, souffre une exception en faveur des individus dont l'estomac débile ne saurait supporter ni eau froide ni eau chaude à jeun; les malades de cette catégorie prendront une tasse de thé peu fort, soit de menthe, soit d'acore ou de fleur d'orange, ou bien encore une tasse de chocolat faible, autant que possible sans lait; une ou deux heures après ils iront à la source.

Il y a d'autres individus qui ne peuvent point, sans s'incommoder, quitter le lit de grand matin; l'exercice en plein air, surtout quand les matinées sont fraîches, ne leur convient point; ceux-là pourront prendre les eaux en restant couchés ou en se promenant dans leurs chambres ; mais ils auront soin de ne boire qu'un verre d'une plus grande quantité d'eau qu'ils auront fait chercher à la source, et, a fin de ne pas la boire refroidie, ils la feront renouveler chaque fois qu'ils voudront boire. Les personnes affectées de catarrhes ou d'embarras de poitrine, de même que les individus très épuisés, feront bien de joindre à l'eau qu'ils boiront la quatrième partie de lait de chèvre, après l'avoir mis à la même température en plaçant le vase dans le bassin de décharge. Les poitrinaires et ceux qui souffriront de quelque affection abdominale, auxquels le médecin aura prescrit de prendre alternativement le petit-lait et les eaux thermales, ou le petit-lait coupé avec de l'eau thermale, en useront de même à l'égard du vase qui contiendra le petit-lait. Quant à la qualité du petit-lait, il ne sera pas inutile de faire observer ici qu'on le prépare à Wildbad absolument selon le même procédé que dans la Suisse ; et qu'il est tellement bon, que les baigneurs qui viennent de ce pays ne trouvent aucune différence entre le petit-lait de Wildbad et le petit-lait tant vanté qu'on boit dans leur patrie.

Il n'est pas absolument nécessaire que les femmes discontinuent la boisson pendant qu'elles auront leurs périodes; les personnes dont les menstrues ne seront pas trop copieuses, pourront, si du reste elles se trouvent bien, fréquenter la source, ayant seulement soin de diminuer le nombre des verres d'un ou de deux. Mais si les règles sont trop faibles, elles pourront s'en tenir au nombre de verres accoutumé. Pour ménager l'émail des dents, déjà affectées d'ailleurs, on fera bien, en se levant, et immédiatement avant de boire les eaux, de ne point se rincer la bouche avec de l'eau apportée fraîchement de la fontaine, laquelle est extrêmement froide, attendu que le contraste qui existe entre la température de cette dernière et celle de l'eau thermale, pourrait facilement nuire aux dents. On s'abstiendra, autant que possible, de fumer pendant que l'on boira les eaux; le tabac, par son influence narcotique sur les nerfs gustatifs, etc., empêche l'estomac de bien digérer l'eau bue.

Il y a certains baigneurs qui pourront aussi boire avec succès quelques verres d'eau thermale le soir, mais jamais avant 6 heures, et ils devront observer les mêmes précautions que le matin; une ou deux heures après ils prendront un souper frugal.

En général, il faut, pendant que l'on prend les eaux en bains ou en boisson, une certaine attention dans la diète, bien qu'elle ne doive pas être portée à un aussi haut degré que lorsqu'on fait usage des eaux minérales, qui contiennent beaucoup plus d'ingrédients. Mais n'allez pas croire qu'il vaille mieux jeûner que de se permettre une seule fois dans la journée de manger à satiété: cette opinion est erronée. Les bains, le fréquent exercice du corps, et la boisson des eaux thermales qui irrite très fort l'appétit, imposent au malade le devoir de prendre un dîner copieux. Il s'entend de soi-même qu'il ne faut point porter la quantité au-delà de la mesure prescrite par les règles générales de la diète, parce que les indigestions provenant d'un excès de table exercent la même influence nuisible sur le traitement que celle de la qualité des mets, et qu'il suffirait de trois ou de quatre indigestions semblables pour détruire tout l'effet de la cure. La frugalité est partout la condition „sine qua non“ de la prospérité du corps, mais nulle part elle n'est aussi nécessaire qu'aux bains.

Supposé qu'on ne serve jamais que des mets nour-
rissants, faciles à digérer, en un mot, ce que l'on
appelle des mets sains, dont le contrôle en chef
appartienne au médecin qui inspecte les eaux,
les convives pourront au dîner se livrer aux plaisirs de la chère; mais ceux des baigneurs qui
seront accoutumés à manger beaucoup de légumes, de pommes de terre et de pain, devront
s'imposer une restriction, attendu que ces mets
engendrent facilement des flatuosités et autres
incommodités de ce genre. Il faut, en général,
de la précaution dans l'usage des légumes
et des différentes sortes de choux; gardez-
vous des assaisonnements gras, des viandes
grasses ou fumées, des ragoûts piquants, des an-
guilles, des écrevisses et des poissons trop gras,
des oies et des canards engraissés; mais gardez-
vous encore plus des pommes de terre nouvelles
qui ne seraient point mûres. En fait de poissons, les
truites, les brochets et autres, qui ont la chair
blanche, et qui vivent dans l'eau claire, ne peuvent
point du tout nuire, mais il faut les manger sans
huile ni vinaigre. Les mets acidules, la salade,
les concombres ou cornichons, et les radis sont
en général incompatibles avec la boisson des

eaux thermales. Il y a même des fruits, entre autres les fraises, qui croissent en quantité si prodigieuse dans la contrée de Wildbad, qui sont de dure digestion pour beaucoup de baigneurs; les estomacs qui digèrent difficilement feront bien de n'en prendre qu'avec un peu de vin vieux et de sucre. Mais ce à quoi il faut entièrement renoncer, ce sont les framboises, les melons, les raisins verts, etc. La pâtisserie trop grasse, les gelées, le fromage, la crème grasse et gelée, telle que la glace à la vanille, etc. ne s'accordent point avec l'usage des eaux en boisson. En fait de boisson ordinaire, il n'y a rien de meilleur pour celui qui y est accoutumé, que du vin trempé (mêlé avec de l'eau). On trouve à Wildbad en bonne qualité et à bon prix les vins blancs légers de Wurtemberg et de Bade, de même que les vins du Rhin et de la Moselle. Les personnes qui ont des aigreurs d'estomac, feront bien de s'en tenir à un bon vin de Moselle; et celles qui sont sujettes aux ventosités et dont la digestion est viciée, ou qui souffrent de diarrhées, boiront de préférence un bon vin rouge de Bordeaux. Le Champagne, pris après un dîner copieux, met le sang en ébullition, et occasionne aussi de fois à autre certaine velléité que la nature, pour me servir de l'expression de LA ROCHEFOUCAULD, interdit au vieillard sous peine de mort; ces excitations sont hors de saison à Wildbad.

Je ne saurais blâmer une tasse de café après le dîner, surtout quand on va faire une promenade. Je ne condamne point non plus sans réserve les boissons faites du jus des fruits, telles que les limonades, les orangeades, le lait d'amande, s'il est léger. En revanche, la bière, bien qu'elle soit bonne dans la contrée de Wildbad, ne convient point à ceux qui boivent les eaux thermales le soir. Le cidre, les liqueurs, le vin chaud, le punch à la glace, sont contraires sous tous les rapports.

Le déjeûner ordinaire consistera en une tasse de café avec un pain au lait; au reste, c'est communément le déjeûner favori et innocent des baigneurs; d'un autre côté, le chocolat et le thé ne feraient pas aussi bon effet. On n'a point coutume à Wildbad de prendre des beurrées avec le café; d'ailleurs il faudrait en interdire l'usage comme nuisible. Si, entre le déjeûner et le dîner, l'estomac du baigneur sent encore quelque besoin, une tasse de bouillon, un

oeuf frais, ou bien encore une goutte de vin, sera
ce qu'il y aura de plus convenable.

Une heure ou deux après avoir quitté la table,
le baigneur ira prendre en plein air un exercice
peu fatigant; il serait bon de s'abstenir tout
l'avant-midi de lire, d'écrire, de peindre, de
dessiner beaucoup, de broder ou de tricoter sans
relâche, et de s'occuper d'autres ouvrages de
femme.

Après le dîner on se reposera; mais le
somme que l'on ferait ne pourrait en général
que nuire. Quand la plus grande chaleur de la
journée sera passée, on ira faire une promenade
à pied une peu longue, ayant soin toutefois
d'éviter tous les courants d'air et tous les refroidissements; on se gardera conséquemment
de se reposer sur le gazon, sur les pierres
nues, ou sur les bords de l'eau. Si l'on fait de
plus grandes parties de plaisir, on se munira de
manteaux, de châles, de parapluies, etc., et l'on
ne perdra jamais du vue que le soir, comme le
matin, il faut s'habiller plus chaudement que
pendant les heures du midi. Heureux celui qui
est accoutumé à porter sur la peau un vêtement
de laine! il peut braver tranquillement toutes

548

les injures du temps, et il est moins exposé que tout autre aux refroidissements. Les dames surtout devront songer à porter une chaussure chaude. Il faudrait toujours se garder à Wildbad de faire des promenades bien avant dans la soirée. Les malades que la nature de leur mal empêchera de prendre de l'exercice à pied en plein air, ou les individus de constitution débile, feront bien de se faire conduire dans une voiture découverte; il y en aura aussi qui pourront faire des courses à cheval ou sur des ânes.

Une heure après que le baigneur aura bu les eaux le soir, il terminera sa journée par un souper frugal. Le thé vert ne devra en aucun cas tenir lieu du souper; le thé n'excite pas seulement le système des vaisseaux, mais encore celui des nerfs; il produit une tension dans la scrobicule (creux de l'estomac), et porte à l'insomnie. Le thé vert occasionne ces inconvénients plutôt que le thé noir, que l'on peut permettre plus facilement à ceux qui y sont accoutumés dans les heures de la soirée et assez long-temps avant le souper.

Les médicaments sont hors de saison pendant le traitement que l'on fait à Wildbad; ils ne feraient que troubler les effets que doivent produire les sources; on devrait de même s'en dispenser après le traitement, pour ne point paralyser les effets consécutifs des eaux. Wildbad n'a en général pas besoin d'un traitement subsidiaire, et je range surtout dans cette catégorie toute saison que l'on irait faire encore dans quelque autre bain; car très souvent la tentative que l'on fait d'opérer sur l'état maladif, soit dans une autre direction, soit par une seconde saison, annulle le profit que l'on a retiré de la première; de manière que l'on finit par n'avoir un bon succès ni de l'un ni de l'autre traitement; font exception à cette règle les cas prévus p. 237 à 239, où les maladies compliquées dont une partie peut être guérie par les eaux de Wildbad, tandis qu'elles n'ont pas la vertu suffisante pour guérir l'autre. Dans ce cas une seconde saison dans quelque bain minéral se trouve justifiée, mais ce bain devra être désigné par le médecin de Wildbad. Il est encore un autre moment qui peut troubler les effets consécutifs de nos eaux, c'est la conduite que tiendra le baigneur au sortir de Wildbad. De même qu'il a dû se préparer au bain en réglant toute sa manière de vivre, surtout pour ce qui concerne la diète; de même aussi, après son départ, il ne devra s'écarter que successivement des règles diététiques qui lui ont été prescrites pour l'usage de nos eaux. Il évitera surtout bien soigneusement toute occasion de pécher contre le régime diététique, et ne passera point brusquement à sa sphére d'activité, et peut-être même aux occupations nuisibles qui lui ont attiré sa maladie.

CHAPITRE XXIV.

SAISON D'ÉTÉ ET SAISON D'HIVER A WILDBAD.

La saison ordinaire des bains à Wildbad
n'est point réglée par le climat ou par la situation du lieu, par le besoin ou par des considérations prises dans la médecine ; ce sont plutôt
les convenances et la coutume qui l'ont établie.
La grande majorité des baigneurs vient s'en-
tasser à Wildbad pendant un peu plus de deux
mois, pour y faire, au milieu d'une foule de

privations et de restrictions de tout genre, une
saison qui, si elle avait été faite à une autre époque, ou si les baigneurs avaient été répartis
également sur quatre mois, leur aurait offert beaucoup d'agréments, et leur eût coûté moins de
privations et d'argent. La situation de Wildbad
étant saine et abritée presque de tous les côtés,
le mois de Mai, du moins la seconde moitié,
offre déjà un temps très favorable pour une saison ; et s'il y a par-ci par-là des jours de temps
pluvieux et humide, il ne faut point oublier
qu'ils se présentent de même dans les mois sub-
séquents. Ceux qui, durant l'hiver, ont gémi sous
le poids d'une cacochymie, les goutteux, les paralytiques, les fracturés, les hystériques, les scrofuleux, etc., comptent avec impatience les heures
qui ramèneront le printemps, où la nature déploie tous ses ornements, où toutes les ten-
tatives de guérison sont plus efficaces, et
toutes les forces de la nature plus complai-
santes. Le mois de Mai est donc un mois que
l'on peut recommander à beaucoup de malades
pour les bains de Wildbad ; et en effet, dans la
saison de 1838, une foule d'Anglais y sont déjà
venus au commencement de ce mois, et ils ont

été parfaitement contents, tant sous le rapport des effets du bain, que sous celui des commodités et des prix modérés des logements. Leurs compatriotes qui arrivèrent dans le temps que l'affluence était à son plus haut degré, durent, sous ce dernier rapport, se soumettre à bien des privations; il y en eut même qui, n'ayant point arrêté leurs logements d'avance, se virent dans le cas d'être renvoyés faute de place.

Il ne faut point perdre de vue que celui qui commence sa saison de bonne heure, et qui la finit dans la première moitié de l'été, a encore la seconde moitié à sa disposition; et elle n'est pas seulement pour lui un temps de récréation et de délassement, c'est encore un temps où les salutaires effets du bain continuent d'opérer dans toute leur force; on peut donc, à tous égards, conseiller à tous ceux dont l'état de santé le réclamera ou le permettra, de ne point renvoyer leur saison jusqu'au milieu de Juin, ou même jusque dans le mois de Juillet. Mais quand les circonstances l'exigent, la saison peut très bien se faire encore au mois d'Août; car il serait difficile de trouver ailleurs de plus beaux jours d'automne que dans notre vallée, surtout pendant la première moitié de Septembre, quoique les matinées et les soirées soient déjà un peu fraîches; et le baigneur se trouve amplement dédommagé de ce qu'il perd du côté de la longueur du jour, par les commodités et le prix modique du logement, mais surtout par l'agrément de pouvoir choisir à son gré l'heure où il voudra se baigner, de la passer dans une eau toujours pure, soit seul, soit au sein d'une petite société. Il y a des individus qui éprouvent, sinon le besoin, du moins le désir ardent de se baigner avec une société peu nombreuse; or, ce désir ne peut être rempli qu'au mois de Mai et au mois d'Août, attendu que, dans les deux mois intermédiaires, les bassins sont ordinairement encombrés toute la journée. Depuis quelques années, on voit même quelques baigneurs arriver encore à Wildbad au mois d'Octobre, voire au milieu de l'hiver; ce sont le plus souvent des individus dont les maladies ne se sont déclarées que pendant les mois d'été, et qui ne permettaient pas de recourir aux bains plus tôt. Le médecin de Wildbad connaît différents cas où ces saisons d'hiver ont présenté un aussi bon résultat qu'aurait pu le faire une saison d'été [1].

Il existe encore à Wildbad, de même que dans les autres bains, un préjugé contre les saisons d'hiver; une cure d'hiver a toujours semblé ou absolument impossible, ou du moins un phénomène extraordinaire; et pourquoi? Le

(1) Mr. le docteur SICHERER de Heilbronn envoya à Wildbad au mois de Novembre 1838 un malade qui, par une chute de cheval qu'il avait faite 4 mois auparavant, avait eu une très forte contusion dans la région du croupion. Il s'y établit de l'inflammation, de la suppuration, la gangrène et une mortification du tissu cellulaire sur une très vaste étendue, non seulement sous la peau, mais plus encore sous les tuniques vaginales des tendons, entre et sous les muscles, avec des abcès et des fistules profondes. La suppuration, rebelle à tous les secours de l'art, faisait présumer qu'il y avait dans l'intérieur des os endommagés. Le malade resta 5 semaines à Wildbad. Voici ce que son médecin a écrit au mois de Février 1839 : »Il y a déjà 2 mois que le malade a repris la direction de ses affaires; Wildbad a écarté le danger que courait sa vie, ranimé ses forces à un haut degré, et hâté la guérison locale; car il n'y a plus qu'une très courte fistule à l'ancienne place sur l'os sacrum, qui sécrète encore de fois à autre quelque goutte de suppuration; tandis qu'auparavant on pouvait suivre cette fistule jusqu'à la crête de l'ilion.«

malade n'est-il pas obligé de passer son hiver quelque part? Ne peut-il pas trouver à Wildbad les mêmes soins, les mêmes commodités et les mêmes avantages que chez lui? Ne se soumet-il pas aussi à un traitement dans sa maison, et n'y prend-il pas même souvent des bains domestiques en dépit de la rigueur de la saison? Pourquoi celui qui, dans le courant de l'été ou de l'automne, aura été atteint d'un coup d'apoplexie, ou que quelque autre cause aura rendu paralytique, laisserait-il à la paralysie 6 mois entiers pour parvenir à un degré où le mal deviendrait rebelle, et attendrait-il la saison de l'année suivante pour faire alors l'essai difficile de le guérir par les bains, ce qui peut-être même ne réussirait plus? Pourquoi celui qui se sera cassé une jambe attendrait-il aussi longtemps pour aller à Wildbad tenter de faire disparaître les excroissances trop volumineuses du calus, et de ramener à la mobilité le membre enraidi? Pourquoi celui que la goutte aura surpris sur la fin de l'automne, passerait-il l'hiver entier sur son lit de douleur, au lieu de recourir au remède qui est peut-être à la porte?

Il y a, en un mot, une foule de maux que le malade, par amour pour la saison à la mode, n'est pas seulement condamné à endurer plus long-temps pendant des mois entiers, mais encore qui durant ce temps font toujours plus de progrès, empirent de plus en plus, et finissent souvent par devenir si rebelles, que ce qui, quelque temps auparavant, aurait cédé sans peine à l'action des eaux, ne peut plus, après que le véritable remède a été négligé si long-temps, être guéri qu'imparfaitement, ou même n'est plus susceptible d'aucune guérison.

La situation et le climat de Wildbad ne sauraient offrir une raison valable contre la résolution qu'on voudrait prendre d'y faire une saison. Les montagnes dans lesquelles la ville est, pour ainsi dire, encaissée, mettent à l'abri des vents les plus rudes, des brouillards et même du froid. Les trois mois qui appartiennent proprement à l'hiver, Décembre, Janvier et Février, présentent pendant les trois années $18\frac{35}{36}$, $18\frac{36}{37}$, $18\frac{37}{38}$, où l'on a fait à Wildbad des observations exactes sur la température, la température moyenne des journées d'hiver ainsi qu'il suit:

MATIN.   MIDI.   SOIR.

— 1° 80 R. + 1°.   — 0° 40.

ou pour la journée entière — 1° 20 R. Ainsi la température de Wildbad ne diffère pas beaucoup de la température moyenne de Stuttgart dans les mêmes mois, laquelle est de + 0° 65 R., basée sur un calcul de 20 années. Voici quelles étaient les indications du baromètre et du thermomètre à Wildbad :

HIVER :	THERMOMÈTRE :		BAROMÈTRE :	
	maximum :	minimum :	maximum :	minimum :
$18\frac{35}{36}$	+ 9° R.	— 15°	27,″ 10‴	26,″ 4‴
$18\frac{36}{37}$	+ 8°	— 12°	27,″ 8‴	26,″ 4‴
$18\frac{37}{38}$	+ 8°	— 13°	27,″ 7‴	26,″ 4‴

Si Wildbad diffère peu de Stuttgart, dont le ciel est sans contredit un des plus doux du pays, il diffère encore moins avec d'autres villes et d'autres contrées qui, en qualité de contrées de vignobles, comme p. ex. Tubingen et Ludwigsburg, ne doivent certainement point être rangées au nombre des climats rudes. Tubingen, situé dans la vallée du Neckre, a une hauteur de 1010′ au-dessus du niveau de la mer, et, d'après un calcul moyen de 10 ans, présente pour les trois mois d'hiver une température moyenne de — 0° 21 R.; Ludwigsburg, exposé de tous les côtés et de 843' d'élévation, offre pour les trois mêmes années qui ont servi de base à Wildbad, une température moyenne de — 0° 63 R. Ainsi la différence de la température moyenne, comparée à celle de ces deux villes, n'est que de $\frac{1}{2}$ à 1°. Le sol chaud sur lequel se trouve Wildbad, contribue beaucoup à adoucir la température de ce lieu; la neige ne séjourne quelque temps dans cette vallée que quand le froid est de durée; il arrive aussi qu'elle n'y reste pas du tout, tandis que les hauteurs environnantes en sont toutes couvertes. Dans tous les cas, il n'y a jamais de neige aux environs de la maison des bains. Ce n'est que dans les hivers les plus rigoureux que l'on a vu, quoique rarement, le thermomètre marquer 12 à 15° de froid.

C'est ordinairement au mois de Décembre que l'hiver commence à Wildbad; le printemps reparaît aux mois de Mars et d'Avril avec une richesse qui ne couvre le pays plat que quelques semaines plus tard, parce que la situation abritée de la vallée de l'Enz et les prairies fortement arrosées hâtent ici plus tôt qu'ailleurs le réveil de la nature. Chacun des trois hivers en question a présenté, terme moyen, 17,33 jours sereins, 15,66 jours troubles, 16 jours de pluie, 19 jours de neige et 4,33 jours de brouillards; mais les brouillards durent ordinairement tout au plus une ou deux heures, et jamais ils ne sont denses au point qu'on ne puisse pas distinguer les objets à deux cents pas devant soi. On voit, par tout ce qui vient d'être dit, que l'hiver n'est pas plus rigoureux à Wildbad que dans beaucoup de contrées unies de l'Allemagne méridionale; en tout cas, il est beaucoup plus doux que l'on n'est disposé à le croire, à en juger par l'âpre Forêt-Noire.

Malheureusement les arrangements qui subsistent encore à Wildbad pour les bains d'hiver, ne répondent nullement à toutes les exigences; car il n'y a point de corridors chauffés par lesquels on puisse transporter immédiatement le malade de sa chambre dans le bassin; mais la plupart des auberges n'étant qu'à quelques pas de l'établissement, le transport peut facilement s'effectuer dans quelques minutes. Les chambres à feu sont en communication directe avec les bassins, dont l'enceinte peut être chauffée par l'air chaud des garde-robes, si la chaleur qui provient de l'eau ne suffit point pour élever la température à la hauteur convenable.

Les nouvelles bâtisses que l'on projette dans notre établissement l'enrichiront de 12 chambres à feu; on les construit spécialement pour la saison d'hiver; car, de ces chambres, on pourra se rendre directement dans les bassins en passant par des corridors chauffés (Voy. p. 164); le Palais sera mis aussi en communication directe avec la maison des Bains (Voy. p. 128), de manière qu'au coeur de l'hiver le malade pourra parvenir aux sources, moins exposé aux influences de l'air qu'il ne l'est au milieu de l'été, lorsque, de grand matin, il traverse la rue pour aller aux eaux. Si, dans la nouvelle organisation, on songe encore à diriger d'une manière convenable de l'air chauffé jusque dans les bassins, il y aura sous peu à Wildbad pour les bains d'hiver une institution telle que je n'en connais de semblable dans aucun autre établissement de ce genre. Enfin, si dans la saison d'hiver, où les bains doivent se prendre avec une précaution toute particulière, on ne s'écarte point du principe établi par HUFELAND, qui veut „que, dans cette saison, on ne prenne point de

bain avant le soir, et qu'après s'être baigné on
ne quitte plus la chambre," on évitera tous les
refroidissements possibles; tandis qu'on s'y
exposerait en prenant ses bains dans les heures
de la matinée, et en livrant immédiatement
après au froid rigoureux de l'hiver la peau qui
serait devenue sensible. Il s'entend de soi-même
que les bains d'hiver ne doivent point se prendre
invariablement chaque jour, et qu'il faut alors
plus qu'en été faire la part des circonstances,
de la température, etc.

Le combustible est à vil prix à Wildbad, et
les logements y sont à très bon compte en hiver;
de sorte que, dans cette saison, le séjour y est
peu coûteux. L'hôtel de l'Ours tient une excellente table d'hôte en hiver. Les employés qui
demeurent dans la ville fournissent le noyau
d'une agréable société. On trouve dans la bibliothèque de l'établissement de quoi remplir ses
moments de loisir par les charmes de la lecture.
Les villes de Calw et de Neuenburg, situées
dans le voisinage, offriraient à ceux qui, sans
être proprement malades, auraient choisi Wildbad pour leur séjour d'hiver, ou à ceux qui s'y
arrêteraient par amour pour les malades, assez

d'occasions de faire des parties de plaisir en traîneau pour aller fréquenter les sociétés journalières, les casinos, les bals, etc.

D'ailleurs il y a certains états de maladie qui trouveraient leur compte à Wildbad; telle p. ex. une sorte de débilité qui provient principalement de l'action ralentie du système nerveux sur la sanguification et sur le jeu du système des vaisseaux; le pouls est lent, paresseux, quoiqu'il y ait absence de mal local; il y a léthargie dans toutes les fonctions qui dépendent du sang. Un climat un peu froid convient bien assurément mieux pendant les mois d'hiver aux individus affectés d'une semblable torpeur dans la circulation du sang, que le ciel de l'Italie ou celui de la France méridionale; le froid supplée à ce qui leur manque du côté de l'irritation vitale des nerfs pour agir sur le système sanguin, active la sanguification, et contribue ainsi à la prospérité du corps en rétablissant l'équilibre normal. L'habitude qu'ont les personnes de constitution débile de se rendre, comme les oiseaux de passage, dans un climat plus chaud dès l'approche de l'hiver, ne saurait être approuvée dans tous les cas; ce serait comme si le froid

de l'hiver devait nécessairement amener avec
soi une influence nuisible à la santé, qu'il faut
fuir à qui mieux mieux; or, il suffit de porter un
coup d'oeil sur la race robuste qui habite le Nord,
pour réfuter une opinion si peu fondée. A peine
ces individus ont-ils, sous un climat plus doux,
échappé à l'ardeur de la canicule, voilà que,
pour se soustraire au froid qui les menace, ils
s'empressent de chercher ailleurs un nouvel été;
et, en parcourant chaque année ce cercle vi-
cieux, ils retranchent l'hiver des années de
leur vie.

Ce n'est point ici le lieu de démontrer par
des cas spéciaux combien est nuisible cette vie
d'été qui amollit le corps, ni de rapporter en
particulier les raisons pourquoi quelques degrés
de froid en hiver sont utiles, ne fût-ce que pour
remédier au relâchement et à la langueur qu'ont
occasionnés les mois d'été; je me bornerai à
dire que les individus qui, par leur constitution
en général, sont faits pour supporter l'hiver,
feraient bien de choisir leur séjour pendant
cette saison à Wildbad, si un ou deux bains par
semaine devenaient nécessaires à leur santé.
Si, sous ce rapport, le séjour de Wildbad était

indiqué pour la maladie, et qu'il n'y eût d'autre
obstacle que la crainte du froid, je prierais ces
malades de se rappeler les paroles du grand
poète :

. . . . . *The joyous winter-days,*
Frosty, succeed ; and thro'the blue serene,
For sight too fine, th'ethereal nitre flies ;
Killing infectious damps, and the spent air
Storing afresh with elemental life.
Close crouds the shining atmosphere; and
                                        binds
Our strengthened bodies in its cold embrace,
Constringent ; feeds, and animates our blood ;
Refines our spirits, thro'the new - strung
                                        nerves,
In swifter sallies darting to the brain ;
Where sits the soul, intense, collected, cool,
Bright as the skies, and as the season keen.
All Nature feels the renovating force
Of Winter, only to the thoughtless eye
In ruin seen . . . . .

SUPPLÉMENT.

REGLEMENTS DES BAINS DE WILDBAD APPROUVÉS PAR UNE DÉCISION ROYALE DU 18 AVRIL 1828, DONT ON N'A PRIS QUE LES §§ QUI SONT DE QUELQUE INTÉRÊT POUR LES BAIGNEURS.

§ 2. Il n'y a aucun tarif fixé par la police pour le loyer des chambres. En revanche, chaque aubergiste est tenu d'en indiquer le prix par semaine sur la porte.

Le prix des pièces du Palais royal est fixé chaque année par l'autorité qui a la surveillance des bains, et est également affiché à la porte. On ne paie rien au Catharinenstift.

§. 3. A mesure qu'un étranger s'annonce au Palais royal, il a le choix des pièces non occupées. Celui qui a retenu une chambre pour telle ou telle semaine, est tenu de la payer, lors même qu'il n'en aurait pas pris possession, à moins qu'on ne puisse la louer à quelque autre. On peut en disposer en faveur d'un autre baigneur, si le locataire en donne son autorisation formelle, ou si, pendant huit jours, il n'a pas occupé la chambre retenue pour plusieurs semaines. Si l'étranger désire prolonger la location de sa chambre, il a la préférence sur ceux qui l'auraient demandée, pourvu toutefois qu'il fasse connaître ses intentions au moins trois jours avant l'expiration du loyer.

§. 6. La nourriture n'est soumise non plus à aucun tarif: en revanche, tout aubergiste est tenu, pendant la saison des bains, d'afficher en vue de tous dans la salle à manger une carte contenant le prix des mets, et d'en remettre copie à la mairie.

Les aubergistes sont tenus de laisser aux étrangers qui prennent pension dans l'hôtel, pleine liberté de se fournir de vin eux-mêmes, comme de faire leur thé et leur café, sans pou-

548

voir les assujettir à d'autre rétribution que la
légère indemnité qu'ils ont le droit d'exiger pour
conserver le vin et pour la peine de le servir.

§. 9. L'eau de tous les bassins est renouvelée à des intervalles de temps fixes et réguliers.

On se baigne pendant la saison ordinaire,
savoir dans les mois de Juin, Juillet et Août,
tant que l'affluence des baigneurs l'exige,

le matin de 4 à 6.
de 7 à 9.
de 10 à 12.
le soir de 3 à 5
et de 6 à 8.

Quand le nombre des étrangers est moins
considérable, et toujours pendant les mois de
Mai et de Septembre, on se baigne:

le matin de 5 à 7
et de 9 à 11.
le soir de 3 à 5.
le reste de l'année, le matin de 8 à 10
le soir de 3 à 5.

§. 15. Les bassins sont communs à tous
les baigneurs, sans distinction de naissance ou de
rang.

Le premier bassin (le Furstenbad) est le seul qui, moyennant un prix plus élevé, pourra être retenu exclusivement pendant les heures destinées aux baigneurs; encore faut-il qu'une décision royale en accorde l'autorisation formelle. *Les personnes affectées de maladies cutanées, sont reléguées, conformément aux règlements, dans la grande pièce séparée attenante au second bassin.*

§. 16. Chacun a le droit de choisir parmi les heures destinées aux bains celle qui lui convient le mieux.

Les individus atteints de quelque mal contagieux ou propre à causer du dégoût, sont les seuls qui soient tenus de choisir les heures de l'après-midi.

Si la place n'est pas suffisante pour le nombre des personnes qui se sont fait inscrire pour la même heure, la préférence sera accordée aux premières inscrites chez le maître-baigneur; celles inscrites postérieurement choisiront une autre heure, jusqu'à ce qu'il se présente une place vacante dans le bassin où elles désirent entrer. Quant aux individus qui, en vertu d'usages consignés dans le registre, font valoir des droits à la jouissance gratuite des bains, et auxquels le médecin de l'établissement n'en aura pas prescrit l'usage pour leur santé, ils ne pourront choisir l'heure où ils voudront se baigner qu'après que les baigneurs payants seront satisfaits.

§. 17. C'est le médecin-inspecteur qui, dans les bassins et leurs subdivisions, règle le choix des places; s'il a assigné les mêmes places à plusieurs malades, ce sont les premiers inscrits chez le maître-baigneur qui obtiennent la préférence. Hors de là, si les baigneurs ne peuvent pas s'entendre, celui qui a retenu sa place le premier dans un bassin ou dans l'une de ses subdivisions, a le pas sur les personnes survenues plus tard.

§. 22. Aucun baigneur ne peut prendre de bain sans avoir averti au préalable le maître-baigneur, et sans que celui-ci lui ait indiqué l'endroit et l'heure dont il peut disposer.

§. 23. Tout baigneur qui voudra entrer dans un des cinq bassins communs, *sera tenu auparavant de prendre seul un bain de propreté, lequel n'est soumis à aucune rétribution.*

§. 24. Si l'on ne s'est pas servi d'une baignoire, on ne peut se déshabiller et se rhabiller que dans les antichambres spécialement destinées à cet usage. Il n'est permis de se servir de ses propres domestiques que quand on se baigne seul, à moins que l'on ne soit trop estropié, et que le service du personnel des bains ne suffise point: dans ce cas, il est enjoint aux domestiques étrangers de se tenir pendant la durée du bain en dehors de l'antichambre.

§. 25. Ceux qui ne se servent pas d'une baignoire sont tenus d'avoir un peignoir ou une chemise de bain propre, qu'ils laisseront, au sortir de l'eau, dans le passage qui conduit du bassin dans l'antichambre.

Le maître-baigneur est tenu de fournir à ceux qui n'en sont pas pourvus, un peignoir propre et un linge pour s'essuyer.

C'est aux domestiques de l'établissement à rincer et à sécher les peignoirs et les chemises de bain, ainsi que les linges pour s'essuyer, à moins que le baigneur ne préfère s'en charger et faire laver ces objets chez lui.

§. 26. *Les personnes qui ont des plaies ouvertes, et qui se baignent en commun* avec d'autres, sont tenues d'enlever leur appareil avant d'entrer dans l'eau, ou de l'assujettir de manière que rien ne puisse s'en détacher, et causer du dégoût aux autres baigneurs.

§. 27. *Pendant la durée du bain, il est défendu de cracher dans l'eau ou de la salir de quelque façon que ce soit, comme aussi d'en remuer le sable ou même de l'agiter et de la rendre trouble par des mouvements trop brusques.*

§. 28. Il est de même défendu d'incommoder les baigneurs, soit par des cris ou des chants, soit par des conversations qui déplairaient à l'un ou à l'autre d'entre eux ou l'irriteraient, soit par des paroles ou des actions propres à tourner en ridicule ou à ravaler un peuple, une profession, une charge quelconque, soit enfin par des inconvenances ou des importunités de quelque nature qu'elles puissent être.

§. 29. Quand le signal de la sortie des bains communs a été donné par la cloche, les baigneurs doivent y obéir sans retard, afin qu'on puisse en vider l'eau et la renouveler. Ceux qui se servent d'une baignoire sont tenus, en la quittant, d'en fermer le robinet.

§. 30. Il est défendu, sauf le cas d'une ordonnance expresse du médecin, de manger ou de boire dans les bassins ou dans les antichambres.

§§. 33 et 34. Les dispositions contenues dans ces deux §. relativement aux prix des bains, ont été, par une décision récente, modifiées ainsi qu'il suit, à partir de la saison de 1839.

A. *Bassins communs.*

	Prix des bains	
	matin ou midi	soir
	Kreuzer	
I. CLASSE.		
Furstenbad (1er Bassin)	42	28
II. CLASSE.		
Maennerbad (2e Bassin) (bain des hommes) *première subdivision*		
Frauenbad (3e Bassin) (bain des femmes) *première subdivision*	18	12
neues Bad (4e Bassin) (bain nouveau)		
Catharinenstift (5e Bassin.)		
III. CLASSE.		
Maennerbad (2e Bassin) *seconde subdivision*		
Frauenbad (3e Bassin) *seconde subdivision*	6	4

	Prix des bains	
	matin ou midi	soir
	Kreuzer	
Outre ces Bassins communs, il y a B. des Cabinets et des Baignoires dans le Maennerbad et le Frauenbad, où l'on peut se baigner seul	24	16
C. Appartement isolé au Maennerbad	2	2
D. pour les douches de tout genre, quel que soit le local	10	10

Les prix mentionnés sous **A** et **B** comprennent le bain, le chauffage dans les garde-robes (depuis le mois d'Octobre jusqu'au mois d'Avril il y a une augmentation proportionnée), le salaire des domestiques qui déshabillent et rhabillent les baigneurs, qui lavent et sèchent les peignoirs ou chemises de bain, ainsi que les linges à essuyer; et le prix des douches marqué sous **D** comprend le salaire de la personne qui les administre.

Les personnes qui se baignent dans l'appartement isolé **C**, n'ont à réclamer que le service des domestiques pour les déshabiller et les rhabiller.

§. 35. Le maître-baigneur est chargé de recevoir ces diverses sommes, de remettre chaque semaine l'argent des bains au percepteur, et de payer, des rétributions remises pour le personnel des bains, ses aides et ses domestiques.

§. 36. Tous les habitants de Wildbad qui logent des baigneurs, sont tenus de veiller à ce que leurs locataires ne partent pas avant d'avoir acquitté le prix des bains qu'ils ont pris. La même obligation est imposée à l'inspecteur du Palais royal, à l'égard de ceux qui y ont loué des chambres.

§. 41. Il y a aux bains un médecin et un chirurgien chargés de répondre aux consultations des malades.

§. 42. Tous les deux sont tenus en tout temps de donner leurs conseils et leurs soins aux baigneurs qui les font appeler; ils ne peuvent rien exiger des indigents.

§. 50. Il est défendu de fumer et d'amener des chiens dans le péristyle et dans la salle de réunion.

§. 51. On ne peut aller ni à cheval ni en voiture dans les promenades royales, dont la surveillance est confiée à l'inspecteur du Palais.

Les chemins qui s'y trouvent ne sont à la disposition des particuliers, pour le service de leurs champs, qu'avant 6 heures du matin.

§. 56. La troupe de musiciens est payée, soit par des contributions hebdomadaires, auxquelles chaque étranger est invité par la mairie à souscrire, soit par des collectes faites auprès des baigneurs ou d'autres personnes qui n'auront pas souscrit, ou par des dons émanés de ceux qui se servent de cette musique pour la danse ou pour quelque excursion. La mairie est chargée de percevoir les sommes et d'en faire la répartition aux ayant-droit.

§. 58. Il y a dans le salon du Palais royal un billard, des jeux d'échecs et de dames, ainsi que des cartes à jeu à l'usage des baigneurs. Une défense générale interdit tout jeu de hasard.

§. 63. Après dix heures du soir toute récréation bruyante au-dedans des bains et en dehors doit cesser: il en est de même pour les auberges et les maisons particulières.

§. 67. Pour prévenir plus efficacement la mendicité dans les rues et aux portes des maisons, les étrangers sont invités, dès leur arrivée, par le collecteur des aumônes, à ne pas faire la charité aux pauvres qui se présenteraient à eux, mais à remettre leurs offrandes à la caisse publique des aumônes, en indiquant eux-mêmes par écrit dans le livre destiné à cet usage, et qui sera présenté tous les dimanches au collecteur, l'emploi qu'ils désirent qu'on en fasse: d'après les règlements de l'autorité préposée à la surveillance des bains, les directeurs de la caisse, en faisant la répartition de ces dons, veilleront, si toutefois le donateur n'en a pas d'avance déterminé l'usage, à ce qu'un tiers soit consacré au soulagement des pauvres de l'endroit, et les deux autres aux baigneurs étrangers indigents qui n'auront pas été reçus dans le Catharinenstift.

§. 68. Le soin de veiller à ce que les règlements de police mentionnés plus haut reçoivent leur exécution, est confié aux autorités chargées de la surveillance des bains, composées du grand-bailli et du receveur des domaines de Neuenburg; plus, du premier ecclésiastique de l'endroit, du maire de Wildbad et du médecin de l'établissement.

§. 71. Le premier ecclésiastique de l'endroit est spécialement chargé de veiller à ce que les secours spirituels soient donnés aux baigneurs d'une manière conforme aux règlements; il a aussi l'inspection du cabinet de lecture, et

surveille la rentrée et la répartition des au_
mônes.

§. 72. Le médecin qui inspecte les eaux est chargé de diriger le traitement des malades qui sont reçus au Catharinenstift; c'est encore lui qui veille à ce que les règlements relatifs aux bains soient maintenus et observés; il devra, à ces deux égards, avoir l'oeil à ce que le maitre-baigneur et son personnel, ainsi que le chirurgien de l'établissement, remplissent leurs devoirs.

§. 74. Le maire, en vertu d'une délégation permanente, est investi du droit de punir qu'a le grand-bailli qu'il remplace, sauf recours à l'autorité supérieure du Cercle. Le produit des amendes obtenues pour la non-observation des règlements des bains, et qu'il impose suivant une mesure équitable, est versé dans la caisse du Catharinenstift.

MILLIAIRE

OU TABLE INDICATIVE DE LA DISTANCE DES LIEUX SITUÉS DANS LES ENVIRONS DE WILDBAD.

I. ROUTES DE POSTE.

Ce ne fut qu'au mois de Juin 1832 qu'on établit à Wildbad un bureau de diligences pour la durée de la saison des bains, depuis le mois de Juin jusqu'au mois de Septembre inclusivement ; le service régulier cesse le reste de l'année, et ne se fait plus qu'au moyen des postes.

De Wildbad à Calw 1¼ poste (2½ milles).
De Calw à Boeblingen 1⅓ poste (3 milles).
De Boeblingen à Stuttgart 1 poste (2 milles).

Une station étant de 4 lieues de poste, ou de 2 milles, ou de 3 lieues communes, la distance exacte de Wildbad à Stuttgart se trouve être de 15 lieues de poste, ou de $11\frac{1}{4}$ lieues communes. De Wildbad à Neuenburg $\frac{7}{8}$ postes ($1\frac{3}{4}$ milles).

Quant aux postes plus éloignées, de Nagold, Pfalzgrafenweiler, Freudenstadt, Schoenmunz-nach (d'ici à Freudenstadt $1\frac{1}{4}$, à Gernsbach $1\frac{1}{2}$ poste), il n'y a rien de fixé, attendu la trop grande distance; c'est aux voyageurs à s'entendre avec les maîtres de poste.

Pour faciliter les communications, on a établi en 1837 un bureau à Neuenburg, et fixé les distances ainsi qu'il suit:

De Neuenburg à Wildbad	$\frac{7}{8}$ postes.
„ „ à Pforzheim	$\frac{3}{4}$ „
„ „ à Calw	$1\frac{3}{4}$ „
„ „ à Wilferdingen	1 „

De cette manière il y a, pendant la durée des bains, une communication journalière avec Stuttgart pour les paquets et les voyageurs; et au moyen du bureau de poste de Neuenburg et de la diligence qui va de Carlsruhe à Stuttgart et vice versà, la communication s'étend jusqu'à Mannheim et les provinces rhénanes.

II. CHEMINS ET SENTIERS.

Il y a, pour sortir de la vallée, ou des sentiers très courts, mais qui, sans guide, ne sont pas les plus sûrs; à peine peut-on les faire à cheval ou sur un âne; encore ce moyen est-il impraticable dans le terrain marécageux du Wilden See, parce qu'à chaque instant la monture s'enfonce jusqu'au ventre; ou des chemins au moyen desquels on tourne, autant que possible, la montagne, ou on la franchit par la seule issue qu'elle présente pour les voitures.

1) à *Enzkloesterle*, chaussée.

Ziegelhutte	½ lieue.
Lautenhof	½ „
Christophshof	½ (¾) „
Kaehlbermuhle	¼ „
Nonnenmiss	½ „
Enzkloesterle	⅜
	2⅞ lieues.

2) à *Altenstaig*, chaussée.

Enzkloesterle	2⅞ lieues.
Simmersfeld	2 „
Altenstaig	1½ „
	6⅜ lieues.

Autre chemin par la montagne, le Maister, la petite Enz, à

Neuweiler	$2\frac{1}{4}$ lieues.
Gaugenwald	$\frac{1}{2}$ „
Bruderhaus	$\frac{1}{4}$ „
Berneck	$\frac{1}{2}$ „
Altenstaig	$\frac{1}{2}$ „
	4 lieues.

ou par

Hofstett	2 lieues.
Zwerenberg	$\frac{3}{4}$ „
Altenstaig	1 „
	$3\frac{3}{4}$ lieues.

3) à *Nagold*, chaussée.

Altenstaig	$6\frac{3}{8}$ lieues.
Walddorf	1 „
Nagold	$1\frac{1}{2}$ „
	$8\frac{3}{8}$ lieues.

4) à *Pfalzgrafenweiler*, chaussée.

Altenstaig	$6\frac{3}{8}$ lieues.
Egenhausen	$\frac{3}{4}$ „
Pfalzgrafenweiler	$1\frac{1}{4}$ „
	$8\frac{3}{8}$ lieues.

5) à *Freudenstadt*, chaussée.

Enzkloesterle	$2\frac{7}{8}$ lieues.
Gumpelscheuer	1 „
Besenfeld	$1\frac{1}{2}$ „

Dans la vallée de la
Murg à Schoene-
grund   1   lieue.
Heselbach $\frac{1}{2}$,,
Reichenbach $\frac{1}{2}$,,
Baiersbronn $\frac{1}{4}$,,
Friedrichsthal $\frac{1}{4}$,,
Freudenstadt $\frac{3}{4}$,,
——————— $8\frac{7}{8}$ lieues.

6) au *Jaegerhaus badois* (Kaltenbrunnen)
    et contrée, chemin pour les voitures.

Enzkloesterle $2\frac{1}{8}$ lieues.
Jaegerhaus   2   ,,
    d'ici
au Hohlohkopf, sen-
   tier $\frac{5}{8}$,,
ou au Wilden See $\frac{1}{2}$,,
  Sur cette route à
    Gernsbach.
Jaegerhaus $4\frac{7}{8}$,,
Reichenthal $1\frac{1}{8}$,,
Gernsbach $1\frac{1}{2}$,,
——————— $7\frac{1}{2}$ lieues.

Sentier au *Jaegerhaus*

hohe Wiese $\frac{1}{2}$ lieue.
Grunhutte, Stierhutte 1   ,,
au lac $\frac{5}{8}$,,
Jaegerhaus $\frac{1}{2}$,,
——————— $2\frac{5}{8}$ lieues.

7) Sentier le plus court (aussi à cheval)
à *Gernsbach*

Lehmannshof	1¼ lieue.
Lautenbach	1¾ ,,
Scheuren	½ ,,
Gernsbach	¼ ,,
	3¾ lieues.

Meilleur chemin par Dobel, praticable jusque-
là pour des voitures légères.

Eiachmuhle	1½ lieue.
Dobel	½ ,,
Herrenalb	1 ,,
(de Herrenalb, partie	
intéressante par la	
Kullenmuhle à Bern-	
bach	1¼ ,,)
au Mauzenstein	¼ ,,
Loffenau	1 ,,
Gernsbach	¾ ,,
	4¾ lieues.

8) à *Neuenburg*

Kalmbach	1 lieue.
Hoefen	¾ ,,
Neuenburg	1¼ ,,
	3 lieues.

(à la fabrique de faux ¼ lieue.)

9) Chemin ordinaire à *Gernsbach.*

Neuenburg	3 lieues.
Schwann	¾ ,,

Neusatz	1½ lieue.
Rothensol	⅜ ,,
Herrenalb	1 ,,
Loffenau	1 ,,
Gernsbach	¾ ,,
	8¾ lieues.

10) à *Liebenzell*, sentier

Kalmbach	1 lieue.
Schoemberg	1½ ,,
Liebenzell	1¼ ,,
	3¾ lieues.

11) à *Calw*, chaussée.

Kalmbach	1 lieue.
Sieh-dich-fur (entre Oberreichenbach et Igelsloch)	1½ ,,
Obercollbach (appelé aussi Bruderhof)	½ ,,
Hirsau	1 ,,
Calw	½ ,,
	4½ lieues.

Chemin à *Liebenzell:*

Hirsau	4 lieues.
Ernstmuhl	⅜ ,,
Liebenzell	⅝ ,,
	5 lieues.

Ce chemin sera considérablement raccourci et beaucoup plus commode une fois que la nouvelle

route de Hirsau à Kalmbach, laquelle est déjà
commencée, sera achevée.

12) à *Teinach:*

Sieh-dich-fur	$2\frac{1}{4}$	lieues.
Oberreichenbach	$\frac{1}{4}$	,,
Roethenbach	$\frac{5}{8}$	,,
(Zavelstein	$\frac{3}{4}$)	,,
Teinach	1	,,

_________ $4\frac{5}{8}$ lieues.

TABLE DE CORRESPONDANCE
DES MILLES D'ALLEMAGNE, DES LIEUES DE FRANCE ET DES MILLES D'ANGLETERRE.

POSTES D'ALLEMAGNE.	MILLES D'ALLEMAGNE.	LIEUES DE FRANCE.	MILLES D'ANGLETERRE.
Une lieue = $\frac{1}{4}$	$\frac{1}{4}$	0,83	2,30
,, $\frac{1}{2}$	1	1,66	4,60
,, $\frac{3}{4}$	$1\frac{1}{2}$	2,50	6,91
,, 1	2	3,33	9,21
,, $1\frac{1}{4}$	$2\frac{1}{2}$	4,16	11,52
,, $1\frac{1}{2}$	3	5,00	13,82
,, $1\frac{3}{4}$	$3\frac{1}{2}$	5,83	16,12
,, 2	4	6,66	18,45
,, $2\frac{1}{4}$	$4\frac{1}{2}$	7,50	20,73
,, $2\frac{1}{2}$	5	8,33	23,04
,, $2\frac{3}{4}$	$5\frac{1}{2}$	9,16	25,34
,, 3	6	10,00	27,64

POSTES D'ALLEMAGNE.	LIEUES DE FRANCE.	MILLES D'ANGLETERRE.	MILLES D'ALLEMAGNE.	LIEUES DE FRANCE.	MILLES D'ANGLETERRE.
7	11,66	32,25	13	21,66	59,90
8	13,33	36,86	14	23,33	64,51
9	15,00	41,47	16	26,66	73,72
10	16,66	46,08	17	28,33	78,33
11	18,33	50,68	18	30,00	82,94
12	20,00	55,29	20	33,33	92,09

TABLE DE CORRESPONDANCE

DES THERMOMÈTRES DE FAHRENHEIT, DE RÉAUMUR ET
DE CELSIUS, OU DU THERMOMÈTRE CENTIGRADE.

FAHRENHEIT.	RÉAUMUR.	CELSIUS.	FAHRENHEIT.	RÉAUMUR.	CELSIUS.
122	40	50	99	29,7	37,2
121	39,5	49,4	98	29,3	36,6
120	39,1	48,4	97	28,8	36,1
119	38,6	48,3	96	28,4	35,5
118	38,2	47,7	95	28	35
117	37,7	47,2	94	27,5	34,4
116	37,3	46,6	93	27,1	33,8
115	36,8	46,1	92	26,6	33,3
114	36,4	45,5	91	26,2	32,7
113	36	45	90	25,7	32,2
112	35,5	44,4	89	25,3	31,6
111	35,1	43,8	88	24,8	31,1
110	34,6	43,3	87	24,4	30,5
109	34,2	42,7	86	24	30
108	33,7	42,2	85	23,5	29,4
107	33,3	41,6	84	23,1	28,8
106	32,8	41,1	83	22,6	28,3
105	32,4	40,5	82	22,2	27,7
104	32	40	81	21,7	27,2
103	31,5	39,4	80	21,3	26,6
102	31,1	38,8	79	20,8	26,1
101	30,6	38,3	78	20,4	25,5
100	30,2	37,7	77	20,0	25

FAHRENHEIT.	RÉAUMUR.	CELSIUS.	FAHRENHEIT.	RÉAUMUR.	CELSIUS.
76	19,5	24,4	53	9,3	11,6
75	19,1	23,8	52	8,8	11,1
74	18,6	23,3	51	8,4	10,5
73	18,2	22,7	50	8	10
72	17,7	22,2	49	7,5	9,4
71	17,3	21,6	48	7,1	8,8
70	16,8	21,1	47	6,6	8,3
69	16,4	20,5	46	6,2	7,7
68	16,0	20	45	5,7	7,2
67	15,5	19,4	44	5,3	6,6
66	15,1	18,8	43	4,8	6,1
65	14,6	18,3	42	4,4	5,5
64	14,2	17,7	41	4	5
63	13,7	17,2	40	3,5	4,4
62	13,3	16,6	39	3,1	3,8
61	12,8	16,1	38	2,6	3,3
60	12,4	15,5	37	2,2	2,7
59	12,0	15	36	1,7	2,2
58	11,5	14,4	35	1,3	1,6
57	11,1	13,8	34	0,8	1,1
56	10,6	13,3	33	0,4	0,5
55	10,2	12,7	32	0	0
54	9,7	12,2			

Les éditeurs de l'ouvrage précité se permettent de recommander à l'attention de toutes les personnes de bonne éducation les publications suivantes qui ont obtenu en Allemagne un véritable succès de vogue.

(Ouvrages périodiques.)

I.

L'EUROPE,

CHRONIQUE DE LA BONNE SOCIÉTÉ.

(Europa, Chronik der gebildeten Welt.)

RÉDACTEUR EN CHEF:

Mr. AUGUSTE LEWALD.

Cette REVUE paraît à Stuttgart depuis 1835 par livraisons hebdomadaires de trois feuilles grand in-8vo., imprimées avec luxe sur papier vélin. Chaque livraison est ornée d'un dessin lithographié, d'une gravure coloriée, représentant les dernières modes, ou d'un morceau de musique.

Dans un temps que l'on pourrait appeler le siècle de la culture de l'esprit, où non seulement la France et l'Angleterre, mais toute l'Europe éclairée se plaisent à reconnaître le mérite de la langue et de la littérature allemandes, où nos auteurs nationaux y sont accueillis avec transport et reproduits dans des traductions qui n'obtiennent pas moins de faveur, nous nous flattons que l'annonce d'un Ouvrage périodique qui compte parmi ses collaborateurs presque toutes les notabilités littéraires de l'Allemagne et dont le succès est assuré depuis plus de trois ans, ne manquera pas de fixer l'attention du public étranger. Des peintures fidèles et animées de la vie sociale et des moeurs contemporaines de tous les pays de l'Europe, des contes intéressans, des poésies choisies, des critiques d'une infinité de productions de l'art, des revues littéraires et dramatiques, tels sont les sujets variés et gracieux qui composent ce recueil. En outre il fournit des costumes nouveaux, charges, portraits, illustrations des poètes allemands les plus célèbres et pièces de musique harmonieuses pour le chant, composées par nos meilleurs artistes. Enfin les nouveautés les plus piquantes de la littérature française et anglaise y sont reproduites par des traductions qui portent presque toujours le cachet d'une composition originale et ne manqueront pas d'être en même temps utiles à tous les étrangers faisant une étude particulière de la langue allemande.

Dans la première année de son existence l'EUROPE comptait déjà plus de *deux mille* abonnés. Ce succès, prodigieux en Allemagne, et croissant de jour en jour, en constate le grand mérite qui n'est surpassé que par l'extrême modicité du prix de souscription. Sans craindre qu'on les accuse de présomption, les éditeurs osent donc manifester l'espoir que dans les pays étrangers notre REVUE occupera également un rang honorable parmi ses concurrens; l'homme de lettres, le diplomate, le fonctionnaire public, le militaire, le rentier, le négociant, le père de famille la liront avec intérêt; les Dames surtout ne dédaigneront pas de lui accorder une place sur leur toilette, et bientôt elle se trouvera entre les mains de toutes les classes de la société distinguée.

PRIX pour l'année:

Quatre volumes, de 13 livraisons chacun, et un volume de poésies allemandes, enrichi d'Illustrations de poëtes classiques d'Allemagne, 20 fl. 48 kr. d'empire, ou 13 Thaler de Prusse.

II.
L'ATLAS.

REVUE DES PAYS D'OUTRE-MER.

(Atlas, Zur Kunde fremder Welttheile.)

RÉDACTEUR EN CHEF:
Mr AUGUSTE LEWALD.

Cet intéressant ouvrage, digne pendant du premier, quant au style, au choix et au luxe typographique, paraît

tous les 15 jours par livraisons de 3 feuilles, accompagnées
de dessins lithographiés, gravures sur acier, cartes géographiques etc. D'après sa spécialité, il s'attache exclusivement à dérouler aux yeux du lecteur un grand
tableau mouvant et varié de toutes les autres parties
du monde, des mœurs et usages de leurs habitans,
des progrès de leur organisation sociale et de leurs
connaissances, de leur caractère, leur industrie et leurs
rapports avec l'Europe, des merveilles de la nature
que l'on y rencontre, des voyages scientifiques qui, de
nos jours, y ont été entepris, des nouvelles découvertes
de contrées inconnues etc.

PRIX pour l'année.

Deux volumes, de 12 livraisons chacun, 12 fl. d'empire, ou 7 Thaler de Prusse.

Pour les 5 volumes qui ont paru dans les années
1836 et 1837, pris ensemble, 8 fl. 6 kr. d'empire, ou
5 Tahler de Prusse. (NB. prix modéré pour un temps
indéfini.)

(Poètes allemands illustrés.)

III.	IV.
# I. P. HEBEL.	# L. UHLAND.

POÉSIES GERMANIQUES, intitulées : Allemannische Gedichte, accompagnées de *vingtsept* dessins ébauchés, par JULES NISLE. 1 vol. relié avec élégance et doré sur tranche.	ALBUM DES BOUDOIRS. Illustrations des poésies d'UHLAND, consistant en *trentesix* dessins ébauchés, par JULES NISLE. 1 vol. relié avec élégance et doré sur tranche.
PRIX : Edition in 8° 4 fl. 48 kr., 3 Th. de Prusse. „ in 4° 7 fl. 12 kr. 4 Th. 12 gr. de Prusse.	PRIX : 8 fl. 6 kr., 4 Th. 18 gr. de Prusse.

Les feuilles publiques ont fait un éloge pompeux
et bien mérité de ces gracieuses productions du jeune
artiste ingénieux, à qui nous les devons.

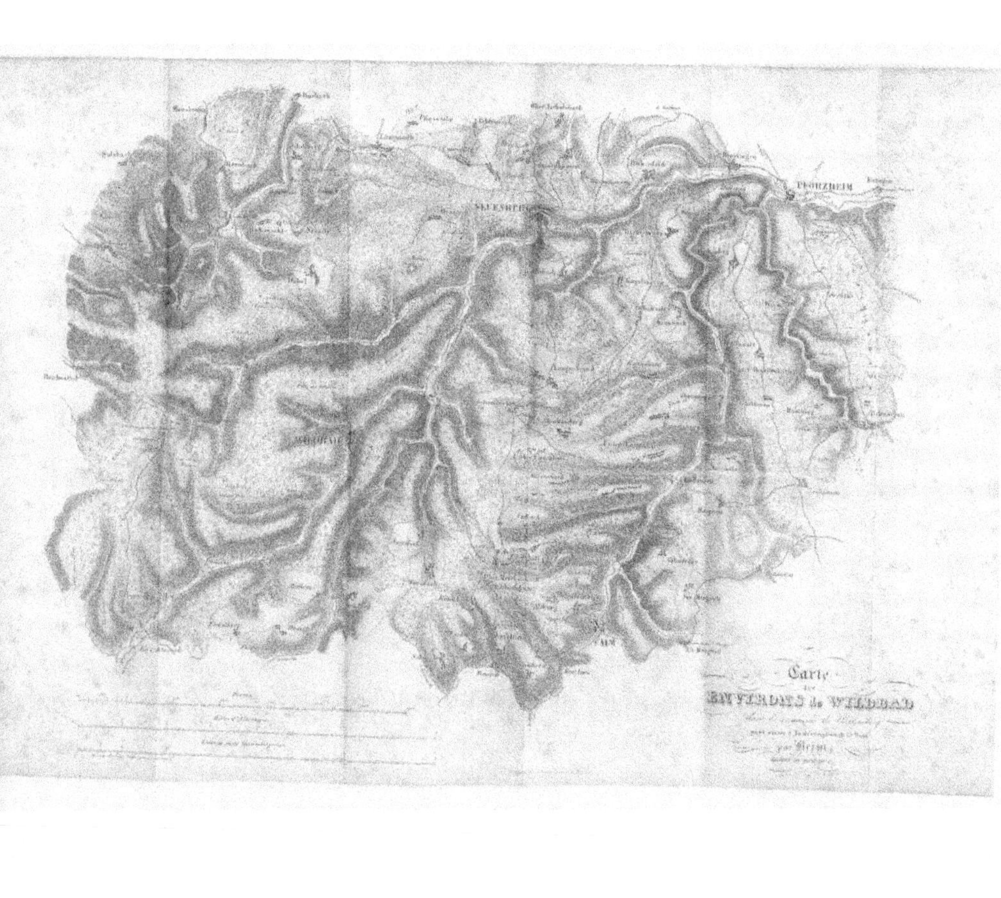

PFORZHEIM
Carte
des
ENVIRONS de WILDBAD
par Heim